国家卫生健康委员会"十四五"规划教材
全国中医药高职高专教育教材

供护理、助产专业用

急危重症护理

主　编　王燕萍

副主编　雷金美　张豪英　林建兴

编　委　（按姓氏笔画排序）

马玉美（保山中医药高等专科学校）

王　鑫（黑龙江护理高等专科学校）

王燕萍（江西中医药高等专科学校）

孙　霞（山东第一医科大学）

杜　岳（首都医科大学附属北京天坛医院）

张　路（南阳医学高等专科学校）

张豪英（山东中医药高等专科学校）

林建兴（漳州卫生职业学院）

郭金凤（安徽中医药高等专科学校）

唐春红（江西中医药高等专科学校）

彭玉勃（黑龙江中医药大学佳木斯学院）

雷金美（湖南中医药高等专科学校）

学术秘书　唐春红（兼）

人民卫生出版社
·北 京·

图书在版编目（CIP）数据

急危重症护理 / 王燕萍主编. — 北京：人民卫生
出版社，2023.11
ISBN 978-7-117-35001-3

Ⅰ. ①急… Ⅱ. ①王… Ⅲ. ①急性病 – 护理 – 教材②
险症 – 护理 – 教材 Ⅳ. ①R472.2

中国国家版本馆 CIP 数据核字（2023）第 213348 号

| 人卫智网 | www.ipmph.com | 医学教育、学术、考试、健康，购书智慧智能综合服务平台 |
| 人卫官网 | www.pmph.com | 人卫官方资讯发布平台 |

急危重症护理
Jiweizhongzheng Huli

主　　编：王燕萍
出版发行：人民卫生出版社（中继线 010-59780011）
地　　址：北京市朝阳区潘家园南里 19 号
邮　　编：100021
E - mail：pmph @ pmph.com
购书热线：010-59787592　010-59787584　010-65264830
印　　刷：中农印务有限公司
经　　销：新华书店
开　　本：850×1168　1/16　印张：17
字　　数：480 千字
版　　次：2023 年 11 月第 1 版
印　　次：2023 年 12 月第 1 次印刷
标准书号：ISBN 978-7-117-35001-3
定　　价：59.00 元

打击盗版举报电话：010-59787491　E-mail：WQ @ pmph.com
质量问题联系电话：010-59787234　E-mail：zhiliang @ pmph.com
数字融合服务电话：4001118166　E-mail：zengzhi @ pmph.com

《急危重症护理》
数字增值服务编委会

主 编 王燕萍

副主编 雷金美 张豪英 林建兴

编 委 （按姓氏笔画排序）

马玉美（保山中医药高等专科学校）

王 鑫（黑龙江护理高等专科学校）

王燕萍（江西中医药高等专科学校）

孙 霞（山东第一医科大学）

杜 岳（首都医科大学附属北京天坛医院）

张 路（南阳医学高等专科学校）

张豪英（山东中医药高等专科学校）

林建兴（漳州卫生职业学院）

郭金凤（安徽中医药高等专科学校）

唐春红（江西中医药高等专科学校）

彭玉勃（黑龙江中医药大学佳木斯学院）

雷金美（湖南中医药高等专科学校）

学术秘书 唐春红（兼）

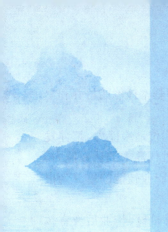

修订说明

为了做好新一轮中医药职业教育教材建设工作,贯彻落实党的二十大精神和《中医药发展战略规划纲要(2016—2030年)》《教育部 国家卫生健康委 国家中医药管理局关于深化医教协同进一步推动中医药教育改革与高质量发展的实施意见》《教育部等八部门关于加快构建高校思想政治工作体系的意见》《职业教育提质培优行动计划(2020—2023年)》《职业院校教材管理办法》的要求,适应当前我国中医药职业教育教学改革发展的形势与中医药健康服务技术技能人才培养的需要,人民卫生出版社在教育部、国家卫生健康委员会、国家中医药管理局的领导下,组织和规划了第五轮全国中医药高职高专教育教材、国家卫生健康委员会"十四五"规划教材的编写和修订工作。

为做好第五轮教材的出版工作,我们成立了第五届全国中医药高职高专教育教材建设指导委员会和各专业教材评审委员会,以指导和组织教材的编写与评审工作;按照公开、公平、公正的原则,在全国1 800余位专家和学者申报的基础上,经中医药高职高专教育教材建设指导委员会审定批准,聘任了教材主编、副主编和编委;确立了本轮教材的指导思想和编写要求,全面修订全国中医药高职高专教育第四轮规划教材,即中医学、中药学、针灸推拿、护理、医疗美容技术、康复治疗技术6个专业共89种教材。

党的二十大报告指出,统筹职业教育、高等教育、继续教育协同创新,推进职普融通、产教融合、科教融汇,优化职业教育类型定位,再次明确了职业教育的发展方向。在二十大精神指引下,我们明确了教材修订编写的指导思想和基本原则,并及时推出了本轮教材。

第五轮全国中医药高职高专教育教材具有以下特色:

1. 立德树人,课程思政 教材以习近平新时代中国特色社会主义思想为引领,坚守"为党育人、为国育才"的初心和使命,培根铸魂、启智增慧,深化"三全育人"综合改革,落实"五育并举"的要求,充分发挥思想政治理论课立德树人的关键作用。根据不同专业人才培养特点和专业能力素质要求,科学合理地设计思政教育内容。教材中有机融入中医药文化元素和思想政治教育元素,形成专业课教学与思政理论教育、课程思政与专业思政紧密结合的教材建设格局。

2. 传承创新,突出特色 教材建设遵循中医药发展规律,传承精华,守正创新。本套教材是在中西医结合、中西药并用抗击新型冠状病毒感染疫情取得决定性胜利的时候,党的二十大报告指出促进中医药传承创新发展要求的背景下启动编写的,所以本套教材充分体现了中医药特色,将中医药领域成熟的新理论、新知识、新技术、新成果根据需要吸收到教材中来,在传承的基础上发展,在守正的基础上创新。

3. 目标明确,注重三基 教材的深度和广度符合各专业培养目标的要求和特定学制、特定对象、特定层次的培养目标,力求体现"专科特色、技能特点、时代特征",强调各教材编写大纲一定要符合高职高专相关专业的培养目标与要求,注重基本理论、基本知识和基本技能的培养和全面素质的提高。

4.能力为先,需求为本   教材编写以学生为中心,一方面提高学生的岗位适应能力,培养发展型、复合型、创新型技术技能人才;另一方面,培养支撑学生发展、适应时代需求的认知能力、合作能力、创新能力和职业能力,使学生得到全面、可持续发展。同时,以职业技能的培养为根本,满足岗位需要、学教需要、社会需要。

5.规划科学,详略得当   全套教材严格界定职业教育教材与本科教育教材、毕业后教育教材的知识范畴,严格把握教材内容的深度、广度和侧重点,既体现职业性,又体现其高等教育性,突出应用型、技能型教育内容。基础课教材内容服务于专业课教材,以“必需、够用”为原则,强调基本技能的培养;专业课教材紧密围绕专业培养目标的需要进行选材。

6.强调实用,避免脱节   教材贯彻现代职业教育理念,体现“以就业为导向,以能力为本位,以职业素养为核心”的职业教育理念。突出技能培养,提倡“做中学、学中做”的“理实一体化”思想,突出应用型、技能型教育内容。避免理论与实际脱节、教育与实践脱节、人才培养与社会需求脱节的倾向。

7.针对岗位,学考结合   本套教材编写按照职业教育培养目标,将国家职业技能的相关标准和要求融入教材中,充分考虑学生考取相关职业资格证书、岗位证书的需要。与职业岗位证书相关的教材,其内容和实训项目的选取涵盖相关的考试内容,做到学考结合、教考融合,体现了职业教育的特点。

8.纸数融合,坚持创新   新版教材进一步丰富了纸质教材和数字增值服务融合的教材服务体系。书中设有自主学习二维码,通过扫码,学生可对本套教材的数字增值服务内容进行自主学习,实现与教学要求匹配、与岗位需求对接、与执业考试接轨,打造优质、生动、立体的学习内容。教材编写充分体现与时代融合、与现代科技融合、与西医学融合的特色和理念,适度增加新进展、新技术、新方法,充分培养学生的探索精神、创新精神、人文素养;同时,将移动互联、网络增值、慕课、翻转课堂等新的教学理念、教学技术和学习方式融入教材建设之中,开发多媒体教材、数字教材等新媒体形式教材。

人民卫生出版社成立 70 年来,构建了中国特色的教材建设机制和模式,其规范的出版流程,成熟的出版经验和优良传统在本轮修订中得到了很好的传承。我们在中医药高职高专教育教材建设指导委员会和各专业教材评审委员会指导下,通过召开调研会议、论证会议、主编人会议、编写会议、审定稿会议等,确保了教材的科学性、先进性和适用性。参编本套教材的 1 000 余位专家来自全国 50 余所院校,希望在大家的共同努力下,本套教材能够担当全面推进中医药高职高专教育教材建设,切实服务于提升中医药教育质量、服务于中医药卫生人才培养的使命。谨此,向有关单位和个人表示衷心的感谢!为了保持教材内容的先进性,在本版教材使用过程中,我们力争做到教材纸质版内容不断勘误,数字内容与时俱进,实时更新。希望各院校在教材使用中及时提出宝贵意见或建议,以便不断修订和完善,为下一轮教材的修订工作奠定坚实的基础。

人民卫生出版社有限公司

2023 年 4 月

前 言

急危重症护理是护理学专业的核心课程之一，是以挽救患者生命、提高抢救成功率、促进患者康复、减少伤残率、提高生命质量为目的，以现代医学科学、护理学专业理论为基础，研究急危重症患者救治、护理和管理的一门综合性应用学科。

为贯彻落实《职业院校教材管理办法》《全国护理事业发展规划（2021—2025年）》等文件精神，推动中医药高职高专教育的发展，培养中医药类高素质技术技能人才，结合我国急危重症护理工作现状与发展趋势，我们对《急救护理》第3版进行了修订改版。依据教育部《职业教育专业简介》（2022年版）护理专业课程标准目录，将本教材更名为《急危重症护理》。

本教材突出高职高专护理及助产专业对急危重症护理学科的需求和急危重症的特点，坚持思想性、实用性、科学性、先进性和启发性，夯实基本概念和基本理论，拓展急危重症护理的知识体系和实践范围，将思政元素融入专业教育教学中，导入临床案例与思考，理论联系实际，使教师好教、学生好学，以便于学生自主学习，培养创新思维，提高分析解决问题的能力。

全书共分为四篇十五章。第一篇是总论，包括急危重症护理概述、急救医疗服务体系及灾难救护相关内容，并将急危重症患者家属的护理纳入本篇。第二篇是急诊救护，着重介绍急诊分诊、心搏骤停与心肺脑复苏、创伤救护、常见急症救护、急性中毒救护等内容，增加了严重心律失常救护、脑卒中救护内容，调整了高血糖症与低血糖症救护的所属章节，删减了教材中重复内容。第三篇是危重症救护，增加了危重症患者常见并发症的监测与预防内容。第四篇是常用救护技术，将气管内插管术、气管切开术两项操作调整为护理专业学生配合医生完成的操作内容。各种急危重症的救治过程体现"院前急救-急诊科救护-危重症监护"紧密衔接的整体化思路，理论学习与技能训练相互渗透、同步推进；在心肺复苏、止血、包扎等章节实训练习的教学内容后插入视频或拓展阅读等模块，使理论与技能学习相互促进，突出了对学生实践能力的培养。

教材在编写过程中得到编者所在院校的大力支持，书中理论知识与插图参阅了国内多种版本的《急危重症护理学》《急救护理》教材，在此一并表示衷心感谢！

由于编者水平有限，教材编写中存在的疏漏和错误，恳请各院校师生和同行不吝指正，以便再版时修正。

《急危重症护理》编委会

2023年3月

目　录

第一篇　总　　论

第一章　急危重症护理概述 ……………………………………………………………… 2

第一节　急危重症护理的起源与发展 …………………………………………………… 2
　　一、国际急危重症护理的起源与发展 ……………………………………………… 2
　　二、我国急危重症护理的建立与发展 ……………………………………………… 3
第二节　急危重症护理的学科特点、原则与急救理念 ………………………………… 4
　　一、急危重症护理的学科特点 ……………………………………………………… 4
　　二、急危重症护理原则 ……………………………………………………………… 4
　　三、急危重症护理理念 ……………………………………………………………… 4
第三节　急危重症护理的范畴 …………………………………………………………… 5
　　一、院前急救 ………………………………………………………………………… 5
　　二、急诊科救护 ……………………………………………………………………… 5
　　三、危重病救护 ……………………………………………………………………… 5
　　四、灾难救护 ………………………………………………………………………… 5
　　五、急危重症护理人才的培训和科学研究 ………………………………………… 5
第四节　急危重症护理人员应具备的素质 ……………………………………………… 6
第五节　急危重症护理学习方法及要求 ………………………………………………… 6
　　一、学习方法 ………………………………………………………………………… 7
　　二、学习要求 ………………………………………………………………………… 7

第二章　急救医疗服务体系 ……………………………………………………………… 9

第一节　急救医疗服务体系的组成与管理 ……………………………………………… 9
　　一、急救医疗服务体系的组成 ……………………………………………………… 9
　　二、急救医疗服务体系的管理 ……………………………………………………… 10

第二节　院前急救 ·· 10

一、院前急救的特点和内容 ··· 11

二、院前急救设置和工作模式 ··· 12

三、院前急救原则和程序 ··· 13

第三节　医院急诊科 ·· 16

一、医院急诊科的主要任务和工作特点 ··· 16

二、医院急诊科的布局 ··· 17

三、急诊科的管理 ··· 18

四、急诊护理人员素质要求和上岗标准 ··· 19

第四节　重症监护 ·· 20

一、ICU 模式与设置 ·· 21

二、ICU 护理工作 ··· 22

三、ICU 收治对象与收治程序 ·· 22

四、ICU 院内感染管理 ··· 22

五、ICU 质量指标管理 ··· 23

第五节　急危重症患者的转运安全 ··· 23

一、急危重症患者转运前阶段 ··· 24

二、急危重症患者转运中监测与处理 ··· 24

第三章　灾难救护 ·· 26

第一节　概述 ··· 26

一、灾难的分类 ·· 26

二、灾难救护的特点、原则及基本要求 ··· 27

三、灾难的现场救护 ·· 28

第二节　灾难医疗救援准备 ·· 29

一、灾难医学救援的组织体系 ··· 29

二、灾难医学救援队伍建设 ·· 29

三、灾难医学救援中的护士素质要求 ··· 30

第三节　常见灾难事故的现场救护 ··· 31

一、道路交通事故 ··· 31

二、地震灾害 ··· 32

三、洪涝灾害 ··· 33

四、爆炸事故 ··· 34

五、火灾事故 ··· 35

第四节　灾后心理干预··37
一、灾难后心理应激性损伤··37
二、灾难伤病员的心理评估··38
三、灾难后伤病员的心理干预措施···38
四、灾后心理健康问题··38

第四章　急危重症患者家属的护理······································40

第一节　概述··40
一、概念··40
二、影响患者家属心理变化的因素···40
第二节　急诊患者家属的护理··41
一、急诊患者家属的需求··41
二、急诊患者家属常见的心理问题···42
三、护理措施··43
第三节　危重症患者家属的护理··43
一、危重症患者家属的需求··44
二、危重症患者家属常见的心理问题···44
三、护理措施··45

第二篇　急　诊　救　护

第五章　急诊分诊··48

第一节　概述··48
一、急诊分诊概念··48
二、急诊分诊作用··49
三、急诊分诊处设置··50
第二节　急诊护理程序··52
一、接诊··52
二、分诊··53
三、处置··54
四、记录··55
第三节　急诊分诊护士的资质要求··55
一、急诊分诊护士资质准入标准···55
二、急诊分诊护士的素质要求··55

第六章 心搏骤停与心肺脑复苏 ··· 57

第一节 心搏骤停 ·· 57
一、概述 ··· 57
二、心搏骤停的原因 ·· 58
三、心搏骤停的类型 ·· 58
四、心搏骤停的临床表现 ·· 59
五、心搏骤停的诊断 ·· 59
第二节 心肺脑复苏 ··· 59
一、基础生命支持 ··· 60
二、高级生命支持 ··· 63
三、延续生命支持 ··· 64
第三节 儿童心肺脑复苏 ··· 66
一、病因 ··· 66
二、发生机制 ·· 67
三、临床表现 ·· 67
四、操作要领 ·· 67

第七章 创伤救护 ·· 70

第一节 概述 ··· 70
一、创伤分类 ·· 70
二、创伤机制 ·· 71
三、创伤病理生理变化 ·· 71
四、创伤临床表现 ··· 72
五、创伤救治与护理 ·· 73
第二节 创伤现场救护技术 ··· 74
一、体位 ··· 74
二、复苏与通气 ·· 75
三、止血 ··· 75
四、包扎 ··· 78
五、固定 ··· 84
六、搬运 ··· 86
第三节 蛇、犬损伤 ··· 90
一、毒蛇咬伤 ·· 90

　　二、犬咬伤··92

第四节　烧、烫伤··**93**
　　一、病因与发病机制··93
　　二、护理评估···94
　　三、救治措施···96
　　四、护理诊断···97
　　五、护理措施···97

第八章　常见急症救护··**99**

第一节　急性呼吸窘迫综合征·······························**99**
　　一、病因与发病机制··100
　　二、护理评估···100
　　三、救治措施···100
　　四、护理诊断···101
　　五、护理措施···101

第二节　严重心律失常··**102**
　　一、病因与发病机制··102
　　二、护理评估···103
　　三、救治措施···105
　　四、护理诊断···106
　　五、护理措施···106

第三节　休克···**107**
　　一、病因与发病机制··107
　　二、护理评估···108
　　三、救治措施···109
　　四、护理诊断···110
　　五、护理措施···110

第四节　高血糖症与低血糖症·······························**111**
　　一、高血糖症···112
　　二、低血糖症···114

第五节　脑卒中··**116**
　　一、病因与发病机制··117
　　二、护理评估···117
　　三、救治措施···118

四、护理诊断 118
五、护理措施 118

第六节 多器官功能障碍综合征 119
一、病因与发病机制 120
二、护理评估 120
三、救治措施 121
四、护理诊断 122
五、护理措施 122

第九章 急性中毒救护 124

第一节 概述 124
一、病因与中毒机制 124
二、护理评估 125
三、救治措施 127
四、护理措施 129
第二节 有机磷杀虫药中毒 130
一、病因与中毒机制 130
二、护理评估 131
三、救治措施 132
四、护理诊断 132
五、护理措施 133
第三节 镇静催眠药中毒 134
一、病因与中毒机制 135
二、护理评估 135
三、救治措施 136
四、护理诊断 136
五、护理措施 136
第四节 酒精中毒 137
一、病因与中毒机制 138
二、护理评估 138
三、救治措施 138
四、护理诊断 139
五、护理措施 139
第五节 一氧化碳中毒 140
一、病因与中毒机制 140

二、护理评估···141

三、救治措施···142

四、护理诊断···142

五、护理措施···142

第六节　百草枯中毒···**143**

一、病因与中毒机制···143

二、护理评估···144

三、救治措施···144

四、护理诊断···145

五、护理措施···145

第十章　环境危害救护···**147**

第一节　中暑···**147**

一、病因与发病机制···148

二、护理评估···149

三、救治措施···150

四、护理诊断···150

五、护理措施···151

第二节　淹溺···**152**

一、病因与发病机制···152

二、护理评估···153

三、救治措施···153

四、护理诊断···155

五、护理措施···155

第三节　电击伤···**156**

一、病因与发病机制···156

二、护理评估···157

三、救治措施···158

四、护理诊断···159

五、护理措施···159

第四节　高原病···**160**

一、病因与发病机制···160

二、护理评估···160

三、救治措施···161

四、护理诊断···162

五、护理措施···162

第三篇　危重症救护

第十一章　危重症患者评估与系统功能监测·············166

第一节　危重症患者的评估································166
一、意识障碍的评估································166
二、疼痛程度的评估································167
三、营养状况的评估································168
四、护理风险的评估································168
第二节　危重症患者各系统功能监测·············170
一、呼吸系统功能监测·····························170
二、心血管系统功能监测··························175
三、神经系统功能监测·····························180
四、泌尿系统功能监测·····························182
五、消化系统功能监测·····························183

第十二章　危重症患者的营养支持·····················185

第一节　概述··185
一、危重症患者的代谢特点·······················185
二、营养状态的评估································186
三、营养支持方式·································188
第二节　肠内营养支持································189
一、肠内营养支持的适应证·······················189
二、肠内营养支持的禁忌证·······················189
三、肠内营养支持的输入途径·····················190
四、肠内营养支持的方法··························190
五、常见并发症及护理·····························190
第三节　肠外营养支持································191
一、肠外营养支持的适应证·······················191
二、肠外营养支持的禁忌证·······················192
三、肠外营养支持的输入途径·····················192
四、肠外营养支持的供给方法·····················192
五、常见并发症及其护理··························192

第十三章 危重症患者常见并发症的监测与预防·····194

第一节 呼吸机相关性肺炎·····194
一、概述·····195
二、护理评估·····195
三、预防与护理·····196
第二节 导尿管相关性尿路感染·····197
一、概述·····198
二、护理评估·····198
三、预防与护理·····199
第三节 导管相关性血流感染·····200
一、概述·····201
二、护理评估·····201
三、预防与护理·····201
第四节 多重耐药菌感染·····203
一、概述·····203
二、护理评估·····204
三、预防与护理·····204

第四篇 常用救护技术

第十四章 常用急救设备及应用·····208

第一节 心电监护仪·····208
一、适应证与禁忌证·····208
二、使用方法·····209
三、注意事项·····210
四、故障排除·····210
第二节 电除颤器·····211
一、适应证与禁忌证·····212
二、使用方法·····212
三、注意事项·····213
四、故障排除·····214
第三节 简易呼吸器·····214
一、适应证与禁忌证·····215
二、使用方法·····215

三、注意事项 ·······································216
四、故障排除 ·······································216

第四节　呼吸机 ·······································217
一、适应证与禁忌证 ·······························217
二、使用方法 ·······································218
三、注意事项 ·······································221
四、故障排除 ·······································222

第五节　亚低温治疗仪 ·······························223
一、适应证与禁忌证 ·······························223
二、使用方法 ·······································224
三、注意事项 ·······································224
四、故障排除 ·······································224

第十五章　常用急救技术 ·······························226

第一节　人工气道的建立 ·······························226
一、口咽通气管置入术 ·······························226
二、鼻咽通气管置入术 ·······························227
三、环甲膜穿刺术 ·······························228
四、气管内插管术 ·······························229
五、气管切开术 ·······························233

第二节　气道异物清除术（海姆立克急救法） ·······································234
一、适应证 ·······································234
二、操作过程 ·······································234
三、气道异物阻塞的临床表现 ·······································236
四、注意事项 ·······································236
五、呼吸道异物梗阻的预防 ·······································236

附录　急救护理实训 ·······································237

实训一　心肺复苏基本生命支持技术 ·······································237
附：简易呼吸器的使用 ·······································238

实训二　止血、包扎、固定、搬运技术 ·······································239
实训三　自动洗胃机洗胃技术 ·······································241

实训四　心电监测技术 ……………………………………………………242

实训五　除颤技术 …………………………………………………………243

实训六　呼吸机的使用技术 ………………………………………………244

实训七　气管插管技术（配合）……………………………………………246

实训八　气管切开技术（配合）……………………………………………247

实训九　海姆立克急救法 …………………………………………………248

实训十　大型灾难现场的应急处理 ………………………………………249

主要参考书目 ………………………………………………………………251

第一篇 总 论

PPT 课件

知识导览

第一章　急危重症护理概述

学习目标

　　掌握急危重症护理的概念，学科特点、原则与急救理念；熟悉急危重症护理的范畴和学习方法；了解急危重症护理的起源与发展。

案例分析

　　2008年5月12日14时28分04秒，四川省阿坝藏族羌族自治州汶川县发生里氏8.0级地震，截至2008年9月18日12时，地震共造成69 227人遇难，374 643人受伤，17 923人失踪。全国上下全力抗震救灾，大量医务人员进入灾难现场救死扶伤。

　　分析：

　　1. 进入灾难现场，首先评估区分病情轻重缓急，以优先救治重伤者，优先处理危及伤病员生命的问题。在评估过程中，强调边评估边救治，边救治边进一步评估，及时处理如心搏骤停、气道阻塞等危及伤病员生命的问题，尽最大力量把灾难造成的人员伤亡减少到最小。

　　2. 地震造成大量人员伤亡，病种多样，病情复杂，涉及多器官、多系统。作为急诊科护士应加强学习，熟练掌握急救技术，使用各种监护和抢救设备（如心肺脑复苏、心电监护、呼吸机、除颤器、输液泵的使用等）对急危重伤病员实施现场以及转运途中的救护。

　　急危重症护理是护理学的重要组成部分，是以挽救患者生命、提高抢救成功率、促进患者康复、减少伤残率、提高生命质量为目的，以现代医学科学、护理学专业理论为基础，研究急危重症患者救治、护理和管理的一门综合性应用学科。随着人类自然寿命延长，生活节奏加快、活动空间扩大、交通工具增多、机械化程度增高以及自然灾害的频繁发生，各种意外事件和急症也随之明显增多，急危重症护理的重要作用越来越凸显。如何采取有效的现场急救、途中医疗监护及医院的强化救治已变得非常重要，使急危重症护理的范畴也日益扩大，内容也更加丰富。

第一节　急危重症护理的起源与发展

一、国际急危重症护理的起源与发展

　　现代急危重症护理的起源可以追溯到19世纪弗洛伦斯·南丁格尔时代。在1854—1856年克里米亚交战期间，前线战伤的英国士兵的病死率高达42%以上。出身名门的南丁格尔率领38名护士，冒着生命危险奔赴前线，在炮火连天的阵地上抢救伤病员。她们卓有成效的急救与护理，

使士兵的病死率由 42% 迅速下降到 2%，充分体现了急危重症护理工作在救治伤病员中的重要作用。

在 20 世纪 50 年代以前，急危重症护理发展缓慢。20 世纪 50 年代初期，北欧发生了脊髓灰质炎大流行，许多患者出现了呼吸肌麻痹，不能自主呼吸，需要借助"铁肺"治疗，与之相适应而产生了相应的特殊护理技术，收到了良好的效果。这是世界上最早用于监护治疗呼吸衰竭患者的"监护病房"。20 世纪 60 年代，由于电子仪器的蓬勃发展，出现了心电监护仪、电除颤器、人工呼吸机、血液透析机等医疗设备，使急危重症护理技术进入了有抢救设备配合的新阶段。医学理论与实践逐渐深化，护理理论与护理技术更进一步提高。

1969 年，美国成立重症加强护理学会；1970 年美国危重病医学会组建；1971 年正式命名为美国危重症护理学会，并出版了 *American Journal of Critical Care*；1975 年 5 月，在国际红十字会组织下，在联邦德国召开了有关高级保健指导研究的急救医疗会议，提出了急救事业国际化、国际互助和标准化的方针，讨论了急救车必要的装备内容、急救电话号码的国际统一及急救情报方面的互相交流等基本建设问题；1983 年危重病医学成为美国医学界一门新兴学科。到 20 世纪 90 年代，急救医疗服务体系得到了迅速发展，研究拓展至院前急救、院内急诊、危重病救治、灾难救护等多项内容。这些都预示着急诊医学和危重病医学作为边缘或跨学科专业的强大生命力。紧随其后，急危重症护理也成了护理学中的一门重要学科。

二、我国急危重症护理的建立与发展

我国的急危重症护理也经历了从简单到逐步完善并形成新学科的发展过程。在早期只是将危重患者集中在靠近护士站的病房或急救室，便于护士密切观察与护理。20 世纪 70 年代末开始创建心脏监护病房。20 世纪 80 年代，北京、上海等地正式成立了急诊室、急诊科和急救中心，促进了急诊医学与急诊护理的发展。1983 年，急诊医学被卫生部和教育部正式承认为独立学科。1984 年正式成立了作为独立专科的综合性 ICU。1985 年，国家学位评定委员会正式批准设置急诊医学研究生点。1986 年 12 月，中华医学会急诊学学会（现为中华医学会急诊医学分会）正式成立，进一步促进了急诊医学的发展。1988 年，第二军医大学开设了国内第一门急救护理学课程。1989 年，卫生部将建立急诊科和 ICU 作为医院等级评定的条件之一，明确了急诊和危重症医学在医院建设中的重要地位。我国急危重症护理随之进入了快速发展阶段。2009 年 2 月 13 日制定了《重症医学科建设与管理指南》，要求具备条件的医院按照该要求，加强对重症医学的建设和管理，不断提高专科医疗技术水平，推动了重症医学的发展。2009 年 5 月 25 日，卫生部颁发了《急诊科建设与管理指南》，要求急危重症专科护士应当具有 3 年以上临床护理工作经验，经规范化培训合格，除掌握急危重症患者的急救护理技能、常见急救操作技术的配合及急诊工作流程外，还应具备各系统疾病重症患者的护理、重症医学科的医院感染预防与控制、重症患者的疼痛护理、重症监护的心理护理，并定期接受急救新技能的再培训，从制度上保障了急危重症护理的健康持续发展。

随着高科技的发展，在救护车上各种现代化治疗、监护设备的应用及重症监护病房（ICU）的建立，为伤病员的救护提供了有利的条件。全国各城市设立了"120"急救专线电话，公安报警电话"110"以及火警电话"119"等系统的联动机制，一些发达城市已实现了海、陆、空立体救援的运输方式，保障了伤病员能够得到及时的救治。而现代通信技术的飞速发展也为急诊救护的传递和指挥带来了极大的便利，有的急救中心通信指挥系统还安装了最先进的全球卫星定位系统，使伤病员利用现代通信技术得到最快、最及时的救治。随着急救护理体系的日益完善，一个装备现代化的通信设备协调中心，可以接受城市各个方面、各个角度的急诊呼救，然后以最快捷的方式，向离现场最近的急救站发出指令。该急救站可立即奔赴伤病员所在地，进行快速必要的急救护理,将伤病员在密切监测和继续治疗下,送往按指令所规定的医院急诊科分类诊治,极大地提高了伤病员抢救的成功率。

第二节　急危重症护理的学科特点、原则与急救理念

一、急危重症护理的学科特点

1. 突发性　急危重症事件随机性大,突发性强且难于预料,因此要制定完善的各种应急预案,随时做好突发情况的救治准备。

2. 复杂性　急危重症护理对象涉及多科病种,病情变化快,因此需要急救护士掌握各科疾病护理知识,才能做好急救护理工作。

3. 时间性　急危重症护理对象为急、危、重症患者,在抢救护理急危重症患者时要做到反应迅速,有条不紊,充分体现"时间就是生命"的急救理念。

4. 社会性　急救技术水平和抢救服务质量的高低,有很强的社会性,公众对急救服务要求高,社会影响面大,因此要求急救护理具有高效、高质量的服务。

5. 危险性　急危重症患者及家属易出现焦虑、激动情绪,特别是急诊工作涉及法律或暴力事件多,因此应遵守医疗法规,要有自我控制能力及奉献精神,以防发生医患冲突。

二、急危重症护理原则

赢得宝贵时机(时效观念)和挽救生命(生命第一原则)是急危重症护理的两大根本原则。

急危重症护理与其他专科护理不同之处在于,其认识规律与处理原则都紧紧围绕着时效观念和生命第一原则而开展。对健康危机状况的评估、护理、评价都是一种依赖时效的过程,通过护理干预为后续的专科治疗与护理、康复争取宝贵的时间和创造有利的条件。

三、急危重症护理理念

1. 分清轻、重、急、缓
(1)首先判断患者是否存在危及生命的情况,并立即解除。
(2)优先处理患者目前最紧急、最严重的问题。
(3)重在解除患者痛苦,充分满足患者期望,尽量使之得到最全面和最好的急诊处理。
(4)处理好整体与局部的矛盾。一个生命垂危的患者,为了其血压保持稳定,最好不要随便搬动,但这可能加重原有的压疮或促成压疮的形成,此时局部要服从整体;然而,当局部的伤病是主要的,并且如不处理就会危及整体,则应先处理局部问题。如对于肝、脾破裂的患者,尽管其全身情况很差,还是应迅速准备送患者进入手术室进行手术探查。

2. 实践上要服从必然、肯定的规律　为了提高抢救效率,以往行之有效的方法在同样条件下,应毫不犹豫地运用;似是而非、没有把握的操作最好不要进行,如气管插管没有把握,不应临时试插,耽误时机,而应及时呼叫专业人员行气管插管或气管切开。

3. 把握好独立与合作的关系　急诊护士要胜任接诊出诊、分诊抢救、重症监护等工作,对护理人员的独立工作能力要求是很高的,但个人的能力毕竟有限,重症监护室护士遇到患者病情急转直下,需要紧急抢救时,抢救工作一定不仅仅是该床位当班责任护士一个人的事,除了呼叫医生,同时也应该呼叫其他护士共同进行抢救工作。

4. 将心理护理融会于整个急救急诊护理当中　相对于病房来讲，急诊患者在急诊科停留的时间是短暂的，而急诊患者的心理反应却是客观存在且突出的。急诊护士要在短暂的时间里既完成对患者身体不适的救治工作，又要满足患者的心理要求，边实施操作边进行解释和安慰，才能收到良好效果，促进患者早日康复。

第三节　急危重症护理的范畴

急危重症护理的范畴很广，凡在急救工作范围内的各种伤病的救护及有关问题都应属于急危重症护理的范畴，主要内容包括以下几个方面：

一、院 前 急 救

院前急救是指急危重症患者进入医院前的紧急医疗救护，包括出事地点的现场救护和向医院转送过程中的途中救护。现代医学研究证实，人脑所能耐受的循环停止界限一般为4～6min，如果心脏停搏在3～4min内未得到及时有效的基础生命支持，将不可避免地发生永久性损害。大量实践证明，4min开始复苏者可能有50%存活，4～6min开始复苏者可能有40%存活，10min以上者100%不能存活。因此，抢救死亡患者的最佳时间是5min，抢救严重多发性创伤患者的最佳时间为30min内。总之，院前急救的时限与生命的逆转密切相关。院前急救需要得到全社会的重视、支持和参与，需要在全社会中大力推广普及现场急救知识，增强公民的自我保护意识，掌握自救及互救技术，否则即使医生的医术再高、医院的设备再精良，患者也难以起死回生。

二、急诊科救护

急诊科救护是指医院急诊科的医护人员接到急诊患者后，对患者采取的抢救治疗和护理，并根据其病情变化，对患者适时做出收住相应专科病房或进入重症监护病房（ICU）进行救护的决定。

三、危重病救护

危重病救护是指受过专门培训的医护人员，在配备有各种先进的监护设备和救治设备的ICU内，对来自院内外的各种危重病患者进行全面的监护与治疗，包括：①急危重症患者的监护与护理；②重症监护技术；③重症监护病房的建设与管理。

四、灾 难 救 护

灾难救护主要是指各种灾难事件所致人员伤害的救护。在平时应做好应急的各种救护准备，一旦灾难发生，应立即组织人员赶赴现场。紧急救护应做好下列准备工作：①寻找并救护伤病员；②检伤分类；③现场急救；④运输和疏散伤病员。

五、急危重症护理人才的培训和科学研究

急救护理人员的业务培训工作是急危重症护理发展的重要环节。首先要组织现有护理人员

学习急诊医学和急危重症护理,有计划地开展急危重症护理知识讲座、技能培训、开展急危重症护理的科学研究与学术交流,使急危重症护理的教学、科研、实践紧密结合,加快人才培养,提高专业知识水平,促进急危重症护理的发展。

第四节　急危重症护理人员应具备的素质

急危重症护理工作复杂多变,医护人员职业素质的高低直接关系到救护工作的质量和成效。这就要求急救护士不仅要有良好的职业道德、敏锐的思维、冷静的头脑、娴熟的技术,还要有健康的体魄、良好的心理素质及协作精神。

(一)良好的职业道德

急救护士要热爱本职工作,树立"时间就是生命""抢救就是命令"的观念,视患者的生命高于一切,争分夺秒,全力以赴。

(二)扎实的专业知识和娴熟的抢救技术

急危重症护理工作范围跨度大,涉及多学科,且患者病情危重复杂,变化迅速,护理人员应具有综合性医学基础知识、丰富的临床经验和急救意识,熟练掌握急救程序、急救技术、常用监护和抢救设备(如心肺脑复苏、心电监护、呼吸机、除颤器、输液泵的使用等)的操作,迅速评估病情,与医生默契协作,对患者开展抢救治疗。

(三)健康的体魄和良好的心理素质

院前急救经常要经受车上颠簸,顶风冒雨,携带急救箱徒步行走、爬楼梯等,有时还需要应对急救现场的危险情况,共同参与伤病员的搬运等;医院急诊就诊高峰期,医护人员在短时间内要完成高强度的诊疗工作,抢救患者时经常需要医护人员长时间连续床边救治。因此,要求护理人员必须具备健康的体魄、沉着冷静的心态,才能胜任急救护理工作。

(四)良好的沟通和管理能力

良好的沟通、协调能力是保证急救工作顺利进行不可缺少的因素。急救工作范围大,服务人群杂,涉及部门多,护士在参与救护的同时应当协调好各方面的关系,及时解决工作中的各种障碍,及时上报相关部门。急救护士的管理能力包括急救器材、药品的管理和急救过程中的动态管理。每个急救护士都应参与急救药物、器械的管理,并且做到定人保管、定点放置、定量供应、定期检查、定期消毒,每班交接,保证急救药物与器械处于备用状态,每周检查仪器性能并记录。

(五)良好的协作精神

急危重症的抢救需要多名医护人员共同参与。在抢救过程中,护士与护士之间、护士与医生之间,既有明确的分工,又需要彼此的相互尊重、理解支持和默契配合。高效率的团队协作是提高急救成功率的保证。

第五节　急危重症护理学习方法及要求

急危重症护理阐述的急救必备知识、临床常见急危重症技术、常用急救设备和救护技术等内容,具有护理工作范围跨度大、内容涉及学科多、实践性强等特点,学生学习掌握急危重症护理课程的学习方法和应达到的要求如下:

一、学习方法

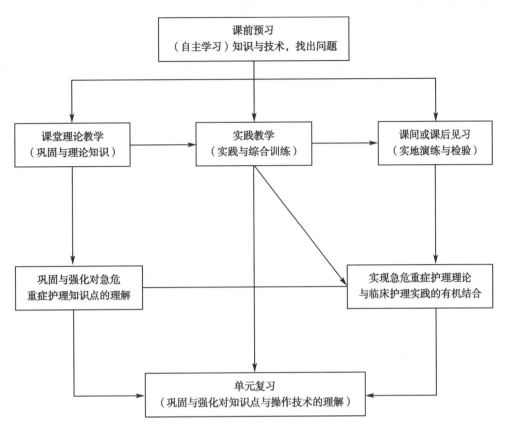

1. **课前预习**　按照布置的预习任务对知识点进行提前自主学习，对护理技术操作程序进行全面熟悉，提出存在的疑问。

2. **课堂理论教学**　跟随老师授课进一步巩固与强化对课程内容的理解与掌握程度，了解相关领域的学科前沿进度，通过课堂讨论学习与案例分析灵活掌握教学内容，达到融会贯通。

3. **实训教学**　在实验或实训教学指导教师指导下完成护理实训项目，开展实训或在虚拟环境与模拟患者条件下进行综合设计实训技术操作，使理论与实践有机结合。

4. **课间或课后见习**　在临床带教教师指导下积极参与临床见习，与患者交流、互动，按照护理程序开展临床急危重症患者的护理。通过完成见习日记结合理论教学与实训教学知识点学习进行知识与技能的梳理。

5. **单元结束全面复习**　一个教学单元学习结束后，对学习内容进行全面梳理，学会提出问题和尝试独立分析与解决问题。

二、学习要求

1. **树立良好的职业道德**　注重加强学生医者仁心教育，培养学生医者精神，牢固树立"时间就是生命"的观念，引导学生始终把患者安全和身体健康放在首位，想患者之所想，急患者之所急，保证抢救工作质量和效率。

2. **熟练掌握急救技术**　临床急危重症患者甚多，无法计划和预测，所以要求护理人员除有同情心、责任心外，急救操作技术必须规范、熟练，如能正确进行心肺脑复苏术、气管插管术、环甲膜穿刺术，并熟练掌握除颤器、心电监护仪、呼吸机等急救设备的使用方法。

3. 刻苦学习理论知识　包括熟悉化验、放射及各种常规检查项目，以便为患者提供咨询、配合医生治疗并为护理措施提供依据。

4. 急危重症护理的学习要求　丰富的理论知识、敏锐的职业直觉和娴熟急救技术是急救护理人员必须具备的良好职业素质，为此应做到：

（1）培养急救素质：面对急危重症患者，应做到从容不迫、有条不紊，这就要求急救护理人员在平时工作中必须加强这方面素质的培养，努力学习急救知识、熟练抢救技能，为急救护理工作奠定基础。

（2）重视理论联系实际：急危重症护理涉及多学科急救知识，学习时要善于融合各科知识，分析临床抢救中遇到的各种问题，认真总结成功的经验和失败的教训，提高分析问题和解决问题的能力。

（3）苦练急救技术：急危重症患者的抢救是一系统工程，不仅参与人员多、科室多，而且抢救水平必须达到临床要求，抢救过程中强调规范有效。因此，在学习本门课程时，既重视理论知识的学习，又要加强急救技术的实践训练，要善于将理论知识与实践相结合，在实训室反复练习急救技术操作，才能在抢救中应对自如。只有这样才能及时挽救患者的生命，提高临床抢救成功率。

（王燕萍）

扫一扫，测一测

？ 复习思考题

1. 叙述急危重症护理的研究内容。
2. 在我国急危重症护理的起源及发展过程中，有哪些重要事件？
3. 简述急危重症护理人员应具备哪些素质。

第二章　急救医疗服务体系

PPT 课件

知识导览

学习目标

掌握急救医疗服务体系、院前急救、急救绿色通道、重症监护病房的概念；院前急救原则和程序；熟悉院前急救的特点、任务；ICU 的收治范围和院内感染管理；急危重症安全转运前的基本要求；了解院前急救设置、工作模式。

急救医疗服务体系（EMSS）是将院前急救、急诊科救护、重症监护病房的救护连成一体，组成一个具有严密组织和统一指挥系统的完整急救网络体系。随着社会的快速发展，交通高度发达，城市人口相对集中，人口老龄化加速，自然或人为灾害事故频繁出现，社会对急救医疗服务需求日益增加。于是，建立一个完整的急救医疗服务体系，以适应社会经济发展要求，具有重要意义。

第一节　急救医疗服务体系的组成与管理

一个完整的 EMSS 包括完善的通信指挥系统、现代化的现场救护设施、高水平的医院急诊服务以及设备齐全的重症监护单元。

一、急救医疗服务体系的组成

城市医疗救护网是在城市各级卫生行政部门和所在单位直接统一领导下，建立并实施的急救专业组织。医疗救护网承担现场急救和途中护送，以及医院急诊抢救的全过程。

（一）院前急救通信网络

院前急救通信网络是 EMSS 重要的一环。通过通信卫星或无线电通信系统等现代通信技术和计算机技术进行通信联络，使急救站、救护车与各医院急诊科等机构之间联系紧密，使呼救受理和指挥调度有机结合，定位准确，自动显示呼救号码、救护车位置、自动记录呼救时间、自动同步录音并记录在案，确保了 EMSS 急救的联络功能和沟通信息的枢纽作用。

（二）有监测和急救装置的运输工具

有监测和急救装置的运输工具包括救护车、急救直升机或救护艇等交通工具，我国多数急救运输工具以救护车为主。这些运输工具在提供运送患者的同时还配备必要的监护和抢救设备，可以监测心电图、血氧饱和度、血糖，实施气管插管、人工通气、静脉输液、心脏电除颤等抢救，是抢救患者的"流动急诊室"，承担着临时性急救运送任务。

（三）院前急救人员

一般由城市急救医疗单位人员组成。急救人员以急诊科及内、外科医生和护士为主，是一支高素质的急救队伍。急救人员须经过专门的急救培训，具有较丰富的临床经验和扎实的基本功底,能熟练运用各项急救技术、使用各种抢救和监测设备对急危重症患者实施现场以及转运途中的救护。

(四)现场救护

组织一支高素质的急救队伍,熟练运用各项急救技术、使用各种抢救和监测设备对急重症患者实施以及转运途中的救护。

(五)重症监护病房

重症监护病房是集中收治危重病患者的医疗单位,在重症监护病房中进行全面系统地检查治疗及护理,以最大限度地保证患者的生命安全,提高抢救成功率。

(六)社会参与

急诊救护离不开社会的支持。要广泛利用社区医疗服务、电台、电视等宣传工具,积极普及急救知识。如开辟绿色救护通道,广泛开展群众性卫生救护训练,如心肺复苏术、简单的止血包扎、骨折固定、搬运等处理方法,在专业人员未到达现场前能正确及时地进行自救和互救。

二、急救医疗服务体系的管理

急危重症伤病员能否得到及时有效的救护,不仅取决于技术,更主要的还取决于能否在较短的时间内获得救治的保证。为保证完备的 EMSS,护士应围绕院前急救、院内急诊和危重症救护等三个方面开展工作。其工作范围不仅是平时的急危重症护理工作,还包括大型灾害或意外事故的急救工作。

第二节　院前急救

案例分析

案例:患者,男,30岁,快递送货员,骑电瓶车送货途中发生车祸。患者神志清楚,伤及头部、大腿,头皮有活动性出血,腿部疼痛不能活动。如果您是现场护理人员。

分析:

1. 现场评估与呼救　立即进行现场评估:患者意识、气道、呼吸、循环,拨打求救电话"120";并在来车方向50~100m米处放置警示牌,以确保安全。

2. 协助患者取平卧位　采用轴线翻身法使伤病员保持平直状态;因地制宜,使用清洁干净布料或其他相关物品进行加压包扎止血等。

3. 专业院前救护　急救人员到达现场后,根据伤情做必要检查,遵循相关原则搬运伤病员到安全地带或救护车,观察出血和疼痛情况,切勿加重伤情;转送途中加强监护、避免颠簸、持续吸氧、保持输液通路通畅等。

4. 心理支持　患者突遇意外伤,往往会出现紧张、恐惧、焦虑等心理反应,现场护理人员要以和蔼的态度关心、安慰伤患者。

院前急救(pre-hospital emergency care)也称院外急救(out-hospital care),是指在医院之外的环境中对各种危及生命的急症、创伤、中毒、灾害事故等伤病员进行现场救护、转运及途中救护的统称,即在患者发病或受伤开始到医院就医之前这一阶段的救护,是 EMSS 的第一个重要环节。及时有效的院前急救,对于维持患者生命、减轻痛苦、防止再损伤、提高抢救成功率、减少致残率等都具有重要的意义。

一、院前急救的特点和内容

（一）院前急救的特点

1. **事件突发、时间紧迫**　院前急救对象事先不知道，重大事故或灾害突然发生且难以预料，所以医疗救护机构要始终保持待命状态，一旦接到呼救和命令，应立即赶赴现场，及时抢救伤患者，不允许有任何的耽误和拖延。

2. **病情复杂、任务艰难**　院前急救病种多、病情危重且差异大，有常见病急性发作、自杀、传染病、突发灾害事故等。因此，抢救难度高，需要在短时间内综合运用医学知识、急救技术迅速做出对症处理，挽救患者生命。

3. **社会性强、随机性大**　院前急救活动涉及社会各个方面，如通信网络、运输设备、调度管理、急救装备等，不只是医学范畴，更表现出较高的社会性。随机性表现在急危重症、创伤、中毒、灾难事故等何时何地发生都是未知数。

4. **对症为主、简捷有效**　院前急救客观救治条件有限，要求急救措施简单快捷、灵活有效，如针对心搏呼吸骤停患者迅速施以胸外心脏按压和口对口人工呼吸进行抢救，对于四肢骨折患者可以借助躯干或健侧肢体进行临时固定。

5. **救援面宽、流动性大**　突发特大灾害事故如地震、海啸、矿难等，院前急救可能会超越行政医疗区域分管范围。如2017年8月8日21时19分九寨沟县发生7.0级地震，绵阳市医疗救援队连夜驰援灾区参与地震伤病员救护。

6. **条件艰苦、协调性强**　急救现场情况复杂、环境大多较差，如抢救场所狭窄、光线暗淡，人群拥挤嘈杂，险情未排除，交通路况恶劣等。医护人员不仅承担抢救伤病员工作，还要维持现场秩序以及协调各应急参与部门的关系等。

（二）院前急救的内容

1. **平时对院外呼救患者的院前急救**　这是院前急救的主要和经常性任务。医护人员接到紧急呼救后必须以最快的速度赶赴现场，对患者进行现场救护并安全转送到医院。

2. **突发公共事件时的紧急救护**　当遇到自然灾害、灾难事故、公共卫生事件、社会安全事件有大批伤病员时，应在急救指挥中心的指挥下，结合实际情况执行有关救援预案，对伤病员迅速检伤分类、现场救护，合理分流、及时运送。

3. **特殊任务时的救护值班**　特殊任务指当地举行的大型集会、游行、重要会议、国际比赛、外国元首来访等。执行特殊任务的救护值班人员要有高度责任心，坚守工作岗位，随时应对可能出现的各种意外事件。

4. **急救中心（站）的枢纽任务**　通信网络一般由三方面组成：①市民与急救中心的联络；②急救中心（站）与救护车、急救医院即EMSS内部的联络；③急救中心（站）与上级领导、卫生行政部门和其他救灾系统的联络。院前急救的通信网络在整个急救过程中承担承上启下、信息沟通的枢纽任务。

5. **急救知识的普及与科研**　针对红十字会成员、司机、警察、导游等特殊人群和大、中、小学生等重点人群进行基本急救技能培训，利用广播、电视、报刊、网络向公众普及急救知识。针对急救医护人员进行急救技能培训和间隔时间不超过2年的急救技能再培训；针对医疗救护员进行专项培训。有条件的急救中心可承担一定的科研任务，为政府制定相关政策提供依据。

二、院前急救设置和工作模式

（一）院前急救设置

1. 急救中心设置原则　院前急救是政府举办的公益性事业，卫生行政部门按照"统筹规划、整合资源、合理配置、提高效能"的原则，统一组织、管理、实施。

2. 区域人口与急救车辆比例　按照每 5 万人口配备一辆救护车，经济实力较强的地区或灾害多发地区可适当增加车辆比例。

3. 随急救车医护人员、驾驶员配置原则　每辆急救车配备驾驶员、医生、护士、担架员等，一般每辆急救车与医生、护士、驾驶员的配置比例均为 1∶5。

4. 急救半径与呼叫反应时间要求　急救半径是指急救中心（站）所承担院前急救服务区域的半径，市区不应超过 5km，农村则不超过 15km。呼叫反应时间是指急救中心（站）接到呼救电话至救护车到达现场的时间，要求市区 15min 内、郊区 30min 内到达现场，条件好且距离近的区域应在 5～10min 内到达。急救半径和呼叫反应时间的长短是判断院前急救服务功能优劣的重要综合指标之一。

（二）院前急救工作模式

1. 院前急救的响应模式

（1）美-英模式：该模式的主要特征是将患者带回医院治疗，以现场对症处理为主，主要由经过相关培训的急诊医疗技术员（EMT）或辅助医务人员（paramedics）履行现场急救任务，然后将患者转运到医院急诊科，由急诊科医生提供进一步的医疗急救。

（2）法-德模式：该模式的主要特征是将医院带到患者身边，以执业的急救医生为主，在患者到达医院前抢时间进行高质量的医疗救助，强调救护措施尽量高质量和现场医疗急救的重要性，履行现场急救医疗服务的通常为资深急诊医生和护士。

我国院前急救模式总体上位于两种模式之间，院前急救人员一般是具有执业资格的医护人员，但现场救治深度又不及法-德模式，在人力资源成本（尤为医生的使用成本）方面比上述欧洲国家要低很多，因而更显优势和发展潜力。

2. 院前急救的运转模式　由于经济水平、城市规模、急救需求、急救服务体系等存在差异，形成了各有特色的院前急救运转模式（表 2-1）。尽管全国各地急救模式不尽相同，但就院前急救组织质量管理内容而言，共性的环节包括：通信、运输、医疗（急救技术）、急救器材装备、急救网络、调度管理等，其中通信、运输、医疗（急救技术）被认为是院前急救的三大要素。

表 2-1　我国院前急救运转模式

类型	组织形式	特点	代表城市
独立型	结合院前院内，实行急救医疗一体化系统	院前院内统一管理，全面负责	沈阳、北京（2004 年前）
院前型	专门从事院前急救	急救中心负责院前，各医院负责院内	上海、北京（2004 年后）、杭州
指挥型	单纯指挥调度，不配备急救车辆和人员	共享现有医疗资源，分区域就近出诊	广州、深圳、珠海、汕头、成都
依托型	相对独立，又是综合医院的一个部门	既有院前指挥，又有院内急救工作任务	重庆、海南
附属型	消防、司警统一	院前急救反应迅速，资源共享	中国香港、苏州

三、院前急救原则和程序

（一）院前急救原则

院前急救工作"以人为本、以生命为中心"，对急危重症患者采取的急救处置应及时有效，为下一步抢救奠定基础。

1. 准确受理呼救　接到群众呼救后，指挥调度人员迅速明确需要紧急救护的地点、事件、人数，快速对患者的情况做出初步估计，按照"就近、就急、满足专业需要、兼顾患者意愿"原则，准确调派急救车辆和人员。

2. 急救与呼救并重　遇有大批伤病员，又有多人在场的情况下，急救和呼救、自救与互救同时进行。如对心室颤动和无脉性室性心动过速引起的心脏停搏，应首先电话求助，然后开始心肺复苏（CPR），目的是尽早得到并应用自动体外除颤器（AED）。

3. 先评估后施救　医护人员到达现场应先评估周围环境，协助患者脱离危险区域后，迅速评估病情实施抢救。

4. 先救命后治病　遵循先救命后治伤，先重伤后轻伤，先复苏后固定，先止血后包扎的原则。

5. 先救治后运送　对危重伤病员，先进行现场初步紧急处理，待病情稍稳定后再运送，运送途中加强患者伤情变化观察，并配合医生进行必要的抢救，确保安全。

6. 搬运与医护的一致性　医护急救和搬运应协调一致，正确搬运，既节省抢救时间，又避免加重损伤。

7. 听从指挥及时报告　保护好现场，听从政府有关部门的统一指挥及急救指挥中心的统一调度，及时报告救治情况，安全、迅速、高效地完成急救任务。

（二）院前急救工作程序

院前急救的目的是降低致残率和病死率，提高生存率。科学有序的工作程序和快捷高效的抢救技能是迅速、准确、有效、安全地做好现场救护的重要保障。

1. 紧急呼救　"120"是我国特定的医疗急救电话号码，院前急救启动由呼救系统开始。呼救系统的畅通，在国际上被列为抢救危重伤病员"生命链"中的"第一环"。呼救者要用最精练、准确、清楚的语言说明伤病员姓名、性别、年龄、病情、事发地址，目前最危急的情况及严重程度，需要何类急救等；成批受伤时要说明伤病员的人数及存在的危险；呼救者说清以上内容且得到"120"指挥中心示意后方可挂机，保持呼救电话畅通。同时，呼救要与现场处理相结合，边呼救边处理。指挥中心接到呼救后，1min 内调派车辆；急救网络医院接到出车指令后，3min 内必须出车。如呼救范围在 5～10km 之内，10～15min 内必须到达。

2. 现场评估　急救人员在现场迅速对患者病史、症状及体征进行初步评估，把抢救患者生命放在第一位，优先救治重伤者及危及生命的伤病员，边评估边救护、边救护边进一步评估。

知识链接

现场评估法

为了迅速现场评估患者的病情，利于抢救、记忆而应用该法。主要内容如下：

A（airway）气道：检查气道是否通畅、有无舌后坠堵塞喉头、口腔内有无异物、血液及分泌物等。

B（breathing）呼吸：观察患者的呼吸，注意呼吸频率和节律有无改变，有无呼吸困难。

C（circulation）循环：观察脉搏的频率是否规则、有力，血压是否正常，特别是有无心搏骤停。

D（decision）决定：根据呼吸、循环所做出的初步检查，迅速对患者的基本情况做出评估，并决定先进行哪项紧急抢救措施。

E（examination）检查：为了防止重要生命体征的漏诊，国内外提倡采用"CRASH PLAN"方法，即：C（circulation，心脏及循环系统），R（respiration，胸部及呼吸系统），A（abdomen，腹部脏器），S（spine，脊柱脊髓），H（head，颅脑），P（pelvis，骨盆），L（limbs，四肢），A（arteries，周围动脉），N（nerves，周围神经）。

3. 伤病员现场分类　院前急救现场医疗人力资源、物力和时间均有限，对患者的伤病情进行分类，快速识别需要紧急处理的伤病员和伤情，决定救治实施顺序及后送顺序，抢救有存活希望的患者，是提高存活率的有效途径。

（1）现场伤病员分类的要求：①边评估边分类；②由经过训练、经验丰富、组织能力强的人员承担；③分类遵循"先重后轻再一般"的原则进行；④分类应快速、准确、无误。

（2）现场伤病员分类的标准：一种是以现场处理的时间先后顺序作为标准；另一种是以伤病员病情轻重程度作为标准。判定伤病员病情必须迅速、简洁，平均每名伤病员分类时间≤1min。

（3）伤情分类及标记：通常以颜色醒目的卡片或胶带表示伤病员的分类，评估患者后在其胸前、手腕等易见处挂上相应颜色的伤情识别卡，用以区分病情的严重程度（表2-2）。

表2-2　伤情分类

类别	程度	标示	伤情
Ⅰ	危重伤	红	伤情非常紧急，危及生命，生命体征不稳定，需立即给予基础生命支持，并在1h内转运到确定性医疗单位救治。如窒息，严重头、胸、颈、颌面部伤，严重挤压伤，严重中毒，心室颤动，大出血、内脏出血，昏迷、各种休克，张力性气胸，呼吸道烧伤、全身大面积烧伤（30%以上）等
Ⅱ	中重伤	黄	生命体征稳定的严重损伤，有潜在危险，若短时间内得不到及时处理，伤情很快恶化。需急救后优先转送，在4～6h内得到有效治疗。如胸部伤，开放性骨折、长骨闭合性骨折，小面积烧伤（30%以下）等
Ⅲ	轻伤	绿	伤情较轻，患者意识清楚，积极配合检查，反应灵敏，基本生命体征正常，损伤小，不紧急、能行走，可能不需要立即入院治疗，一般对症处理即可。如一般挫伤、擦伤等
Ⅳ	致命伤	黑	已死亡、没有生还可能性、治疗为时已晚的伤病员。依照相关规定按死亡处理

注：蓝色可与上述颜色同时加用，表示患者已被污染，包括放射污染和传染病污染。

（4）现场急救区分类：在现场有大批伤病员时，为了使抢救工作有条不紊，一般将急救现场划分为四个区（表2-3）。

表2-3　现场急救区分类

区域划分	伤病员病情
收容区	伤病员集中区，在此区进行分类判断、挂上标牌，并提供必要的抢救
急救区	接收红色和黄色标志的危重患者，并在此区进一步抢救护理
后送区	接收能自己行走或病情较轻的伤病员
太平区	停放已死亡者

4. 院前急救常用护理措施　急救现场护士与医生一起积极抢救伤病员，采取必要的急救措施，争分夺秒挽救生命。常用护理措施包括：

（1）采取合理体位：根据受伤部位和病情协助伤病员采取正确的体位，体位安置妥当后注意保暖。①意识障碍者：采取平卧位，将头偏向一侧或屈膝侧卧位，保持呼吸道通畅，防止误吸；②疑有颈椎或脊柱有骨折者：平卧于硬板床上，采取头、颈部与身体轴线一致的仰卧位，不要随意搬动和摇动；③单纯头部外伤者：取头略微抬高仰卧位，如面色发红取头高足低位，如面色青紫取头低足高位；④呼吸心搏骤停者：取仰卧位，置于平地上或硬板上，松解衣领及裤带，便于进行现场心肺脑复苏术；⑤急性哮喘、急性左心衰竭患者：取半坐位或端坐位，有利于改善呼吸困难；⑥咯血的患者：取患侧卧位，减轻咯血并防止血液流入健侧支气管和肺内；⑦胸部损伤患者：取半卧位或伤侧向下的低斜坡卧位，以减轻呼吸困难；⑧腹痛或腹部损伤患者：取屈膝仰卧位，膝下垫高使腹部肌张力减轻；⑨休克患者：取中凹卧位，头和躯干抬高 $10°\sim20°$，下肢抬高 $20°\sim30°$，以利于呼吸及增加回心血量；⑩四肢骨折患者：应制动，与肢体长轴保持一致，避免疼痛和再次损伤等。

（2）维持呼吸系统功能：包括吸氧、清除分泌物及痰液、采取合适的体位、保持呼吸道通畅；应用呼吸兴奋药和扩张支气管药物；喉部损伤所导致的呼吸道不畅者，应早期行环甲膜切开或气管切开术；呼吸停止者迅速建立人工气道，包括人工呼吸、面罩气囊辅助呼吸、气管插管通气；对张力性气胸患者进行穿刺排气，对开放性气胸患者封闭伤口；对血气胸患者行胸腔闭式引流；对多根多处肋骨骨折伴有反常呼吸者固定浮动胸壁等措施。

（3）维持循环系统功能：包括活动性大出血的处理；急性心肌梗死、心力衰竭、急性肺水肿、高血压危象和休克的处理；严重心律失常的药物治疗；心电监护、电除颤和心脏起搏器的使用以及心肺脑复苏等。如心搏骤停者，立即进行胸外心脏按压，尽早进行心脏电除颤，同时做好心电监护。

（4）建立有效静脉通道：迅速建立两条静脉通道，使用直径较大的静脉留置针，穿刺部位一般选择前臂静脉或肘正中静脉，保证快速、通畅地输入药物和液体，对抢救创伤出血、休克、急危重症患者，在短时间内扩充血容量。

（5）积极对症处理：根据不同伤情，有针对性地采取止血、包扎、固定、止痛、降温、止喘、解毒、解痉等救护措施。如处理活动性出血，给予加压包扎，必要时采用止血带止血；处理开放性骨折的外露断端，只用无菌敷料包扎、棉垫保护创面，减轻疼痛等。

（6）维持中枢神经系统功能：包括对急性脑血管疾病、急性脑水肿及癫痫发作的急救护理。现场急救实施基础生命支持时，注意保护脑，如采取冷敷、冰帽、冰袋降温措施，提高脑细胞对缺氧的耐受性，并遵医嘱用脱水剂降低颅内压。

（7）执行查对制度：现场急救医生只下达口头医嘱，护士必须执行"三清一核对"原则，即听清、问清、看清，与医生核对药物名称、剂量、浓度、用法、注意事项、配伍禁忌，用过的安瓿应保留，以便再次核对。

（8）心理支持：①由于突遇意外伤害或急症，伤病员往往没有足够的心理准备，会出现紧张、恐惧、焦虑、忧郁等各种心理反应，护理人员要以和蔼的态度关心、安慰伤病员；②对于伤病员家属，应客观地介绍病情，取得其合作和理解，使抢救工作得以顺利进行。

知识链接

生　命　链

　　1992 年 10 月，美国心脏病学会（AHA）在《美国医学会杂志》（*JAMA*）上提出生命链（chain of survival）的概念，主要用来描述在急危重症、意外伤害等突发现场的急救工作，即从第一目击者开始至专业急救人员到达现场进行抢救的整个过程。它是由四个相互联系的环节构成，犹如一条排列有序的链条，即早期识别和启动急救医疗服务系统、早期心肺复苏、早期心脏除颤、早期高级生命支持，现已发展为识别和启动应急反应系统、即时高质量心肺复苏、快速除颤、基础及高级急救医疗服务、高级生命维持和心搏骤停后护理五个相互联系的环节。意义是第一目击者、急救调度、急救服务人员、急救医生和护士作为团队，共同为抢救生命进行的有序工作。这五个环节环环相扣，任何一环都必须及时、正确、整体地实施，才能保证生命的延续。

第三节　医院急诊科

案例分析

　　患者，男，22岁，建筑工地工人，作业时不小心从高处坠落，昏迷，全身多处骨折。上午10点，急诊科护士收到接诊通知后，"120"救护车10min内将患者送到医院抢救。
　　分析：
　　1. 急诊科护士接到通知后，立即通知医生接诊，备齐抢救用物，将平车推至急诊门口等候，必要时启动急救绿色通道。
　　2. 患者到达后，测量收缩压70mmHg，脉搏≤50次/min，呼吸≤10次/min。按照分诊标准，该患者应属于危急患者。立即推至抢救室，配合医生实施抢救。护士边评估病情、核对口头医嘱，边配合抢救，确保抢救准确迅速、衔接紧密。各辅助科室人员、会诊医生接到电话在10min内到位进行床旁检查。
　　3. 如需手术，应迅速通知手术室做好准备或在急诊手术室进行。
　　4. 患者生命体征平稳后，根据病情转入病房或重症监护室继续治疗。

　　医院急诊科是急救医疗服务体系的第二个重要环节，是医院医疗和护理工作的前哨，担负着医院内抢救急危重症患者的重任。急诊科诊疗水平的高低直接与患者的生命安全相关，也直接反映医院的科学管理水平。

一、医院急诊科的主要任务和工作特点

（一）急诊科主要任务
1. 急救　对生命受到威胁的急危重症伤病员进行及时、有效的抢救，有些城市的急诊科本身就是急救中心，或是院前急救网络医院参与院前急救任务。
2. 急诊　急诊科24小时随时应诊，承接急救中心转送来的和自行来院的急危重症患者的诊治、抢救和留院观察工作，并制定相应的抢救流程。
3. 培训　建立健全各级各类急诊人员岗位职责、规章制度、技术操作流程，承担实习带教、专科培训和全院医务人员急救培训，推动公众急救知识普及工作。
4. 科研　急诊科能获得急危重症患者病情变化的第一手资料，开展有关急症病因、病程、机制、诊治、护理的研究，提高急诊质量，促进学科发展。
5. 应急　根据医院和科室具体情况制定切实可行的救援预案，当突发事件或灾害事故发生时，急诊医护人员能运用应急预案参与有组织的救援活动。

（二）急诊科工作特点

1. 病情紧急 急诊患者发病急骤、病情凶险、分秒必争，这就要求急诊科人员应有巨大的潜能来投入高速度、高效率的工作，与死神赛跑。

2. 工作繁忙 急诊患者病情变化快、就诊人数多、病种复杂、病情危重，特别是遇到大批伤病员的抢救，急救工作更要有条不紊、紧张有序地进行。

3. 多学科性 急诊患者病种复杂，涉及多学科融合和多科室协同，急诊科人员要有扎实的专业学识、过硬的急救技能以及通科职业素质才能胜任。

4. 易感染性 急诊患者因病、因伤入院，其中常常可能有传染病患者，抢救中易造成交叉感染，急诊科人员应严格执行无菌操作技术和消毒隔离制度。

5. 高风险性 急诊患者和家属心理压力大，对医护人员期望高，易产生急躁情绪和冲动行为，急诊科人员应与患者及家属良好沟通，避免发生暴力事件。

二、医院急诊科的布局

（一）总体布局

急诊科的布局要以应急为出发点，方便患者就诊与抢救。合理的布局有利于最大限度地利用急诊资源，节省急诊就诊时间。

1. 急诊科的平面布局 急诊科应设在医院内便于患者迅速到达的区域，并邻近大型影像检查等急诊医疗依赖较强的部门。急诊科的各功能部门的布局应以减少院内交叉感染和节省时间为原则。如在规模较大的急诊科，可将输液室、观察室、隔离室、急诊病区、EICU、手术室以及其他功能检查部门设置在最邻近的楼层，与预检分诊台、抢救室同层设有宽敞的急诊大厅，方便患者等候。

2. 急诊科的标志 在急诊大厅应有急诊科各个层面的平面图，一些重要部门，如 CT、手术室、住院部应设立醒目标志。在通往抢救室的方向，可采用涂地标、悬挂醒目指示牌，建立快捷急救通道等。

（二）急诊科（室）设置

1. 预检分诊处（台） 设在急诊科入口，由经验丰富的护士负责，对就诊患者进行快速分类、电脑信息登记，引导急救途径、联系诊室和医生。

2. 急诊抢救室 邻近预检分诊处，室内应有足够的空间（使用面积不少于 12m² 的抢救床 1～3 张）、照明设备（旋转式无影灯）和抢救仪器、设备、物品、药品（做到定品种数量、定位置、定专人、定期检查、定期消毒、及时维修补充）。

3. 急诊诊疗室 急诊患者由急诊医生首诊，先给予必要的诊治处理，然后分流。部分疑难、危重患者由专科会诊解决。

4. 急诊治疗室 设在各诊疗室中央，位置靠近护士站，应备无菌物品柜、配液台、治疗桌、注射盘和消毒用品，便于患者治疗。

5. 急诊观察室 观察室床位数一般按照医院总床数的 5% 设置，留观时间原则上不超过 48～72h，急诊观察病房留观时间可延长至 10～15 天。

6. 急诊监护室（EICU） 位置最好介于抢救室和观察室之间，收治严重创伤、随时有生命危险、病情危重不宜搬动、需要连续 24h 监护和强化治疗的急危重症患者，床位数一般为 4～6 张，每张床的占地面积不少于 15～20m²。

7. 急诊手术室 又称清创室，设在急诊抢救室和外科诊疗室之间，用以抢救急需外科手术但不宜搬运的患者。内部设置应与医院手术室的要求相同，但每个医院应根据自身特点设置其规模。

8. 急诊辅助区 包括急诊医技部门（X 线、B 超、CT、心电图检查室，常规化验室和药房）、辅助及支持部门（挂号、收费、安保、后勤）等集中在急诊区，做到基本的辅助检查与处置不出急诊区便可完成，充分方便患者就医。

三、急诊科的管理

急诊科是急诊、急救、重大灾害事件救护的重要场所，必须实行 24 小时连续接诊及首诊负责制，建立"急救绿色通道"，科学配置人力资源、建立健全完善的规章制度和应急预案、优化工作流程、加强质量管理、持续质量改进，保证急诊患者安全。

（一）急诊科的组织管理

根据各医院急诊任务轻重及医院人员总编制情况确定急诊科医生、护士的人员编制。医院业务主管院长或护理副院长分管护理部，急诊科护士长接受护理部和急诊科主任的双重领导，护士接受科主任和护士长的双重领导，以护士长为主。急诊护理工作对急诊患者采取分科就诊、集中抢救、集中观察的护理方式。科室应具备健全的管理组织。

（二）急诊绿色通道

急诊绿色通道是医院为急危重症患者提供快捷高效的服务系统，包括在分诊、接诊、检查、治疗、手术及住院等环节上，实施快捷、有序、安全、有效的急救服务。急诊绿色通道机制的建立，能有效缩短救治时间，降低伤残率和病死率，提高生命的救治成功率和生存质量。

（三）急诊科的规章制度

根据急诊工作特点、要求，从服务性、责任性、技术性原则出发，制定、完善急诊科的规章制度，有效防范、控制医疗护理风险，及时发现安全隐患。主要包括预检分诊制度、急诊首诊负责制度、患者身份识别制度、危重患者抢救制度、口头医嘱执行制度、急诊留观制度、急诊抢救制度、急诊监护室工作制度、急诊出诊抢救制度、差错事故管理制度、药品管理制度、救护车使用制度、发热门诊工作制度等。

（四）急诊护理应急预案

急诊护理应急预案是为迅速、有序地对急危重症患者、批量伤（病）员开展及时有效的救治而预先制定的实施方案。

1. 基本原则

（1）简明扼要，明确具体：急诊护理应急预案要求内容简明扼要，明确具体，标准化，程序化。

（2）明确责任，分级负责：急诊护理应急预案明确在启动、响应、增援过程中各级人员的职责、要求分级负责，时效性强。

（3）培训演练，反应迅速：建立定期培训制度，使应急人员熟练掌握急救措施、急救程序及急救配合，保证急诊应急工作协调、有效、迅速开展。

2. 常见类型

（1）常见急症的应急预案：包括常见急症的病情评估、急救处理流程及急救处理措施。如心搏骤停、急性中毒、过敏性休克、严重外伤的应急预案等。

（2）突发事件的应急预案：包括请示报告、患者安全处理措施、评价与反馈等，如停电、停水、患者跌倒等。

（3）灾难批量伤（病）员的应急预案：包括急救组织体系、人员物资增援方案、检伤分流、急救绿色通道实施以及应急预案的启动、运行、总结、反馈等。如地震、火灾等。

3. 应急准备

（1）人员准备：根据应急预案的不同类型，合理调配人力资源。如遇批量伤（病）员的应急人员准备，可根据伤（病）员人数成立数个抢救小组，保证应急措施的时效性。

（2）物资准备：除急诊科正常使用的抢救物品、药品、器材外，另需备隔离衣、手术衣、无菌手套、消毒剂等，定期检查使其处于备用状态。

（3）区域准备：区域的有效保障及合理划分，是应急预案顺利实施的保证。

4. 启动与运行　灾难批量伤（病）员的事件，启动医院急救应急组织体系。各部门统一指挥，统筹安排，各司其职，密切协作，确保急救工作有序进行。

（五）急诊护理质量管理

1. 分级分区就诊　红区是抢救监护区，适用于危急、紧急患者的处置；黄区是密切观察诊疗区，适用于次紧急患者；绿区是一般诊疗区，适用于非紧急患者。

2. 质量管理标准　建立各项完整的护理规章制度和各级护理人员的岗位职责，制定科学化、制度化的质量标准。包括：①危重患者的抢救成功率高；②分诊迅速、准确；③工作有组织性；④制度完善；⑤记录完整；⑥抢救仪器、设备和药品完好够用。

3. 业务学习和技术操作质量管理　高度重视急诊科护理人员的专业知识学习和技术操作规程质量。要求护士熟练掌握急诊抢救知识和规范的技术操作，达到与医疗水平相适应的专科护理技术水平。

4. 护理文件书写质量管理　护理文件具有法律效力，要求书写及时、准确、清楚、规范，不得随意编造、刮擦、涂改。包括各种急诊登记本、护理病历、长期和临时医嘱、抢救和监护记录、交班报告等。因抢救急危患者，未能及时记录的，有关医务人员应在抢救结束后 6h 内据实补记，并加以注明。目前很多医院实行计算机信息管理，更利于查询和统计。

（六）急诊仪器设备管理

1. 建立仪器档案，定人管理、定位放置、定期检查维修保养，使之保持在随时备用状态。

2. 所有贵重仪器均要制定出使用流程和程序，写出书面文字卡，挂在机器旁，科室提供原始操作方法的依据（如说明书）。

3. 对相关工作人员进行培训，保证严格遵守操作规程、正确熟练操作。

4. 用后立即补充、清洁整理，进行必要的消毒处理，及时安装，以备急用。

5. 每周进行仪器设备功能检查、清洁保养，做好记录。平时保养要做到"五防一定"，即防潮、防震、防热、防尘、防腐蚀、定期上油。

6. 加强管理，原则上急救仪器不得轻易外借。

（七）急诊护理工作程序

详见第五章。

四、急诊护理人员素质要求和上岗标准

（一）急诊护理人员素质要求

护士是急救医疗服务体系中的主力军，是抢救治疗方案的实施者和执行者。除一般护士素质要求外，还应具有高尚的医德操守、精湛的急救技能、良好的沟通交流、健康的体魄心态以及高度的团队协作等素质。

（二）急诊护理人员上岗标准

急诊科应当有固定的急诊护士，固定的护士不少于在岗护士的 75%，护士结构梯队合理。急诊科护士和护士长上岗标准如下：

1. 急诊科护士　应当取得护士执业资格证，具有 3 年以上临床护理工作经验；经规范化培训合格，掌握急诊、危重症患者的急救护理技能和常见急救操作技术的配合及急诊护理工作内涵与流程；定期接受急救技能的再培训，再培训时间原则上不超过 2 年。

2. 急诊科护士长　三级综合医院急诊科护士长应当由具备主管护师以上任职资格和 2 年以

上急诊临床护理工作经验的护士担任；二级综合医院急诊科护士长应当由具备护师以上任职资格和1年以上急诊临床护理工作经验的护士担任。

第四节　重 症 监 护

案例分析

患者，男，55岁，晨练时突发心搏骤停，经现场急救和急诊科20min心肺复苏后，恢复自主循环。现患者昏迷，气管插管，呼吸机辅助呼吸，留置尿管。体温37.2℃，脉搏68次/min，血压75/45mmHg，血氧饱和度95%，入ICU。

分析：

1. 心搏骤停引起脑损伤的基本病理是脑缺氧和脑水肿，这一阶段应尽早实施脑复苏措施。

2. 将患者头偏向一侧，予以维持呼吸、降温、高压氧治疗、应用脑复苏药物、防治复苏后并发症等。

3. 严密观察患者的意识状态、生命体征，确保各种管道通畅，如输液管、气管导管、留置尿管等，避免扭曲、堵塞、压迫或脱出。

重症监护是急救医疗服务体系的重要组成部分，重症监护病房（intensive care unit，ICU）是专业人员应用现代医学理论和高科技现代化医疗设备，对危重患者进行集中监测、治疗、护理的特殊医疗场所。其水平直接反映医院的整体实力，也是衡量一个医院现代化程度的重要标志。

拓展阅读

中国重症医学的开拓者——陈德昌教授

中国重症医学的开拓者，北京协和医院主任医师、教授、博士研究生导师，陈德昌教授。1964年初，陈德昌进入北京协和医院。1971年，他曾作为中央赴西藏阿里第二批医疗队队长奔赴雪域高原，在平均海拔4 500m的日土县技术支援。1979—1981年，陈德昌留学法国学习危重病医学。1984年，陈德昌参照国际先进的学术理念和组织模式，在北京协和医院建立了中国第一个ICU（加强医疗科）。1982年至1999年，陈德昌团队对全身感染和多器官功能障碍综合征（multiple organ dysfunction syndrome，MODS）进行了系统的基础和临床研究。2002年，陈德昌团队的研究"全身感染与多器官功能障碍综合征的临床与基础研究"获得国家科技进步二等奖。2003年，"非典"暴发，陈德昌调到北京防治指挥中心，多次参加危重患者的会诊，并建议动员三甲医院ICU医护人员，集中治疗"非典"危重患者，以降低病死率。

陈德昌通过多次举办重症医学学习班、接收全国各地的医生到北京协和医院ICU进修学习等方式，为中国的重症医学培养了多位国家级专家，包括杜斌教授、邱海波教授、刘大为教授、陈德昌教授（上海瑞金医院）等。中国重症医学的从无到有，再到如今的备受重视和飞速发展，发展之路上无不印刻着陈德昌教授几十年如一日的辛勤付出。

陈德昌寄语年轻人："在信息数字化时代，我们的头脑不能成为文献资料的跑马场，而要运用逻辑性思维能力，从多变的临床现象中，找出规律性的东西，以创新的构思，探索并理解变化的真实意义。"

一、ICU 模式与设置

（一）ICU 模式

1. 专科 ICU 一般是临床二级科室所建立的 ICU，是专门为收治某个专科危重患者而设立的，多属某个专业科室管理，对抢救本专业的急危重症患者有较丰富的经验。如心内科监护病房（CCU）、呼吸内科监护病房（RICU）等。

2. 综合 ICU 是一个独立的临床业务科室，在专科 ICU 基础上逐渐发展起来的跨科室的全院性 ICU，以收治各科室多学科危重患者为主，其抢救水平代表医院水平，受院部直接管辖。这种体制有利于学科建设，便于充分发挥设备效益。

3. 部分综合 ICU 介于专科 ICU 和综合 ICU 之间，即以医院内较大的一级临床科室为基础组成的 ICU，主要收治各专科或手术后危重患者。如外科 ICU、内科 ICU、麻醉科 ICU 等。

（二）ICU 的设置

1. 区域设置 分为医疗区域和医疗辅助区域。医疗区域主要为病房，可为开放式、半封闭和全封闭式；尽量多设单间或分隔式病室。至少配置 1~2 个单间病室，用于隔离患者。有条件者设正、负压病室至少各 1 个。医疗辅助区域主要有中心监护站、通道、治疗室、配药室、仪器室、医务人员办公室、值班室、示教室、营养准备室和库房等；中心监护站设置在医疗区域的中央地带，病室以其为中心呈圆形、扇形、T 形等排列，能够直接观察到所有患者为佳，内设中心监护仪、电子计算机及其他设备，可存放病历及各种记录表格，是各种监测记录的场所。

2. 人员编制 护士与床位的比例为（2.5~3）∶1 以上。医生与床位的比例要求达到 0.8∶1 以上；可根据需要配备适当数量的医疗辅助人员，有条件的医院还可配备相关的设备技术与维修人员。

3. 床位设置 综合性医院综合 ICU 的床位数量应占全院总床位的 1%~2%，一般以 8~12 张较为合理。发达国家 ICU 床位能占全院总床位的 5%~10%，国内三级综合医院 ICU 床位数占全院总床位的 2%~8%。ICU 床位使用率以 75% 为宜，当全年床位使用率平均超过 85% 时，应适度扩大规模。为保证各种抢救措施的实施，每张床位占地面积≥9.5m²，以 15~18m² 为宜，两床之间≥1.0m；单间病室使用面积≥18m²，以 18~25m² 为宜。

4. 环境设置 具备良好的通风、采光条件，病室空气调节系统能独立控制，室温控制在（24±1.5）℃左右，湿度控制在 55%~65%。有条件的 ICU 最好装配气流方向从上到下的空气净化系统。地面覆盖物、墙壁和天花板应该尽量采用高吸音的建筑材料，在不影响正常工作的情况下尽可能将患者呼叫信号、监护仪器报警音、电话铃声、打印机等仪器发出的声音减少到最小的水平，白天噪声≤45 分贝（A），傍晚≤40 分贝（A），夜晚≤20 分贝（A）。禁止在室内摆放干花、鲜花或盆栽植物。

5. 基础设备 配备适合的病床，最好是电动床，每床配备预防压疮床垫。每床配备完善的功能设备带或功能架，提供电源（电源插座 12 个以上）、氧气、压缩空气和负压吸引（接口各 2 个以上）等功能支持。设有应急照明灯，医疗用电和生活照明用电线路分开，每床电源应该是独立的反馈电路供应，每个插座有独立的电路断路器，有备用的不间断电力系统（UPS）和漏电保护装置。为减少交叉感染，应配有洗手消毒设备、自动空气消毒机或空气层流净化装置。此外，ICU 应使用带有升降功能的输液装置、升降温设备、辅助检查设备等。有条件者可视需要配置闭路电视探视系统、简易生化仪、乳酸分析仪、输液加温设备等。

6. 救治设备 包括监测设备和治疗设备两种。常用的监测设备有多功能生命体征监测仪、呼吸功能监测装置、血气分析仪、血流动力学监测设备、血氧饱和度监测仪及心电图机等；影像学检测设备包括床边 X 线机和超声设备；治疗设备有输液泵、注射泵（每床 4 台以上）、呼吸机、心脏除颤器、临时心脏起搏器、主动脉内球囊反搏装置、血液净化装置及麻醉机等。为便于安全转运患者，每个ICU单元至少配备1台便携式监护仪和1台便携式呼吸机。

二、ICU护理工作

（一）ICU护理人员要求

ICU护理人员经过相关专业岗位培训，精通专科知识，护理经验丰富，能参与管理工作，能为临床护理工作提供解决问题的方案；运用与医疗护理相关的专业学科知识，熟练掌握监护技术，熟悉监护程序、抢救药品和监护抢救仪器的使用；具有敏锐观察和快速反应能力，身体素质好，能胜任高强度的护理工作。

（二）ICU的工作制度

除各种法律法规、医疗核心制度外，还需严格执行患者出入重症监护病房标准，制定切实可行的救治程序、各项护理技术操作规程及工作质量标准和相关的救治预案，制定ICU工作制度、ICU抢救制度、ICU监护制度、ICU值班制度、ICU查房制度、ICU疑难与死亡病例讨论制度、ICU消毒隔离制度、ICU医疗设备仪器管理制度、ICU抢救药品管理制度、突发事件应急预案和人员紧急召集制度、重大突发事件呈报制度等，使工作规范、有章可循。

三、ICU收治对象与收治程序

（一）ICU收治对象

原则上是各种危重的急性或慢性的可逆性疾病。包括：①创伤、休克、感染等引起的多脏器功能障碍综合征（MODS）患者；②心肺脑复苏后患者；③急性心肌梗死、严重心律失常、急性心力衰竭患者、不稳定心绞痛患者；④大出血、昏迷、抽搐、呼吸衰竭等各系统器官功能不全患者；⑤严重水、电解质、渗透压和酸碱失衡患者；⑥多发伤、复合伤和大手术后患者；⑦严重代谢障碍性疾病，如甲状腺、肾上腺和垂体等内分泌危象患者；⑧物理、化学因素导致危急病症，如中暑、中毒、淹溺、触电患者等。

（二）ICU收治程序

ICU收治对象主要来自院内住院患者。拟转入ICU的患者，应由患者所在科室医生书面或电话向ICU提出会诊申请，经ICU医生会诊后，再由ICU医生做出决定。患者转入ICU后，应常规下病危通知书，医生要向患者家属交代病情，以取得其理解和配合。

四、ICU院内感染管理

（一）ICU感染原因

ICU是院内感染的高发区域，也是细菌高度耐药区域。感染部位包括肺部感染、尿路感染、伤口感染等。主要原因是：①患者病情危重，机体抵抗力低下，易感性增加；②感染患者相对集中，病种复杂；③各种侵入性治疗、护理操作较多；④多重耐药菌在ICU常驻等。因此，应严格根据《医院感染管理办法》《消毒技术规范》等要求进行监测，执行标准预防。降低ICU院内感染发生率是提高抢救成功率的关键。

（二）ICU感染控制方法

1. 严格执行无菌操作，限制人员出入，严格执行更衣换鞋制度。
2. 严格执行消毒隔离制度和预防措施，凡患者使用过的器械均须进行消毒、灭菌。
3. 严格执行手卫生规范，接触处理不同患者或接触同一患者不同部位前后，必须卫生洗手或使用手消毒剂。

4. 保持创面、穿刺和插管部位无菌,如留置尿管或引流管者,每天 2 次插管处消毒护理。

5. 规范使用一次性医疗护理用品,用后集中消毒处理。

6. 呼吸机湿化液、湿化器每日更换,呼吸机管道每周更换。

7. 室内可每日用含氯消毒剂拖擦地面,拖把分区放置、固定使用、定期更换。每日定时消毒、净化空气。

8. 限制预防性应用抗生素,感染性疾病根据细菌培养和药敏试验结果合理应用抗生素。

9. 引流液和分泌物常规、反复做培养,所有导管拔出时均应做细菌培养与药敏试验,以便早发现、早治疗。

五、ICU 质量指标管理

ICU 质量指标管理是 ICU 质量管理的常见形式。ICU 质量指标是在一定的时间和条件下,能科学动态地反映 ICU 医疗护理质量的基础、过程和结果应达到的指数、规格或标准。

1. 重症医疗质量监测指标 包括①非预期的 24/48h 重返重症医学科率(%);②呼吸机相关性肺炎(VAP)的预防率(‰);③呼吸机相关性肺炎(VAP)发病率(‰);④中心静脉置管相关血流感染发生率(‰);⑤留置导尿管相关泌尿系统感染发病率(‰);⑥重症患者死亡率(%);⑦重症患者压疮发生率(%);⑧人工气道脱出例数等。

2. 重症医疗质量控制指标 包括① ICU 患者收治率和 ICU 患者收治床日率;② ICU 深静脉血栓(DVT)预防率;③感染性休克 3h 集束化治疗完成率;④感染性休克 6h 集束化治疗完成率;⑤抗菌药物治疗前病原学送检率;⑥ ICU 呼吸机相关性肺炎发病率;⑦ ICU 导尿管相关泌尿系统感染发病率;⑧ ICU 血管内导管相关性血流感染发病率;⑨ ICU 气管插管拔管后 48h 内再插管率。

第五节 急危重症患者的转运安全

案例分析

患者,男,65 岁,突发心搏骤停晕倒在公交站台,经现场急救和急诊科 20min 心肺复苏后,恢复自主循环。现患者昏迷,气管插管,呼吸机辅助呼吸,留置尿管。体温 37.2℃,心率 77 次/min,血压 75/45mmHg,除颤仪监护偶见短阵室性心动过速,为后续进一步治疗预转入 EICU。经患者家属知情同意后,决定尽快转运。

分析:

1. 转运前评估患者病情,告知患者家属转运的必要性和潜在风险,获取患者的知情同意后并签字。

2. 将患者头偏向一侧,严密观察患者的意识状态、生命体征,确保各种管道通畅,如输液管、气管导管、留置尿管等,避免扭曲、堵塞、压迫或脱出。

3. EICU 护士对已采取的急救措施、患者所用药物、各种留置管道以及目前状况等详细交接,交接后书面签字确认,并做好记录。

急危重症患者转运是急诊、重症监护病房的重要护理工作内容之一,可分为院内转运及院际转运。院内转运是指在同一医疗单位不同医疗区域之间的转运。院际转运是发生在不同医疗单位之间的危重症患者的转运。

一、急危重症患者转运前阶段

急危重症患者安全转运前的基本要求

1. 患者转运需求评估　转运是为了寻求或完成更好的诊疗措施以期改善预后，但转运存在风险，只有当获益大于风险的情况下才推荐转运，如果不能达到上述目的，则应重新评估转运的必要性。

2. 知情同意　转运前应告知转运的必要性和潜在风险，获取患者的知情同意并签字。患者不具备完全民事行为能力时，应当由其法定代理人签字；患者因病无法签字时，应当由其授权的人员签字。紧急情况下，为挽救患者生命的紧急转运，在法定代理人或被授权人无法及时签字的情况下，按所在医疗机构规定处理。

3. 转运人员　①人员组成：转运团队成员至少有 1 名为相应资质护士。并可根据病情需要配备医生或其他专业人员。病情不稳定的患者，必须由 1 名医生参与转运。②人员要求：所有参与重症患者转运的医务人员应接受急危重症患者转运相关知识的临床培训。如基础生命支持、高级生命支持、休克救治等专业培训，能熟练操作各类转运仪器与设备。③人员安全：实施急危重症患者转运的各类人员在转运过程中做好相应防护，保障自身安全。

4. 确定转运路线　急危重症患者转运之前制定详细的转运计划，包括其转运的最佳路线、途经电梯的使用，估计转运途中所需要时间等。

5. 患者的准备　一旦做出转运决定，参与转运的人员首先应确认患者身份；评估患者病情，如意识、生命体征、瞳孔、血氧饱和度等情况；对于频繁躁动者，可适当约束或使用镇静剂，但应密切观察其生命体征；保持静脉通路通畅；积极处理原发疾病。

6. 转运药物的准备　如肾上腺素、抗心律失常药物等基本的复苏用药，以备转运途中患者突发心搏骤停或心律失常时应用。根据转运患者的不同病情及临床需求配备相应的专科急救药物。

7. 转运仪器与设备准备　转运人员须确保所有转运设备正常运转并满足转运要求。所有电子设备都应能电池驱动并保证充足的电量。院内转运危重症患者需配备便携式监测仪、简易呼吸器、充足的氧气、接受呼吸支持的患者应配备转运呼吸机。院际转运应使用符合国家标准的救护车。

8. 转运方式的选择　院内转运通常由转运床完成。院际转运方式的选择需要考虑患者的疾病特征、转运缓急、转运距离、转运环境、护送人数、携带设备、准备时间、路况和天气以及患者的经济承受能力等。转运方式通常包括地面转运和空中转运。

二、急危重症患者转运中监测与处理

（一）转运过程中患者监测

1. 严密观察伤病员的意识状态、生命体征，注意保护伤病员，切勿因搬运而加重或增添额外损伤。

2. 确保各种管道通畅，如输液管、气管导管、导尿管、胸腔及腹腔引流管等，避免扭曲、堵塞、压迫或脱出。

3. 转运过程中配合医生实施各种急救技术，如心肺脑复苏、电除颤、气管插管、静脉穿刺、胸腔穿刺等。

4. 转送至医院后，做好交接班工作，对已采取的急救措施、伤病员所用药物、各种留置管道以及目前状况等做好详细交班，以便院内医护人员争取时间进行处理。

（二）转运过程中常见突发事件的应急处理

1. 突发意识丧失　如心搏骤停，则立即给予心肺复苏，呼救，寻求支援。

2. 呕吐　病情允许，给予患者头偏向一侧，及时清除口鼻腔内分泌物。

3. 管道脱落或阻塞　①静脉输液过程中若发生针头脱出、输液器扭转等原因导致输液不畅，须及时更换针头或输液器；②若发生管道移位，切勿将滑出管道的直接纳回，可根据情况夹闭移位管道；③若发生意外拔管，护士应立即评估该管道性质，如为气管插管类高危管路，须立即使用简易呼吸器等措施予以呼吸支持，待患者到达科室后评估决定是否重置。

（三）转运目的地患者的交接工作

1. 目的　当患者到达接收科室或医院后，转运人员应与接收科室或医院负责接收的医务人员按所在医疗机构要求进行正式交接以落实治疗的连续性。

2. 内容　交接内容包括患者一般情况、病史、重要体征、实验室检查、治疗经过，以及转运中发生的有临床意义的事件。

3. 签字　对已采取的急救措施、伤病员所用药物、各种留置管道以及目前状况等做好详细交接。交接后书面签字确认。

（王燕萍）

ER-2-3
扫一扫，测一测

？　复习思考题

1. 简述急救医疗服务体系、重症监护病房的定义。

2. 急诊应急预案的常见类型有哪些？

3. 加强 ICU 院内感染管理要从哪些环节着手？

4. 患者，男，56 岁，既往体健，30min 前突发心搏骤停送入急诊科。经过 15min 的心肺复苏后，恢复自主循环。现患者昏迷，气管插管，呼吸机辅助呼吸，留置尿管。体温 36.5℃，心率 77 次/min，血压 75/45mmHg，除颤仪监护偶见短阵室性心动过速，为后续进一步治疗预转入 EICU。经患者家属知情同意后，决定尽快转运。

请问：

（1）转运该患者过程中，你作为转运护士需要做好哪些准备？

（2）转运途中护士监测患者的重点内容是什么？

PPT课件

知识导览

第三章 灾难救护

学习目标

掌握灾难的概念,灾难救护的特点、原则和现场救护;熟悉灾难的分类,灾难现场检伤分类的标志;了解灾难医学救援中的护士素质要求、灾难后伤员的心理干预措施。

第一节 概   述

灾难也称灾害(disaster),包括自然灾难和人为灾难,是指对能够给人类和人类赖以生存的环境造成破坏性影响,而且超过受影响地区现有资源承受能力的事件。世界卫生组织(WHO)的定义为"任何引起设施破坏,经济严重受损,人员伤亡,健康状况及卫生服务条件恶化的事件,其规模已超出事件发生地区的承受能力而不得不向社区外部寻求专门援助,可称其为灾难"。

灾难作为一种自然或人为的状况或事件,其发生往往不以人们的意志为转移,它可使人们受到死亡的袭击,威胁社会环境,导致人类的苦难,造成群体意外严重的伤害。因此,要充分认识到灾难的危害性,积极做好灾难的预防、应对、修复及医疗救援等工作,把灾难带给我们的损失降到最低。

一、灾难的分类

(一)按发生的原因分类

1. 自然灾难 如地震、洪水、台风、火山爆发、泥石流、海啸、龙卷风及滑坡等,以及由此带来的环境污染、生态平衡破坏及瘟疫流行。

2. 人为灾难 如大型交通事故(列车、飞机和汽车事故等)、煤气爆炸、毒气泄漏、传染病的暴发流行、建筑的倒塌、战争及恐怖活动等。

(二)按发生的方式分类

1. 突发性灾难 如地震、火山爆发、海啸,大型交通事故(空难、海难等)、煤气爆炸等。

2. 渐变性灾难 由自然灾难间接或过后造成的生活环境破坏、传染病暴发、洪水、泥石流、滑坡等。

(三)按发生的地点分类

1. 海难 海啸、台风、沉船等。

2. 空难 飞机失事坠毁等灾难。

3. 陆地灾难 交通事故、龙卷风、洪水、地震等。

（四）按发生的顺序分类

1. 原生灾难 最早发生的起作用的灾难,如地震、洪水等。

2. 次生灾难 由原生灾难所诱导出来的灾难,如地震后引起的火灾、毒气泄漏等。

3. 衍生灾难 灾难发生后,破坏人类生存条件的和谐,由此诱导出一系列其他灾难,如地震后的交通通信破坏、社会恐慌等。

二、灾难救护的特点、原则及基本要求

（一）灾难救护的特点

1. 时间性强 灾难发生后,必须分秒必争,尽快赶赴现场。

2. 伤情复杂 任何灾难事故往往造成人体组织及多器官的损害,常伴有大出血、休克、窒息及心搏骤停等症状。

3. 急救条件差 由于灾难发生突然、情况危急,现场常缺乏医疗设备及药品。且由于现场混乱、惊恐、无序,伤病员众多,伤情复杂严重,医疗条件差,交通堵塞不便,生活条件艰苦,环境受到不同程度的破坏,缺电少水,食物缺乏等;仍可能有火、毒、震、滑坡、疫情、爆炸等危险因素存在,给灾难救治带来很多不便。

4. 任务繁重 由于救护人员必须在短时间内处理大批伤病员,并需进行伤情判断、分类和及时正确的救护,现场救护工作任务繁重而艰巨。

（二）灾难救护的原则

灾难发生后,应遵循统一指挥、检伤分类、就地抢救、及时转运的医疗救援原则。总体上须遵循快抢、快救、快送的"三快"程序。即先抢后救,抢中有救;根据伤情先救命后治伤,先重后轻;自救互救相结合,协助医生将伤病员迅速脱离现场,到达安全场地。

灾难救护的原则具体如下:

1. 保持镇静 遇到意外灾难发生时,要保持镇静,不要惊慌失措,越是慌张越易出差错;同时,还要设法维持好现场秩序。

2. 求助原则 如发生意外而现场无人时,应向周围大声呼救,请求来人帮忙或设法联系有关部门请求援助,切记不要单独留下伤病员,无人照管。

3. 抢救伤病员 根据伤情对伤病员进行分类抢救,总的处理原则是:先重后轻,先急后缓,先近后远。现场要求医护人员以救为主,其他人员以抢为主,各负其责,相互配合,提高抢救效率。

4. 原地抢救 对呼吸困难、窒息和心跳停止的伤病员,要快速将其头部置于后仰位并托起下颌,使其呼吸道通畅,同时实施人工呼吸、胸外心脏按压等心肺复苏操作,原地抢救。

5. 快速转运 对伤情稳定,估计转运途中不会加重伤情的伤病员,迅速将其转运到相关的医疗单位进行抢救,途中应不断观察伤病员的病情变化。

6. 服从指挥 现场抢救的一切行动必须服从有关领导的统一指挥,以便对伤病员实施快捷、有序、有效的现场救治并合理地分流伤病员。

（三）基本要求

1. 组织管理 加强领导,建立健全急救网络,成立应急救护队,建立健全各种灾难的应急预案,开展全民自救互救急救知识技能的教育培训。

2. 特殊管理 培训全科急救医生,培养果断的判断能力、熟练的急救操作技术、严谨的工作作风。

3. 设备管理 先进的通信设备是灾难急救的根本保证,快速安全的运输设备便于途中救护,但应体积小、重量轻、便于携带。

三、灾难的现场救护

(一)紧急呼救

当事故发生,"120"急救中心接到报警电话请求援助。由急救机构立即派出专业救护人员、救护车等到现场急救。在灾难现场,如存在有毒有害气体的现场、交通事故现场等,要考虑迅速将患者脱离危险区域,转移到可实施抢救的安全地方。

(二)检伤分类

1. 检伤分类目的 检伤分类是根据患者伤情的严重程度进行分类,确定优先治疗程序的方法。可以用来决定优先治疗的顺序,也可以用来决定转送方式的顺序,还可以用来决定转送医院的顺序,分别称为救治分类、后送分类与医疗机构分类,有利于合理施救和转送分流。在现场巡视后对伤病员的病情做初步评估,发现伤病员,尤其是处在情况复杂的现场,救护人员需要首先确认并立即处理威胁生命的情况,检查伤病员的意识、气道、呼吸、循环体征等。

2. 检伤分类的标志 在灾难现场通常以颜色醒目的卡片或胶带表示伤病员的分类,通常采用红、黄、绿、黑四色系统。如:红色(危重伤)、黄色(中度伤)、绿色(轻伤)、黑色(死亡)。救护人员将标志物或伤情识别卡挂在伤病员醒目处,标注编号、姓名、性别、年龄、受伤部位、受伤性质、受伤程度、已给药品名和日期等。

(三)现场救护

1. 伤病员的安置 伤病员在检伤分类区经伤病情评估和分类后,安置于伤病员治疗区。治疗区一般设在比较安全的房屋里或帐篷内。如果伤病员人数不多,检伤区可与治疗区合并,以减少对伤病员的搬动。如果人数较多,则应将治疗区独立设置,以免互相干扰。如果人数众多,则应将治疗区细分为危重区、重区和轻区，以提高抢救效率。

2. 伤病员的现场救护

（1）灾难现场救护的原则：对危及生命伤情，应充分利用现有条件，给予紧急救治，使其稳定或好转，为转送创造条件，尽最大可能确保伤病员生命安全。

（2）现场救护的范围：①对昏迷者，将头偏向一侧，保持呼吸道通畅，防窒息；②对心搏骤停者，立即开放气道，观察呼吸心跳是否恢复，如仍未恢复行心肺复苏术；③对活动性出血者，采取有效止血措施；④对张力性气胸者，用带有单向引流管的粗针头穿刺排气；⑤对有伤口者进行有效包扎，对疑有骨折进行临时固定，对肠膨出、脑膨出者进行保护性包扎，对开放性气胸者做封闭包扎；⑥对大面积烧伤者，给予创面保护；⑦对休克或有休克先兆者行抗休克治疗。

（四）转运

伤情需要，经评估对于转运途中无生命危险者、伤情稳定者、骨折已固定完好者等给予及时转运；对于休克症状未纠正、病情仍不稳定者、颅内高压疑有脑疝可能者、颈椎受伤有呼吸功能障碍者、骨折未经妥善处理者给予暂缓转运。

第二节　灾难医疗救援准备

一、灾难医学救援的组织体系

（一）医疗卫生救援领导小组

国务院卫生行政部门成立突发公共事件医疗卫生救援领导小组，领导、组织、协调、部署特别重大突发公共事件的医疗卫生救援工作。省、市（地）、县级卫生行政部门成立相应的突发公共事件医疗卫生救援领导小组，领导本行政区域内突发公共事件医疗卫生救援工作。

（二）医疗卫生救援专家组

各级卫生行政部门应组建专家组，对突发公共事件医疗卫生救援工作提供咨询建议、技术指导和支持。

（三）医疗卫生救援机构

各级各类医疗机构承担突发公共事件的医疗卫生救援任务。其中，各级医疗急救中心（站）、应急医疗救治专业机构承担突发公共事件现场医疗卫生救援和伤员转送；各级疾病预防控制机构和卫生监督机构根据各自职能，做好突发公共事件中的疾病预防控制和卫生监督工作。

（四）现场医疗卫生救援指挥部

各级卫生行政部门根据实际工作需要在突发公共事件现场设立医疗卫生救援指挥部，统一指挥、协调现场医疗卫生救援工作。

二、灾难医学救援队伍建设

（一）灾难医学救援分级救护机构建制

1. 一级救护机构　又称现场急救分队，一般不超过10人，通常由急诊科医生或全科医生和护士组成，部署在灾难现场，分为搜救小组和急救小组。主要任务包括发现伤员、评估现场风险、制定营救计划、及时给予生命支持，安全转运伤员至二级救治机构。

2. 二级救护机构　又称医疗救援队，一般在10至60人之间，通常从技术力量强、医疗设备完善的医疗机构急诊科和内外科专业医护人员抽组,部署在灾难现场附近或附近乡镇以上医院,主要任务是对转运来的伤员进行紧急救治或进一步治疗,留治已有或疑似特殊感染的伤员、轻伤及暂不宜转送的危重伤员,留观伤员一般不超过72h;对需要专科治疗或需较长时间恢复的伤员,转至三级救护机构或后方医院。

3. 三级救护机构　即移动医院模式,一般在60人以上,通常由后方医院承担,或由技术全面、设备完善的大型医疗机构抽组能够完成综合治疗或专科治疗任务为主的医护人员,部署在远离灾区的安全地带,一般独立展开工作,对危重伤员进行救护,直至痊愈出院。

4. 专业手术队　一支担负手术治疗支援保障任务的机动力量,一般从三甲医院外科、麻醉科医生和护士抽组,人员编制在7至10人,可加强三级救护机构完成手术治疗任务,也可直接去灾区一线加强一级救护机构的临时医疗站点实施手术治疗。

5. 专科疾病救援队　一支针对灾区各种突发专科疾病开展防治和救援工作的机动力量,一般从三甲医院专业人员抽组,加强到三级救护机构,如传染病防治救援队、心理救援队等。

6. 后方医院　后方医院通常由距事发地较远的大型医疗机构承担,主要任务是接收突发事件地域后转的伤员,对伤病员实施专科治疗和护理,实施大、中型功能恢复性手术,对治疗终结的伤员做出残情鉴定,对前方救护机构实施技术支援和指导。

(二)灾难医学救援护士的教育和培训

1. 灾难护理学的基础教育　可在护理专科教育层次开设相关课程,或者强化不同课程中与灾难护理有关的内容教学。

2. 在职护士的灾难护理继续教育　对在职护士开展各种形式的灾难护理知识与技能培训。通过在职的继续教育,传授与灾难医学救援有关的护理学知识和技能,提升普通护士灾难应急救援的能力。

3. 灾难医疗救援模拟演练　各地结合实际情况制定灾难医学救援应急预案,并按照预案每年进行规范模拟演练。

三、灾难医学救援中的护士素质要求

(一)丰富的专业知识储备

护士在平时工作中应熟悉灾难相关社科知识。

(二)良好的心理应激能力

护士在面对大量死亡和伤残者,以及各种随时可能再次发生的危机事件,有积极的认识,较强的自我心理调适能力和寻求社会支持能力。

(三)较强的应急处置能力

护士应具备较强的应急处置能力,包括熟练掌握现场急救技术、检伤分类技术、转运救护技术,并具有较强的自我防护能力,反应迅速、应变决策能力强。

(四)一定的心理干预能力

参与灾难救援的护士不仅要调节好自身的心理状态,而且能够识别受灾人员以及救援人员发生的各种心理问题,合理运用各种心理干预方法对其实施心理护理。

(五)过硬的个人基本素质

灾难救援环境恶劣,工作超负荷,常与其他学科人员合作救援,有时还面临生命威胁,这就要求护士必须具备高尚的道德品质、无私的奉献精神、强健的体魄、充沛的精力、较强的沟通协作能力和组织管理能力。

第三节　常见灾难事故的现场救护

一、道路交通事故

（一）概述

道路交通事故（road traffic accident，RTA）是指车辆驾驶人员、行人、乘车人以及其他在道路上进行与交通有关活动的人员，因违反《中华人民共和国道路交通安全法》《中华人民共和国道路交通安全法实施条例》和其他道路交通管理法规、规章的行为、过失，造成人身伤亡或者财产损失的事故。交通事故伤占创伤伤病员的 50% 以上，已被各国公认为"世界第一公害"。严重的交通事故，可致人残障，甚至死亡。因此，正确进行伤情评估，积极采取正确的救护技术，可降低伤残率和病死率，提高生活质量。

（二）交通事故伤的特点

暴力大，伤情严重，致残、致死率高。多脏器损伤、开放性骨折、脊柱骨折及脱位、截瘫、颅脑损伤、血气胸和肝、脾破裂多见。

（三）现场评估

交通事故伤病员可能是一个或多个，同一个伤病员同时可有多处受伤。现场评估时要分清主次及轻重缓急，进行检伤分类。

1. 检伤

（1）观察：现场情况、伤亡人数、车辆情况，伤病员的面色、有无出血、躯体形态有无异常等。

（2）倾听：呼吸是否正常及事故经过，了解伤病员心理反应。

（3）触摸：检查创伤疼痛部位及脉搏情况，判断是否存在畸形和活动异常。

2. 分类

（1）根据生命体征变化判断：意识不清者表明有颅脑损伤或休克，病情危重。呼吸不规则、呼吸困难或呼吸停止，表明有颅脑损伤或高位颈椎损伤、胸部外伤及呼吸道梗阻等。脉搏弱或摸不到，表明出血过多处于休克状态。瞳孔不等大或扩大表明有严重颅脑损伤。

（2）根据症状、体征判断：颅脑损伤时头部出血或血肿，意识不清，瞳孔改变。胸部损伤时胸部有或无伤口，胸廓变形，呼吸困难。腹部损伤时腹痛及压痛，伴有肝区、脾区叩击痛及休克。脊柱骨折时脊柱畸形，四肢瘫痪（颈椎）或双下肢瘫痪（胸腰椎）。四肢骨折时肢体肿胀、畸形及疼痛，正常活动受限。

（四）现场救护

1. 呼吸、心搏停止　立即将伤病员放于地上，开放气道，行胸外心脏按压及人工呼吸术。

2. 创伤出血　正确判断伤情和受伤部位。出血伤病员应根据出血性质和部位进行止血。深部出血采用填塞加压包扎止血，喷射状出血采用钳夹止血或结扎止血，四肢出血可用止血带临时止血。伤病员无开放性损伤但出现表情淡漠、面色苍白、四肢发凉及脉搏细速等症状时，可判断有内出血的发生，应立即转运至医院救治。

3. 呼吸道阻塞　使伤病员仰卧位头部偏向一侧，用手取出或吸出口咽部异物、血块及分泌物，必要时行环甲膜穿刺或气管切开。

4. 四肢骨折　应用长度适宜的夹板或就地取材，进行骨折部位的固定。

5. 其他损伤　脊柱损伤救护时尽量不使脊柱弯曲或用力，妥善固定，正确搬运；肢体离断伤应从近心端结扎出血血管，包扎残端，对离断的肢体用三角巾或洁净包布包裹，必要时低温保存，随伤病员迅速转送医院；胸部伤时肋骨骨折可固定，伴有开放性气胸的伤病员应立即进行密闭包扎，有条件时可插入闭式引流管；腹部开放性损伤内脏脱出，救护时不可将脱出的内脏送回腹腔，以防止加重感染。

（五）转运

1. 转运时机   交通事故的伤病员病情允许应迅速送往医院救治。如在转运途中可能发生意外者，则不要立即转送，应现场给予必要的紧急处理后再进行转运。

2. 转运体位   昏迷伤病员采取侧卧位或俯卧位，胸部损伤者取半坐卧位，腹部损伤取屈膝仰卧位，脊柱伤应俯卧于硬板担架上或仰卧位，胸、腰部垫防护垫。

3. 途中救护   运送途中应密切观察病情变化，注意避免造成伤病员二次损伤，如有意外立即采取必要的措施。对路途较远且伤情较重者，宜用直升机转运。

 知识链接

急救白金10分钟

交通事故致严重创伤多为多发性创伤、复合伤。致伤后许多患者易被创伤所掩盖，而忽略内脏或其他部位损伤，以致早期抢救漏诊或误诊，这也是交通事故伤早期死亡的主要原因之一。因此，在多发性创伤早期现场处理原则中，必须争分夺秒，树立伤后10min（白金时间）内，给予救命性治疗，伤后1h内（黄金时间）做出准确诊断，并采取手术等行之有效的措施积极救治。从紧急事件发生到最初的10min左右是急救或处置的关键时间，在此段时间内进行急救处理可以大大缩短抢救时间和／或提高抢救成功率，这一时间段叫作"急救白金10分钟"。它对于指导临床医生进行抢救有着极其重要的作用和意义。

二、地 震 灾 害

（一）概述

地震（earthquake）是指地球表层的快速震动，是世界上最严重的自然灾难之一。据资料表明，全球每年发生地震约500万次，平均死亡人数为8 000～10 000人，而受伤人数可达死亡人数的2～3倍，对整个社会有着很大的影响。因此，地震时人员的应急防护和地震伤病员的救治对于减少人员伤亡具有重要意义。

（二）现场评估

1. 伤病员评估   评估内容为估计伤亡人数，评价损伤的严重程度及损伤类型等。

2. 检伤分类

（1）检伤：在快速完成现场危重病情评估后，根据实际情况，对头部、颈部、胸部、腹部、骨盆、脊柱及四肢进行系统或针对性的重点检查。据资料提示，地震导致骨折发生率最高，约占伤病员的55%～64%，软组织损伤约占12%～32%。地震所致颅脑损伤病死率可达30%，居死亡人数之首，胸部伤病死率约占25%，多功能脏器衰竭的发病率占全部伤病员数的4%左右。

（2）分类：在成批伤病员出现时，应进行现场分类，按轻、中、重、死亡，分别以绿、黄、红、黑做出伤病员的标记。

（三）现场救护

1. 自我救护

（1）临阵避险，稳定情绪：地震时应及时蹲下或坐下，尽量卷曲身体，安全选择较小的避震场所，进行紧急避险。如被埋压在废墟下，要沉着，不要惊慌，树立生存的信心，要千方百计保护自己，耐心等待救援。

（2）改善险境：由于地震后还有多次余震发生，处境可能继续恶化，为了免遭新的伤害，要尽量改善自己所处环境。首先要保持呼吸畅通，挪开头部、胸部的杂物，闻到煤气、毒气时，用湿衣服等捂住口、鼻，避开身体上方不结实的倒塌物和其他容易引起掉落的物体，扩大和稳定生存空间，用砖块、木棍等支撑残垣断壁，以防余震发生后环境进一步恶化。

（3）设法脱离险境：如果找不到脱离险境的通道，尽量保存体力，用石块敲击能发出声响的物体，向外发出呼救信号，不要急躁和盲目行动，尽可能控制自己的情绪或闭目休息，等待救援人员到来。如果受伤，要想办法包扎，避免流血过多。

（4）维持生命：如果被埋在废墟下时间比较长，救援人员未到，或者没有听到呼救信号，就要想办法维持自己的生命，尽量寻找食品和饮用水，必要时自己的尿液也能起到解渴作用。

2. 震后互救 地震后，救灾队伍及医疗救援不可能立即赶到灾害现场。在这种情况下，灾区群众应积极进行互救。积极采取措施进行止血、包扎等简单伤情处理，对呼吸、心搏骤停者及时行徒手心肺复苏术。据有关资料，震后 20min 获救率达 98% 以上，震后 1h 获救率下降到 63%，震后 2h 还无法获救的人员中，窒息死亡人数占死亡人数的 58%，即抢救时间越及时，获救的希望就越大。国际上通常将 72h 作为灾害中被埋压人员生命的临界点，因此，震后 72h 被称为救援的黄金时间。

3. 医疗救护

（1）确定方位：通过搜寻，确定废墟中有人员埋压后，判断埋压位置，向废墟中喊话或敲击等方法传递营救信号。

（2）设法施救：营救过程中，要特别注意被埋压人员的安全。使用的工具不要伤及被埋压人员，不要破坏了被埋压人员所处空间周围的支撑条件，应尽快使被埋压人员的封闭空间空气流通。挖扒中如尘土太大应喷水降尘，以免被埋压者窒息。埋压时间较长，一时又难以救出，可设法给被埋压者输送饮用水、食品和药品，以维持生命。

（3）呼吸、心搏骤停：立即行心肺复苏术，建立静脉通道，维持有效的循环。

（4）保持呼吸道通畅：吸氧，必要时气管插管或气管切开，应用简易人工呼吸器，维持呼吸。

（5）伤病员处理：轻伤病员可对症止血、包扎，有休克者，给予静脉输液，补充血容量，骨折患者及时固定和正确搬运，危重伤病员条件允许时可考虑在现场进行手术，病情稳定或危急可转运就近的医院治疗。

（6）救护安全：由于救护过程中可能有余震的发生，救护人员随时也有被埋压的危险，须注意自身安全保护。地震时应就近躲避，震后迅速撤离到安全地方。

（四）转运伤病员

进行现场的检伤、分类及救治处理后，根据伤情向就近医院或专科医院分流，一般情况用救护车转运，距离远、伤病员多可考虑用飞机转运。转运途中要密切观察病情变化，危重患者要在严密监护下转运，防止伤病员发生意外。应注意车辆安全，防止余震时出现意外事故。

三、洪 涝 灾 害

（一）概述

水灾（flood disaster）又称洪涝灾害，是指暴雨、冰雪融化造成江河湖泊流量剧增，水位迅涨，泛滥溢满或冲决堤坝，引起生态环境、经济建设和财产破坏，有碍人们生产活动和生命安全的危害总称。

（二）洪涝灾害分期

按洪涝灾害医疗救援反应及对策分为三个时期，即灾害前期、灾害期、恢复期（也称灾害后期）。

1. 灾害前期　此期降水量显著增大，或连续降雨不断，江、湖、河流水位猛涨，超过堤坝的承受能力，台风、暴雨引发洪水或山洪的发生。应根据气象资料，做好抗灾前的医疗卫生应急准备工作。

2. 灾害期　出现洪峰、决堤，积水淹没田野、村庄、房屋、道路和通信设施，造成人员伤亡等损失。此期灾民受到各种不利因素的影响，影响健康、威胁生命。此期是救灾防病工作的关键阶段。

3. 灾害后期　随着洪水的消退，生活、生产逐步正常化，防病治病工作任务艰巨。

（三）洪涝灾害所致疾病

洪涝灾害可导致淹溺、触电及房屋倒塌伤亡等。可引起传染病的暴发流行，如疟疾、出血热、痢疾、麻疹、红眼病、肝炎及乙脑等，可增加一些年老、体弱、儿童和慢性病者发病和死亡的危险。由于免疫力低下，心理压抑，增加致病因素，使肺结核、高血压及贫血等疾病增多或复发加重等。

（四）洪涝灾害的医疗救援

1. 灾害发生前的准备　组建防汛救灾医疗队，根据灾情配备医护人员，执行卫生行政部门制定的洪涝灾害的急救、防病预案，一旦灾害来临即可根据预案迅速组织实施。配备医疗抢救器械、药品及消毒、灭菌等防疫药品。

2. 灾害期的医疗救援

（1）自救：如果接到洪水警报，应快速到高地等安全处避难。一旦落入水中，应尽可能寻找可用于救生的漂浮物，尽可能地保留身体的能量，沉着冷静等待救援。

（2）溺水救治：淹溺的进程很快，一般 4～5min 就可因呼吸、心搏停止而死亡。因此，必须争分夺秒积极抢救落水人员。

（3）对症处理：外伤者进行清创包扎、止血、固定等，发热中暑的患者应降温、输液，中毒者实施洗胃并应用解毒药。

（4）转运：溺水伤病员经现场救治及对症处理后，根据病情及转运的路程选用转运工具。在转运过程中，注意观察病情，安排伤病员舒适体位，避免晕船、防止呕吐，同时注意人身安全。

3. 洪灾后期的医疗预防保健　灾后自来水供应中断，条件允许应饮用瓶装水，或到指定地点取水煮沸后方可饮用，必要时取用地下水、消防用水等贮留水时，可以煮沸或者加入适量漂白粉，搅拌后放置 10min 后饮用。注意食品卫生，提高灾民健康水平，开展爱国卫生运动，消灭蚊、蝇、蟑螂、老鼠等疾病传播媒介，预防传染病发生。

四、爆 炸 事 故

（一）概述

爆炸（explosion）是指物质在瞬间以机械功的形式释放出大量气体和能量的现象。爆炸发生时主要特征是压力的急骤升高。爆炸可以形成各种复杂的损伤，如爆震伤、挤压伤、复合伤、有毒气体中毒及烧伤等。

（二）爆炸致伤的特点

以烧伤为主，面积大，多为深二度创面且污染严重，多伴有呼吸道烧伤，呼吸功能障碍多见。爆炸常合并冲击伤、毒气中毒、吸入性损伤、颅脑损伤、胸腹部损伤及骨折等复合伤。爆炸伤导致的感染与休克发生早、发病率较高。精神症状较多见，先表现为兴奋和躁动不安，入院后大多数患者表现为表情呆滞、精神萎靡，有幻觉和幻听等抑郁型症状。白细胞减少出现早、持续时间长，为爆炸伤特点之一，其原因不明。同时血小板也下降，经治疗后可恢复。

（三）现场评估

1. 检伤 根据不同类型及大小爆炸迅速进行伤情判断，采用看、触、听的体检方法，区分伤病员的轻重缓急，确定有无烧伤、复合伤、休克及精神症状等。

2. 分类 按致伤因素、损伤形式、损伤程度、损伤部位及生命体征等进行伤情分类，并分别进行紧急处理。

（四）现场救护

1. 自我救护

（1）预防爆震：当听到或看到爆炸时，应背向爆炸地点迅速卧倒，胸部贴近地面，以减少冲击波损伤。如近距离有水，应俯卧或侧卧于水中，并用湿毛巾捂住口鼻，可以避免脸部尤其是呼吸道和肺部的爆震伤和毒气中毒。

（2）烧伤防护：由于爆炸时间较短，故烧伤多在暴露部位，卧倒前可用厚的单子或衣服遮盖身体暴露部分，可避免烧伤或减少烧伤面积。

（3）避免再损伤：距离爆炸中心较近的人员，在采取自救措施后，应迅速撤离现场，防止二次爆炸和减少中毒的发生。

2. 医疗救护

（1）现场处理：迅速了解伤情及全身情况，进行检伤分类，及时处理抢救大出血、窒息、骨折、烧伤、严重中毒及开放性气胸等，并做好记录。

（2）气体吸入性中毒及损伤处理：迅速给予高浓度氧气吸入，密切观察病情，如有肺水肿和气道阻塞发生，应立即行气管插管或气管切开术。

（3）复合伤处理：复合伤的急救与一般战伤基本相同，包括止血、镇痛、包扎、骨折固定、防治窒息、治疗气胸、抗休克等。由于复合伤时休克发生率高，感染常是复合伤的重要致死原因，故应强调尽早采取抗休克和抗感染措施。

（4）烧伤及创面处理：创面采用暴露疗法适宜，清创应与复苏、休克急救处理同时进行。

（5）精神症状治疗：如出现精神症状，可给氯丙嗪25～50mg，哌替啶50mg，肌内注射。

（6）其他：爆炸后，应立即切断通往事故地点的一切电源，马上恢复通风，设法扑灭各种明火和残留火，以防再次引起爆炸。所有生存人员在事故发生后应撤离危险区。遇有一氧化碳中毒者，应及时转移到通风良好的安全地区。

3. 转运方法同烧伤、复合伤及中毒等。

五、火 灾 事 故

（一）概述

火灾（fire）是指在时间和空间上失去控制的燃烧所造成的灾害。在各种灾害中，火灾是最经常、最普遍的威胁公众安全和社会发展的主要灾害之一。随着社会的不断发展，在社会财富日益增多的同时，导致发生火灾的危险也在增多。因此，人们要防范火灾发生并不断总结火灾发生的规律，在火灾发生后积极救治伤病员，尽可能地减少火灾对人类造成的危害。

（二）火灾发生的原因

1. 用火不慎 如使用炉火、灯火不慎，乱丢未熄灭的火柴、烟头、火灰复燃等引起的火灾。儿童玩火或在有可燃物的地方放鞭炮等，极易造成火灾。

2. 用火设备不良 如炉灶、火炕、火墙、烟囱等不符合防火要求，靠近可燃结构，或年久失修，引起可燃材料起火。

3. 违反操作规程 如焊接、烘烤、熬炼，或在禁止产生火花的场所穿带铁钉的鞋、敲打铁器，在充满汽油蒸气、乙炔、氧气等气体的房间吸烟或使用明火等引起火灾。

4. 电气设备安装、使用不当　如电气设备及安装不合乎规格、绝缘不良、超负荷、电气线路短路、乱接乱拉电线及忘记拉断电闸等都易造成火灾。

5. 爆炸引起的火灾　火药爆炸、化学危险品爆炸、可燃粉尘纤维爆炸、可燃气体爆炸、可燃液体蒸气爆炸以及某些生产、电气设备爆炸，往往造成较大的火灾。

6. 自燃起火　浸油的棉织物、干草、泥炭及煤堆等通风不良，以及硝化纤维胶片、硫化亚铁、黄磷、磷化氢等，都易自燃起火。另外，有些物质如钾、钠、锂、钙等与水接触即起火。因此，必须根据这些物质的特性，采取相应的防火措施。

7. 静电放电、雷击起火　雷击容易起火，静电放电极易产生火花造成火灾，例如转动的皮带、沿导管流动的易燃液体、可燃粉尘等，都易产生静电。如没有除静电的相应措施，可产生火花造成火灾。许多油库油罐起火，就是这种原因引起的。

8. 纵火　有纵火破坏、精神病患者纵火等。

（三）伤情评估

1. 烧伤

（1）现场评估：①评估致伤因素。烧（烫）伤为平时和战时常见的损伤。最常见的致伤原因为热力烧伤，如沸水、火焰、热金属及蒸汽等；其次为化学腐蚀剂烧伤，如强酸、强碱等；再次为电灼伤；其他还有放射烧伤及闪光烧伤等。②评估现场环境。包括现场通风、持续时间、致伤强度、患者人数、现场条件、有无吸入有毒气体及自救或呼救等情况。

（2）伤情判断：①面积估计。以烧伤区占全身体表面积的百分率来计算。常用九分法、手掌法，既简单实用，又便于记忆，两者常结合应用。②烧伤深度估计。通常采用三度四分法，即根据皮肤烧伤的深浅分为Ⅰ度、浅Ⅱ度、深Ⅱ度和Ⅲ度。Ⅰ度、浅Ⅱ度为浅度烧伤，深Ⅱ度和Ⅲ度则为深度烧伤。③烧伤严重程度分类。主要依据烧伤的程度和烧伤深度加以综合性评估。烧伤面积越大越深则病情危重，同时与患者年龄、体质及是否有休克等发生有关。轻度烧伤：Ⅱ度烧伤面积在10%以下；中度烧伤：Ⅱ度烧伤面积在11%～30%，或Ⅲ度烧伤面积在10%以下；重度烧伤：烧伤总面积在31%～50%，或Ⅲ度烧伤面积达11%～20%，或总面积、Ⅲ度烧伤面积虽未达到上述范围，但已发生休克、吸入性损伤或较严重复合伤者；特重烧伤：烧伤总面积在50%以上，或Ⅲ度烧伤面积在20%以上，或存在较重的吸入性损伤、复合伤等。

2. 吸入性损伤　亦称为呼吸道烧伤。致病原因不仅是热力本身，还包括热力作用燃烧时产生的含有损害性化学物质的烟雾，吸入支气管和肺泡后，具有局部腐蚀和全身毒性作用，即发生吸入性窒息，甚至无体表烧伤即已死亡。主要表现为口唇高度肿胀外翻，口鼻分泌物多，呼吸道刺激症状，咳炭末样痰，声音嘶哑，呼吸困难，可闻及哮鸣音。

（四）现场救护

1. 迅速脱离火灾现场　烧（烫）伤现场急救最重要的环节是灭火、救人，迅速脱离热源。

（1）火焰烧伤：应尽快想办法脱离火源，迅速协助伤病员脱去燃着的衣裤，或就地翻滚压灭火焰。若有水源，可用大量冷水冲淋或湿敷，能阻止热力向深部组织渗透。切忌奔跑、喊叫或用手扑打灭火，以免助火燃烧蔓延至头面部、呼吸道及上肢，加重烧伤。

（2）高温液体烫伤：迅速脱去被热液浸湿的衣裤，必要时可直接剪开或撕脱，立即将灼伤的肢体浸泡在5～20℃冷水中，持续浸泡0.5～1h，以减轻疼痛，减轻损伤程度。

（3）化学物质烧伤：各种强酸强碱烧伤皮肤，应立即用大量清水反复冲洗干净，尽量缩短化学物质接触皮肤的时间。

（4）电烧灼伤：可分为电弧烧伤和电接触烧伤。烧伤可是单一的，也可两者兼有。电弧烧伤的现场急救同火焰烧伤。电接触烧伤现场急救时，首先应切断电源，然后施救，处理烧灼伤。

2. 危重伤病员的现场急救　以"先救命，后治病"的原则，对危及伤病员生命的症状及并发症，如心搏骤停、窒息、大出血、张力性气胸或开放性气胸、休克、腹腔内脏脱出、骨折等，应给予相应的急救处理。

3. 保持呼吸道通畅 火焰烟雾所致的吸入性损伤及呼吸道阻塞引起的呼吸困难,应放置口咽通气管或立即行气管插管或气管切开、氧气吸入,以保证呼吸道通畅,同时密切观察呼吸变化。

4. 保护创面和保暖 应防止创面的再次污染和损伤,贴身衣服应剪开脱下,以防止扯破被粘贴的创面皮肤,暴露的体表和创面不涂任何药物,不做特殊处理,应立即用无菌敷料或干净床单覆盖包裹。协助患者调整体位,避免创面受压。寒冷环境,应特别注意保暖,防止患者身体热量丧失。

5. 镇静镇痛 稳定患者情绪,安慰患者。对严重惊恐或伴有剧烈疼痛者可给予镇静、镇痛药,如哌替啶、吗啡等药物,严密观察有无呼吸抑制,并予以记录。

6. 补充血容量 小面积烧伤者,可口服淡盐水或烧伤饮料,如大面积烧伤者,病情严重并伴有低血容量休克应及早建立静脉通道,补充血容量。

(五)转运伤病员

经现场急救处置后,须迅速转入至就近医院、急救中心或烧伤专科医院,以便有效地进行烧伤早期救治,在转送途中应加强监护。若为成批烧伤伤病员,可根据伤情分散转送至就近的几个医疗单位救治。转送前应详细向医疗机构报告伤情,选择合适的转送工具,准备好抢救药品及器材,建立有效的静脉通道,保证呼吸道通畅。密切观察伤病员的神志、脉搏、呼吸、尿量等确保静脉输液通畅,并做好相应的护理记录。

第四节 灾后心理干预

一、灾难后心理应激性损伤

灾难后会出现心理应激性损伤,从而形成一系列应激相关障碍,主要由心理、社会(环境)因素引起异常心理反应而导致的一组精神障碍,也称为反应性精神障碍。常见类型有急性应激障碍(acute stress disorder, ASD)和创伤后应激障碍(post-traumatic stress disorder, PTSD)。

(一)急性应激障碍

急性应激障碍是一种创伤性事件的强烈刺激引发的一过性精神障碍,又名急性应激反应、急性心因性反应、灾难后心理应激性损伤。突如其来并且超乎寻常的威胁性生活事件和灾难是发病的直接原因,个体易感性和应对能力在急性应激障碍的发生和表现的严重程度方面也有一定作用。

1. 临床表现 以急剧、严重的精神打击为直接原因者,如灾难所致急性应激障碍一般在刺激后立即(1h 之内)发病。表现有强烈恐惧体验的精神运动性兴奋,行为有一定的盲目性,或者为精神运动性抑制,甚至木僵。有的患者因强烈和持续一定时间的心理创伤直接引起精神病性障碍,以妄想和情感症状为主。有的患者,在强烈的精神刺激作用下,出现情绪低落、抑郁、愤怒、悔恨、沮丧、绝望、自责自罪,严重时有自杀行为,并有失眠、噩梦多、疲乏,难以集中注意力,对生活缺乏兴趣,对未来失去信心,但无精神运动抑制现象。

2. 诊断

(1)症状标准:以异乎寻常的和严重的精神刺激为原因,并至少有下列一项:①有强烈恐惧体验的精神运动性兴奋,行为有一定盲目性;②有情感迟钝的精神运动性抑制(如反应性木僵),可有轻度意识模糊。

(2)严重标准:社会功能严重受损。病程标准为在受到刺激后若干分钟至若干小时发病,病程短暂,一般持续数小时至一周,通常在一个月内缓解。

(3)排除标准:须排除癔症、器质性精神障碍、非成瘾物质所致精神障碍及抑郁症。

(二)创伤后应激障碍

创伤后应激障碍是一种由异乎寻常的威胁性或灾难性心理创伤,导致延迟出现和长期持续的精神障碍又称为延迟性心因性反应。经历创伤性应激事件是最直接的原因,也有个体的心理社会易感因素。主要表现为三大综合征:反复体验创伤性经历,警觉性增高,对创伤有关的情境的持续回避和情感麻木。

二、灾难伤病员的心理评估

(一)心理评估的目的

筛查判定、追踪。

(二)心理评估的原则

尊重、保密、针对性、综合性与干预相结合。

(三)实施

1.急性期评估　指灾难后1个月。急性期心理评估主要是针对幸存者当前需求和担忧收集信息,识别风险因素,筛查识别心理危机高危人群,作为干预的重点人群。

2.恢复期评估　灾后3个月以上。这个时期的心理评估主要是了解受灾人群整体心理健康状况的基础上,对 PTSD、适应障碍、抑郁、焦虑、恐惧等心理障碍进行评估诊断,并在不同时间点上进行阶段性随访评估,检验心理干预的效果,调整心理干预措施。

三、灾难后伤病员的心理干预措施

(一)一般干预

通过接触与介入,确保灾后伤病员安全,稳定其情绪,尽可能收集信息,进行实际帮助,联系社会支持系统,提供必要信息。

(二)急性应激障碍的干预

干预原则以帮助患者提高应对技巧和能力,发现和认识其应对资源,尽快摆脱应激状态,恢复心理和生理健康,避免不恰当地应对造成更大损害为主。包括正常化、协同化、个性化。干预方法包括认知干预、社会支持和药物治疗。

四、灾后心理健康问题

(一)灾区老年人护理

中老年人应对灾害相对较年轻人好,主要健康问题与自身的慢性疾病有关,心理问题是担心失去家人和照顾者。常用的护理措施有协助生活护理,提供援助信息,如有需要转送至相关医院和护理院。

(二)儿童对灾害的心理反应

儿童对灾害有不同程度的恐慌,包括失去家人的恐慌,离开家人、失去校园的焦虑。因此,对待儿童要认真听取他们的感受,在临时帐篷里,尽可能为孩子创造一个安全的环境,不轻易作判断,用简单易懂的语言回答他们的问题。

(三)救援人员心理反应

救援人员心理反应基本与伤病员相似,社会功能减退,对自身以及能力顾虑,担心自身安全和家人安全。而且，在对待儿童伤病员时，护士往往还会出现"护士 - 父母"的双重角色心理。因此，救援人员也会有 ADS、PTSD 这些常见的心理问题。

（唐春红）

扫一扫，测一测

? 复习思考题

1. 灾难事故现场如何对患者进行院前急救？

2. 患者，男，23 岁，从约 3m 高的高处坠落，导致颈部等多处骨折，呼之不应，头面部布满血迹，既往体健。请思考：

（1）在搬运患者时，患者的体位该如何摆放？

（2）在转运途中对患者要做好哪些监测和护理？

3. 患者，男，38 岁，农民，夜间驾车发生交通事故。路人拨打"120"电话，急救人员赶赴现场，发现伤者卧于车中，查体：意识不清，双侧瞳孔不等大，血压 80/50mmHg，脉搏细速，右股骨干开放性骨折。请思考：

（1）现场评估伤病员除右股骨干骨折外，还可能有哪些损伤？

（2）应给予哪些主要的救护措施？

（3）伤病员转运过程中应注意哪些问题？

PPT 课件

知识导览

第四章　急危重症患者家属的护理

　　急危重症患者病情危重且变化迅速，随时面临死亡。患者由于对环境的陌生、疾病的不确定感，易出现焦虑、谵妄等症状，影响患者的预后，甚至影响家属的健康。家属的情绪也会影响患者，家属积极应对的情绪有助于增强患者战胜疾病的信心，利于康复。了解患者家属的需求并满足家属需求，不仅可以改善其心理状态，而且有利于建立良好的医患关系。因此，护士不仅要协助医生完成疾病的治疗和患者的护理工作，还应重视对患者家属的护理，提高家属的危机应对能力。促进患者的康复。

第一节　概　　述

一、概　　念

　　家属在广义上与"亲属"通用，是指基于婚姻、血缘和收养等形成的一种较为亲密的社会关系，是法律上具有特定权利和义务的人；亦可指那些对于患者而言非常重要或与患者有重要关联的人。狭义上讲，家属通常指具有血缘关系的第一代亲属和配偶。根据关系形成原因，可分为三类：①配偶关系。指因结婚而产生的亲属关系，婚姻存续、配偶关系存续。②血亲关系。指有血缘关系的亲属，如亲子关系等。③姻亲关系。指以婚姻为中心形成的亲属关系，即配偶一方与对方亲属之间形成的关系，如公婆儿媳关系、妯娌关系等。

　　急危重症患者是指患有各种急性或危重症疾病的个体，或由于创伤、中毒等负性事件所引起的随时可能发生生命危险的伤者。该类患者因病情危重到急诊就诊并入住重症监护室或抢救室，使整个家庭陷入危机状态，其家属产生许多负性身心状况，并伴随相应的需求。

二、影响患者家属心理变化的因素

　　影响急危重症患者家属心理变化的因素有很多，主要包括如下方面：

（一）疾病相关因素

疾病相关因素包括病种、病情的轻重和疾病发生的快慢等。

（二）医院环境因素

监护室内特殊的声光环境、患者呻吟声、抢救时医护人员之间及与家属简短而快速的沟通等，都是造成患者家属心理压力的重要环境因素。

（三）信息相关因素
家属医疗知识的缺乏、与患者家属的沟通交流不充分等。

（四）医护人员因素
医护人员因工作繁重所产生情绪变化，可潜移默化地影响家属心理状态。

（五）患者家属的社会人口学特征
1. **性别因素**　女性在遇到心理应激时更易出现心理障碍。
2. **文化程度因素**　不同文化层次的家属面对应激源刺激时其心理健康问题有所不同。
3. **年龄因素**　患者家属越年轻，应激反应导致的心理健康问题的程度越严重。
4. **经济因素**　家属有无经济负担及经济支付能力直接影响其心理反应。

不同原因来院的急危重症患者家属其心理感受和需求存在差异，护士应通过科学有效的方法。

第二节　急诊患者家属的护理

案例分析

患者，男，35岁，因意识障碍来诊。查体：患者神志昏迷，体温36.1℃，呼吸8次/min，脉搏62次/min，血压220/110mmHg。因病情危重收入抢救室治疗，给予心电监护、经口气管插管后机械通气。患者妻子及其母亲表现精神紧张、焦虑、哭泣，反复询问患者病情及治疗费用。

分析：

1. 患者急性发病，家属缺乏心理准备，容易发生紧张、焦虑等心理障碍。此时，家属在诊疗是否快速有效、处置是否合理、医疗环境、医务人员态度及整体诊疗费用等方面提出需求。

2. 护士应态度和蔼，与患者及家属耐心沟通，告知患者诊疗进程，讲解必要的抢救知识及可能出现的各种情况，让家属做好必要的心理准备；耐心解答家属所担心的问题，辅助家属完成缴费、检查等方法，缓解家属紧张、焦虑的心理。

急诊科是抢救急危重症患者的场所。患者发病急、病情重、病情变化快，治疗稍不慎易致不良后果，严重时甚至威胁生命安全。患者和家属对突如其来的改变缺乏心理准备，容易发生紧张、焦虑等心理障碍。在治疗抢救过程中，家属常被隔离在急救室外，其生理、心理的需求易被忽视，导致护士、患者及家属三者之间缺乏有效协调与沟通。然而家属能够影响患者的治疗与康复，及时与患者家属沟通并取得其信任，有助于稳定患者情绪，保证医疗护理的顺利进行。因此，急诊护士在救治急诊患者的过程中，应重视对家属的照护，把握家属的需求，预防和缓解家属不良心理状态，使其更好地配合救治工作。

一、急诊患者家属的需求

（一）功能需求
功能需求是对急诊科诊疗最基本的要求。急诊科的基本功能是满足患者在疾病急性发作、创伤甚至生命处于危险状态时的急救诊疗需求。家属对急诊服务的核心功能要求是急诊急救的效果，包括诊疗过程是否便利及快捷；诊疗与护理是否正确、合理、及时和有效等。

（二）形式需求

形式需求是指患者家属对急诊服务方式、就医环境等方面的需求。由于医疗服务的特殊性，即使是同一患者的家属对医院、诊疗、护理等方面的认知和选择也存在差别。这要求护士对不同的患者家属进行"个性化"的护理，满足其对形式方面的合理需求。

（三）外延需求

外延需求是指急诊患者家属对急诊急救服务的附加要求，如在急诊诊疗过程中护士对其需求的关注，在尊重、热情、诚信，负责和心理支持等方面予以关注。

（四）价格需求

价格需求是指急诊患者家属将急诊医疗服务质量与价值进行比较后对价格的要求。价格需求应该从质量与价格之比两方面进行分析：①在给定价格时患者和家属对急诊医疗服务质量水平的需求；②在给定医疗服务质量时患者和家属对价格水平的要求。在我国，患者家属通常希望医院能充分考虑患者的经济条件，从而提供适宜的治疗技术。

二、急诊患者家属常见的心理问题

课堂互动

患者，女，85 岁，因肺部感染于急诊输液留观治疗。患者留观第 4 日，晨起医生查房，患者神志嗜睡，体温 38.1℃，呼吸 24 次 /min，脉搏 82 次 /min，血压 130/75mmHg，脉搏血氧饱和度（SpO_2）95%。查房过程中，患者儿子反复询问医生患者下一步治疗安排，强烈要求转呼吸科治疗。并对医生要求其佩戴口罩一事强烈不满，沟通中与医生发生纠纷。

此情景在急诊科常常出现，大家想一想，为什么？

1. 为什么急诊科的医患纠纷率要比其他科室高？

2. 患者及家属在急诊诊疗过程中会出现的心理问题？护士应采取何种措施？

当患者突然患病且病情危急，或病情突然加重，家属往往在短时间内不能接受现实，情感遭受打击，有时可能表现为焦虑、恐惧、冲动或烦躁等状态。

（一）焦虑

焦虑是急诊患者家属最显著、最主要的心理问题。焦虑是一种不愉快的情绪体验，并伴有自主神经系统功能亢进。焦虑一般为短暂性的。可因适当刺激而出现或转移。由于急诊患者家属对突发的威胁生命的事件缺乏心理准备，对医院环境、工作人员、就诊和治疗程序陌生，对患者病情缺乏全面认识，加之抢救过程中与患者相互隔离，抢救过程紧张忙碌，抢救结果不可预知，家属易出现焦虑，可表现为精神紧张、手足无措。

（二）抑郁

患者在家庭中担当重要角色，突发疾病或发生意外伤害会使家属担心失去收入来源和家庭依靠。当医护人员告知病情后，家属对患者的病情发展、预后或生命担心，可能不能控制自己的情绪，表现为过度哀伤、心理拒绝、自责和抱怨他人等。

（三）烦躁

当患者家属对急诊抢救工作缺乏了解，对护士的技术、救治过程存在疑虑，焦虑、悲伤或心理需求得不到关注时，加之文化程度和性格类型等因素的影响，可能会难以控制情绪，表现为言行过激等。

三、护 理 措 施

（一）执行专业的护理行为

在抢救工作中，护士要表现沉着、有序，操作技能娴熟，专业知识扎实，冷静果断地处置突发事件。在救治过程中，对患者病情发展、救治措施等及时向家属做出解释，缓解家属的紧张情绪，抢救完毕告知家属下一步诊治流程。让家属及时、动态、全面、客观地了解患者病情，减少不必要的疑虑和担心。

（二）加强与家属的沟通

急诊护士应善于应用各种沟通技巧，加强与患者及家属的沟通。首先，护士要态度和蔼、仪表端庄、大方得体、语言亲切，给患者和家属留下良好的印象。其次，护士尽量采用家属能够理解的语言与其进行沟通，理解同情其感受，及时、耐心解答家属所担心的问题，讲解必要的抢救知识以及可能出现的各种情况，让家属做好必要的心理准备。

（三）营造良好的环境氛围

良好的医疗环境可给患者和家属带来安全感，使家属在患者接受救治时保持良好的心理状态，积极参与患者的治疗和护理。注意保持就医环境安静、整洁。在条件允许的情况下，让家属有休息的场所并提供必备设施，减轻其疲劳不安，给予更多的人文关怀。

及时向家属介绍急诊科的环境及将采取的治疗措施，使其尽快熟悉周围环境，稳定情绪。

（四）消除家属的不良心理反应，满足患者家属的合理要求

护士或辅助人员要为患者家属尽量提供帮助，如指引缴费、协助检查等。对合理但由于条件限制难以满足的要求，应向家属做好解释工作，得到对方谅解；对无法满足的要求，要耐心说服，不可急躁或置之不理，应以平等的态度交换意见。护士要学会容忍家属适当宣泄，缓解心理压力，使其配合医生与护士积极应对应激事件。

家属是患者社会支持的最重要来源，家属的配合可直接影响急诊患者的心理，甚至影响患者的抢救及康复治疗。急诊患者家属具有更为复杂多样的需求，及时了解和准确把握其需求，有针对性地进行护理干预，将有助于帮助患者家属为患者提供更好的社会支持，使患者在最佳的生理、心理状态下接受救治和护理，促进其康复。

第三节　危重症患者家属的护理

案例分析

患者，男性，42岁，1周前因脑挫裂伤收入ICU治疗。查体：体温37.3℃、脉搏96次/min、呼吸12次/min、血压178/96mmHg，立即行急诊脑挫裂伤清除术。术后1周，目前患者仍处于昏迷状态。其妻子表现为入睡困难、做噩梦、夜惊，对周围认识能力降低。

分析：

1. 患者病情危重，治疗1周。家属出现入睡困难、做噩梦、夜惊，对周围认识能力降低的表现，提示家属出现了焦虑和抑郁的心理障碍。

2. 护士应通过与其沟通，及时详细地介绍患者相关情况，了解家属关注的问题，给予疏导，同时可通过视频探视等形式，使家属了解患者情况，参与患者康复过程，以缓解患者焦虑情绪。

危重症患者常因病情多变、死亡威胁及预后的不确定性等对其家属的心理造成破坏性的影响，甚至持续数年。危重症患者家属也是急性应激障碍和创伤后应激障碍的高危人群。因此，2010年美国危重症医学会提出了"家属-重症监护后综合征（postintensive care syndrome-family）"的概念，即患者家属应对患者接受重症监护时所产生的一系列不良心理综合征。护士被认为是满足危重症患者家属需求的主要人员。重视家属的心理健康问题，满足其合理需求，充分发挥家属对患者的支持作用，将有利于危重症患者康复。

一、危重症患者家属的需求

危重症患者家属的需求是指在患者患危重症疾病期间，家属对患者健康及自身身心支持等相关方面的总体需求。主要表现在病情保障、获取信息、接近患者、获得支持和自身舒适等五个方面，且家属认为"病情保障、获取信息"最为重要，而后依次是"接近患者、获得支持、自身舒适"。

（一）病情保障

家属最关注的问题是患者能否得到有效救治，保障患者安全是家属的首要需求。

（二）获取信息

绝大多数家属迫切想得知患者的病情或病情变化与预后情况，并渴望了解患者的治疗计划及检查结果。

（三）接近患者

接近患者包括能探视患者及能经常和医护人员保持联系等方面，所有 ICU 患者家属对探视患者的需求都非常强烈。

（四）获得支持

获得支持包括表达情感、得到经济和家庭问题的帮助、获得实际的指导以及被关怀等方面。家属的亲友是提供情感支持和物质支持的主要来源，其次是医护人员。所以，应鼓励家属的亲友倾听患者家属心声，协助其建立并启动有效的社会支持系统。

（五）自身舒适

自身舒适包括希望有方便的卫生设施、休息室、可口的食物以及被接受的态度等方面。

二、危重症患者家属常见的心理问题

（一）焦虑和抑郁

患者因病情危重，会对家属产生强烈的情感冲击。患者家属均存在不同程度的焦虑，主要表现为经常感觉疲劳和睡眠差，如难以入睡、做噩梦、夜惊等。

（二）急性应激障碍和创伤后应激障碍

危重症患者家属容易发生急性应激障碍，具体可表现为情感麻木、茫然，对周围认识能力降低，出现现实解体、人格解体、离散失忆症等，一般病程不超过 1 个月。若患者家属在经历家人死亡后，可有延迟出现和持续存在的急性应激障碍，时间如超过 4 周且影响日常生活，可考虑发生了急性创伤后应激障碍。病期在 3 个月以上的称为慢性创伤后应激障碍。

（三）恐惧和紧张

危重症患者意味着随时面临死亡，同时 ICU 的环境也让家属感到陌生，因此容易产生恐惧心理。病情的危重性和探视制度限制了家属与危重症患者的有效接触与情感交流，使家属与患者不能充分沟通，易产生紧张情绪。

（四）否认和愤怒

当被告知患者病情严重或下病危通知单时，部分家属常常否认疾病的严重性，或心存侥幸心理。家属把 ICU 当成挽救危重症患者生命和治愈疾病的主要场所,寄予了过高的期望,但是当治疗效果与其期望不相符时,常表现为不理解,甚至愤怒而言行过激。

三、护 理 措 施

(一)家属需求与情绪障碍评估

当患者处于危重状态时,护士应及时发现并正确评估家属可能产生的情绪障碍和心理需求,发现有不良心理倾向的人员,给予相应的护理干预措施和社会支持,减轻其心理压力,防止进一步的心理损害。

目前常用访谈法及量表法对家属的心理需求进行客观提取和评估。访谈法以咨询者提问与被访谈者讨论的方式,获取所需信息,对家属的各种症状给出准确的反应并能正确有效地判断。量表法亦可对家属情绪障碍的出现频率和严重程度给予量化评定。

(二)良好的沟通

超过 1/3 的家属存在抑郁症状,症状的出现与其心理应激障碍的发生有很强的相关性,尤其是获取信息、病情保障等心理需求不能被满足时。在与危重症患者家属接触时,应使用通俗易懂的语言尽量及时详细地向其介绍诊治相关情况,确保家属获取信息的渠道畅通,帮助家属正确认识患者疾病的严重性及诊治效果,避免其出现不良心理情绪。

(三)家庭参与

ICU 的环境相对封闭,限制陪护及探视,患者与其家属易产生焦虑及紧张情绪,导致患者与家属情感需求更加强烈。因此,应创造条件鼓励家属共同参与患者的治疗和康复过程,提升家属自身的价值感,减少不良情绪的产生。但在家属参与患者的临床决策时,应注意其复杂性和个体化,避免决策、选择给家属带来心理压力。

(四)服务管理制度人性化

家属对 ICU 环境陌生,容易产生恐惧心理,因此在制定 ICU 管理制度时应考虑将患者家属的心理风险降到最低程度。常用措施包括:①定时安排家属与医生、护士谈话交流;②创造专门的、安静温馨的谈话环境;③设立整洁的家属休息区域;④在特殊情况下,灵活安排探视时间。

知识链接

建立良好医患关系的 VALUE 模式

关于良好的沟通,Curtis 等于 2008 年提出了建立良好医患关系的 VALUE 模式:V—value,重视患者的家属;A—acknowledge,了解患者家属的情感;L—listen,倾听家属的心声;U—understand,知晓现代生物-心理-社会医学模式;E—elicit,列出患者家属的问题。

(杜 岳)

? **复习思考题**

1. 对急危重症患者家属进行护理干预需考虑家属方面的哪些个体化因素?

2. 急诊作为急危重症患者的救治场所,同时也是纠纷投诉率较高的科室。请思考:何种原因导致急诊医患矛盾?我们该如何化解?

ER-4-3

扫一扫,测一测

第二篇 急诊救护

第五章 急诊分诊

学习目标

　　掌握急诊分诊概念,急诊分诊标准及急诊护理程序;熟悉急诊分诊评估方法和急诊分诊作用;了解急诊分诊护士的资质要求。

第一节 概　述

案例分析

　　患者,男,22岁,建筑工地工人,作业时不小心从高处坠落,昏迷,全身多处骨折。上午10时,急诊科护士收到接诊通知后,"120"救护车10min内将患者送到医院急诊科。患者血压70/50mmHg,脉搏≤50次/min,呼吸≤10次/min。

　　分析:

　　1. 急诊科护士接到通知后,立即通知医生接诊,备齐抢救用物,将平车推至急诊门口等候,必要时启动急救绿色通道。

　　2. 按照分级标准,判断患者为急诊分诊级别2级,病情危重,响应时间<10min。

　　3. 立即推至抢救室,配合医生实施抢救。护士边评估病情、核对口头医嘱,边配合抢救,确保抢救准确迅速、衔接紧密。各辅助科室人员、会诊医生接到电话在10min内到位进行床旁检查。

　　4. 如需手术,应迅速通知手术室做好准备或在急诊手术室进行。

　　5. 患者生命体征平稳后,根据病情转入病房或重症监护室继续治疗。

　　医院急诊科是救治急危重症患者的重要场所。急诊科的特点是就诊患者发病急、病情重,且就诊人数没有计划性。当同一时间内几名乃至几十名不同急症患者同时到急诊就诊时,急诊科处于"拥挤"或"过度拥挤"状态,这样不利于对危重症患者开展迅速、准确、有效地救治。若有延误即可加重病情,甚至危及生命。随着急诊医学的发展,急诊科开展有效的分诊,使急诊患者依据病情分级就诊,从而确保危重症患者的优先救治,最大限度地利用有限的急诊医疗资源。

一、急诊分诊概念

　　急诊分诊是急诊患者到达急诊科后,由分诊护士快速、准确地评估其病情严重程度,判别分诊级别,根据不同等级安排就诊先后顺序及就诊区域,科学合理地分配急诊医疗资源的过程。从临床狭义的角度上看,急诊分诊是急诊护士根据患者的主诉及主要症状与体征,对疾病的轻重缓急及隶属专科进行初步判断,安排救治顺序与分配专科就诊的一项技术。从广义上说,急诊分诊是在综合各种因素的基础之上,最大限度地合理利用医疗资源,使最大数量的患者获得及时有效的救治决策过程。

目前我国认可度较高的分诊标准,依据危急征象指标、单项指标、综合指标(MEWS 评分)将患者的病情严重程度分为四级(1 级、2 级、3 级、4 级)。1 级为濒危患者,如心搏呼吸骤停、持续严重心律失常、严重呼吸困难、大出血、急性中毒以及其他需要采取挽救生命干预措施的患者。该级别患者的响应时间为即刻。2 级为危重患者,病情有可能在短时间内进展至 1 级,如急性心脑血管性疾病、严重骨折、急腹症、儿童高热等。该级别患者的响应时间为<10min。3 级为急症患者,有急性症状和急诊问题,但目前明确没有危及生命或致残危险,如高热、呕吐、腹泻等,应在一定的时间段内安排患者就诊,以处理并缓解患者的不适症状。该级别患者的响应时间为<30min。4 级为非急症患者,目前无急性发病症状,无或有很少的不适主诉,如慢性病。该级别患者的响应时间为<240min。(见表 5-1)。

表5-1　急诊分诊级别及响应时间

急诊分诊级别	患者病情严重程度	响应时间
1 级	濒危患者	即刻
2 级	危重患者	<10min
3 级	急症患者	<30min
4 级	非急症患者	<240min

知识链接

改良早期预警评分

改良早期预警评分(modified early warning score,MEWS)用于 14 岁以上患者病情潜在风险的早期预警,包括体温、脉搏、呼吸频率、收缩压和意识状态 5 项指标,总计 14 分。评分越高风险级别越高。在与标准早期预警评分和国家早期预警评分相比较的过程中,表现出更好的灵敏和特异度(表 5-2)。

表5-2　改良早期预警评分

项目	分值						
	3	2	1	0	1	2	3
呼吸 /(次 /min)	–	<9	–	9～14	15～20	21～29	>29
体温 /(℃)	–	<35	–	35～38.4	–	>38.4	–
收缩压 /(mmHg)	–	<70	71～80	81～100	101～199	–	>199
心率 /(次 /min)	–	<40	41～50	51～100	101～110	111～129	>129
AVPU 反应	–	–	–	A	V	P	U

注:AVPU 中 A 表示"清醒",V 表示"对声音刺激有反应",P 表示"对疼痛刺激有反应",U 表示"对任何刺激无反应"。

二、急诊分诊作用

医院急诊直接面向社会承担大量急诊、急救患者的门诊工作,合理处置和分流患者,准备应对随时可能发生的成批量伤(病)员的急救,利用科学、简便、高效的病情评估分级标准开展有效的分诊,使急诊患者依据病情分级就诊,确保急危重症优先救治,为患者赢得救命的"黄金时间"。

(一)安排就诊顺序

急诊分诊护士在日益拥挤的急诊科就诊患者中需快速对患者病情严重程度进行评估,分辨"重症"和"轻病",优先安排需要立即救治的患者,使那些最严重的患者能够获得最及时的治疗,保证患者的安全,提高工作效率。

(二)患者信息登记

登记的内容包括患者的基本信息,如姓名、性别、年龄、住址、联系电话、身份证号、医疗保险情况等,以及患者医疗信息包括到达急诊的时间和情形,如患者生命体征、意识状态等。对急诊就诊患者中的三无人员,必须在急诊特殊患者登记表上进行登记。

(三)采取紧急处置

急诊分诊是急诊抢救工作的一个重要环节。急诊分诊护士通过询问、观察、查体等方法收集患者的主观感受资料和客观资料及时初步评估后,发现危及生命的患者而采取必要的初步急救措施,使危重患者获得及时高效的救治。

(四)建立护患关系

急诊抢救患者生命最为关键的就是"黄金4分钟"。急诊分诊护士通过快速、准确、有效的分诊,为危重急诊患者赢得宝贵的抢救时间,从而挽救患者生命。并通过健康教育或适时的心理安慰,与急诊科其他人员的有效沟通,迅速与患者建立和谐的护患关系,提升了患者的满意度。

(五)资料收集分析

急诊分诊护士运用看、听、问、查的方法获得患者可靠的第一手资料。应用计算机预检分诊系统对急诊患者的信息进行录入、保存,通过对信息整理、统计和分析,为急诊科管理、科研和教学提供基础数据和科研依据。

三、急诊分诊处设置

急诊分诊是急诊的第一个关口,为保障患者获得便捷的急诊服务,保障急诊科救治连续与畅通,并能与院前急救有效衔接,分诊处的地理位置、物品配备、人员配置对做好分诊工作非常重要。

(一)急诊分诊处设置原则

1.总体布局简单安全　以应急为出发点,方便患者就诊与抢救。

2.预防控制院内感染　设置应有利于避免交叉感染。

3.资源配置合理　面积与全院总床位数及急诊就诊总人次成合理比例。

(二)急诊分诊处设置

1.预检分诊处(台)　设在急诊科入口的明显位置,并有明显标志。患者进入急诊科能立刻看到分诊区,分诊护士也能清楚地看到每位前来就诊的患者,以便主动提供服务,对就诊患者进行快速分诊、电脑信息登记,引导分区急救途径、联系诊室和医生。

2.急诊分诊区域　急诊分诊区域从功能结构设置上分为三个区域:红区、黄区和绿区。根据患者的主观和客观的信息,进行分诊分级和分科。按照分诊分科结果,安排患者到相关区域和专科就诊。

(1)红区:配备完善的紧急抢救资源,包括各类急救设备、人力资源、信息资源等。该区域安置危及生命的濒危及危重患者。此类患者应立即被接诊,并及时进行病情评估,其危及生命的情况应在最短时间内得到诊治和处理,以稳定生命体征,保证患者的安全。

(2)黄区:配备常规的生命体征检查以及基本诊疗器械设备。该区域安置暂无明确的危及生命体征的情况,但不能排除病情随时变化可能的患者。负责该区域的医务人员需要定时巡视,以便随时发现患者的病情变化,并及时给予诊治和处理。

(3)绿区:为普通诊疗区,即快速处置区。安置非急症患者。

急诊复苏室和抢救室为红区,1、2级患者进入该区域;优先诊疗区为黄区,3级患者进入该区域;普通诊疗区为绿区,4级患者进入该区域。为保证诊疗安全,各级别的患者应在相应的响应时间内给予接诊照护。

3. 急诊绿色通道(green passage of emergency service) 即急救绿色生命安全通道,是指对急危重症患者实行优先抢救、优先检查、优先住院,后补办医疗相关手续,在接诊、检查、治疗、手术及住院等环节上实施一套快捷高效的服务系统。

(1)急诊绿色通道的收治范围包括但不仅限于以下急诊患者:休克、昏迷、心搏骤停、严重心律失常、急性严重脏器功能衰竭的生命垂危者;无家属陪同且需急诊处理的患者;批量伤病员,如外伤、中毒等。

(2)急诊绿色通道的硬件要求:畅通便捷的通信设备;清晰明确的救治流程;醒目突出的急救标志;完好备用的医疗设备。

(3)急诊绿色通道的运行程序(图5-1):

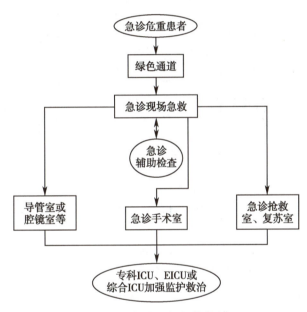

图5-1 急诊绿色通道流程

1)预检分诊护士接到急救绿色通道专线电话、院前急救车或急危重症患者到院的信息后,立即通知相关医生接诊,并将平车推至急诊门口等候。

2)生命体征不稳定的患者推至抢救室抢救及进行相应的床旁辅助检查,各科室工作人员接到床旁检查或院内急会诊必须10min内到位。

3)若病情允许搬动者,首诊医护人员全程陪同进行检查。

4)在电子病历或相关单据上注明"急救绿色通道"标志,保证患者抢救、检查、转运的畅通快捷。

4. 分诊硬件要求 备有电话、血压计、听诊器、手电筒、体温计、压舌板、就诊登记本和候诊椅等常备物品,有条件可配置对讲机、信号灯、呼叫器等。另外,为方便患者,还应放置平车、轮椅、饮水设施及公用电话等。

5. 分诊人员配置 分诊处配备分诊人员,一般要求有5年急诊工作经验或接受过专业培训，且有丰富临床知识、良好服务意识的护理人员，使用标准的服务用语。同时，能够组织协调部门，保证大型抢救顺利进行。及时化解处理护理纠纷。

第二节　急诊护理程序

急诊护理工作程序包括接诊、分诊、处置、记录四个方面。这些环节紧密衔接，构成了急诊护理工作的基本程序（图5-2）。

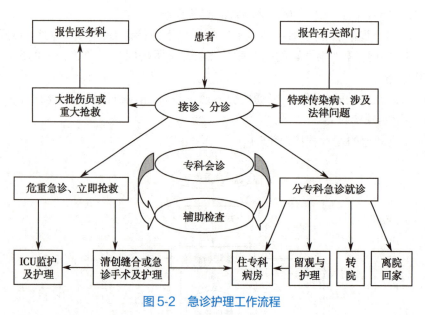

图 5-2　急诊护理工作流程

一、接　　诊

接诊是指医护人员以最短的时限、最熟练的医学技巧，对前来就诊的伤（病）员的病情有一个较明确的判断。接诊时要主动、热情、耐心，准备充分。问诊的重点应简短且有针对性，要围绕其"主诉"系统地询问患者、家属、警察、救护人员或协助转送人员此次发病经过和当前的病情，以及提供有关资料，以便做出正确的判断。

（一）接诊要素

接诊要素指在急诊接诊过程中影响护患双方的主要因素，包括医护人员的医德医风、仪表仪态、语言环境以及医护技术水平。接诊要素直接影响接诊工作全过程，须引起接诊人员高度重视。

（二）接诊方法

接诊方法涉及医学及人文社会科学知识。常用接诊方法有交谈、视、触、叩、听、嗅检查法、谈心解释法、心理调控法、选择诊治法等。伤（病）员是接诊方法的实施对象，他们怀着各种心态来到急诊科就医，迫切期望尽快获得医务人员的救助。急诊医护人员应及时了解患者的心理状况和需求，恰当地运用不同的接诊方法达到满意的接诊效果。

1. 分诊问诊　问诊的重点应简短且有针对性，"主诉"是患者到急诊就诊的主要原因。要围绕主诉系统地询问患者相关问题，以免漏掉有意义的资料。意识不清的患者可由患者的家属、朋友、警察、救护人员或协助转送人员提供有关资料，以便做出正确的判断。常见的问诊方法有：

（1）OLDCART：为英文单词首字母组成的单词，用于评估各种不适症状。其中，O（onset）是发病时间，即"何时感到不适/何时发病"；L（location）为部位，即"哪儿感到不适/不舒服"；D（duration）为持续时间，即"不适/不舒服多长时间了"；C（characteristic）为不适特点，即"怎样不适/不舒服"；A（aggravating factor）为加重因素，即"是什么引起不适"；R（relieving factor）为缓解因素，即"有什么可舒缓不适"；T（treatment prior）指来诊前治疗，即"有没有服过药/接受过治疗"。

（2）AMPLE：为英文单词首字母组成的缩写，主要用于创伤患者创伤机制评估。其中，A（allergies）指过敏史；M（medications currently used）为当前所服用的药物；P（past illness/pregnancy）指既往病史，女性患者需关注妊娠史；L（last meal）是最后一次进餐时间；E（event/environment related to the injury）指与创伤当时的相关事件或环境。

（3）PQRST：是五个英文单词首字母组成的缩写，主要用于疼痛评估。其中，P（provoke）指诱因，即疼痛发生的诱因及加重与缓解的因素；Q（quality）指性质，即疼痛的性质，如绞痛、钝痛、针刺样痛、刀割样痛、烧灼样痛等；R（radiation）指放射，有无放射，放射部位；S（severity）指程度，疼痛的程度如何。T（time）指时间，疼痛开始、持续、终止的时间。急诊分诊护士亦可运用眼、耳、鼻、手等感官配合快速收集患者的客观资料。

2. 测量生命体征　问诊时同时测量患者生命体征，包括体温、脉搏、呼吸、血压、血氧饱和度、意识清醒程度等，作为就诊的基本资料。

3. 体格检查　包括观察患者的外表、皮肤的颜色及温度、步态行为、语言，如患者是否有面色苍白、坐立不安、皱眉等。体格检查通常是在问诊或测量生命体征过程中进行，其原则是快速、熟练及有目的。

二、分　　诊

分诊护士可通过交谈，测量生命体征，身体评估及运用眼、耳、鼻、手等感官配合快速收集患者的主客观资料。由经验丰富、理论扎实、观察敏锐、情绪稳定的护士担任分诊护士。分诊一般应在2～5min内完成。分诊护士根据患者的主观和客观信息，进行分诊、分级和分科，同时按轻重缓急安排患者到相关区域和专科就诊，并登记入册（档）。病情严重程度分类系统（triage severity rating systems）可分为三大类：

1. 三级分类　危急（红）、紧急（黄）和非紧急（绿）。

2. 四级分类　危急（红）、紧急（黄）、次紧急（绿）和非紧急（蓝）。

3. 五级分类　危殆（红）、危急（橙）、紧急（黄）、次紧急（绿）和非紧急（蓝）。

常用的分诊技巧可概括为便于记忆的分诊公式（表5-3）。

表5-3　急诊分诊公式

公式	用途	含义	
SAMPLE	用于询问病史	S（sign and symptom）	症状与体征
		A（allergy）	过敏史
		M（medication）	用药情况
		P（pertinent medical history）	相关病史
		L（last meal or last menstrual period）	最后进食时间，育龄妇女最近一次经期时间
		E（event surrounding this incident）	围绕患病前后情况

续表

公式	用途	含义	
OLDCART	用于评估不适	O（onset）	症状发生的时间
		L（location）	不适的部位
		D（duration）	症状持续时间
		C（characteristic）	患者描述的症状特点
		A（aggravating）	症状加重因素
		R（relieving）	症状缓解因素
		T（treatment prior）	就诊前接受过的治疗
PQRST	用于评估疼痛	P（provokes）	诱因、加重或缓解的因素
		Q（quality）	疼痛性质
		R（radiates）	有无放射痛
		S（severity）	疼痛程度
		T（time）	疼痛开始、持续、停止时间
SOAPIE	用于快速分诊急诊患者	S（subjective）	主观资料
		O（objective）	客观资料
		A（assess）	分析病情
		P（plan）	计划安排抢救和分诊
		I（implementation）	实施诊疗和抢救
		E（evaluation）	评价病情

三、处　置

患者分诊后由分诊护士根据其病种和分诊级别引导至相应科室就诊。病情复杂难以确定科室时按首诊负责制处理。急诊处理过程中每 10～15min 评估一次，根据患者病情变化调整分级分区、就诊顺序及转出等。

（一）危重症患者

启动急救绿色通道，急诊分诊护士配合医生依据患者的病情采取适当的抢救措施，如吸氧、建立静脉通路、心肺复苏、吸痰、止血等。抢救过程中严格执行口头医嘱管理制度，动态评估患者病情变化并调整相应的护理计划。

（二）成批伤（病）员

启动相应的应急预案，及时报告上级部门。急诊分诊护士积极参加抢救并组织协调各专科配合，及时对患者进行检伤分类分区。病情危急患者安置于红区抢救手术室；病情较重者安置于黄区；病情稳定者安置于绿区；死亡患者安置于黑区。所有患者要动态评价分诊级别，病情变化及时调整，避免遗漏病情危重患者。

（三）疑似传染病患者

对于传染性、疑似传染性疾病患者安置于隔离区，未确诊前按照标准预防隔离及处理，确诊后及时转入相应病区或科室。严格执行传染病报告制度并做好消毒隔离措施，患者转出后的病区严格终末消毒处理。

（四）一般患者

先由专科急诊处理，根据病情收治不同的专科病房、急诊留观室或带药离院。对离院患者及家属做好宣教工作，重点为用药注意事项和不适随诊。

四、记 录

急诊分诊护士将该患者的主诉以及其说出来的字句全部记录于护理记录中。内容包括到达急诊科的日期与时间,患者的年龄、性别、主诉/症状、过敏史、生命体征、病情严重程度分级、分诊科室、入院方式,急诊分诊护士签名等。

第三节 急诊分诊护士的资质要求

急诊护理与其他专科护理不同,急诊分诊工作具有突出救命性、强调时间窗、跨专业综合救护以及急诊护理措施要求的简捷性等特点,分诊时间为 2~5min,分诊符合率保证在 90% 以上,能够预见性发现问题,及时发现危及生命的指征,按病情分级分区合理安排就诊顺序,落实危重症患者优先救治。同时,能够组织协调各部门,保证大型抢救顺利进行。因此,对急诊分诊护士的资质准入和综合素养提出了更高的要求。

一、急诊分诊护士资质准入标准

具备 10 个指标条目的资质准入标准体系:
1. 应具备大专及以上学历。
2. 取得国家执业护士资格证书。
3. 护师及以上职称。
4. 具有急诊专科护士学习经历。
5. 从事急诊护理工作 5 年以上。
6. 完成急诊区域轮转培训计划。
7. 完成急诊分诊护士岗前培训。
8. 具备良好的沟通协调能力。
9. 有良好的组织管理能力。
10. 熟练的计算机操作能力。

二、急诊分诊护士的素质要求

急诊分诊工作是一项工作节奏快、工作量大、要求高,且具有一定压力而又责任重大的急诊专科护理工作,并不是所有的急诊护士都能胜任。一般急诊分诊护士的素质要求如下:

（一）高尚的职业道德

基于急诊分诊工作的特点和要求,分诊护士需要具有良好的人生观及职业动机。急诊分诊护理对象多数是弱势群体,具有人的生物性和社会性。生物性要求护士主动应答患者的身体疾苦;社会性要求表明患者有丰富的内心需要及复杂的情感。要求护士不仅了解患者的疾病及其反应,更应了解患者的内心感受及各种社会心理因素对患者的身心影响。在分诊过程中,特别是护患接触过程中,尊重患者的人格、权利、尊严及隐私,表现出对患者的关心、同情及爱护,并能维护患者的利益。

（二）扎实的专业技能

扎实的专业知识和技能是急诊分诊护士做好急诊分诊护理工作的基础。急诊分诊护士应刻苦学习护理工作所需的基本理论、基本知识和基本技能,掌握急诊常见疾病的防治知识以及急、危、重症分诊分流救护等基本理论、基本知识和基本操作技能。具有敏锐的观察能力和判断能力,掌握急诊患者的护理评估方法和分诊程序,能及时发现患者现有或潜在的生理、病理、心理问题,并能正确运用急诊护理的基本知识和技能为急诊患者开展有效的预检分诊,使得急诊患者可依据病情分级就诊。

(三)深厚的人文素养

在实施急诊分诊程序过程中要求护士运用倾听、移情、证实、反馈等语言及非语言的沟通方式了解患者健康状况、心理感受及其文化、信仰和习俗,进而实施因人而异、因病而异、因治疗而异的护理服务。护士应经常思考"患者现在感觉如何",并适时与患者沟通,及时了解他们的需求,为患者提供体贴入微、技术娴熟的人性化服务。疾病是生命的黑夜,患病过程中充斥着羞耻、责备、恐惧等负面心理活动,更增加了疾病带来的痛苦。特别是对于无法治愈的疾病,患者会感觉自己是没有未来的人,因而会回避病情。健康人无法真正感受患者的痛苦。只有当护士从患者的角度了解其感受,医疗护理才能在尊重及信任的基础上开展和发展。护士同时也需要帮助患者理解生命的价值,在疾病的分诊分流和分区诊疗护理过程中,甚至在预后不良的情况下,让患者也能享受生命过程的快乐。

(四)良好的法律意识

急诊分诊护理工作是一种与人的健康及生命密切相关的工作。在护理工作中,法律与护理专业的关系已日益受到重视,牵涉到护士的诉讼案件也有不断上升的趋势。在护士对患者实施分诊的过程中,有许多潜在的法律问题。患者接受分诊及护士从事护理活动都受到法律的保护,侵犯了患者和护士的正当合法权益就要受到法律的制裁。每个护士必须具有专业责任心及法律意识,做事认真负责,一丝不苟,敢于承担责任。必须随时了解与自己所从事的工作密切相关的卫生法律规范,明确自己在医疗卫生工作中享有的权利及应承担的义务,准确地了解护士职责的法律范围。根据自己所从事的专业领域及专业团体的规范要求,熟知各项分诊护理工作的原理及效果,并应明确哪些工作自己可以独立执行,哪些工作必须有医嘱或在医生的指导下进行,以防止产生法律纠纷。

(五)健康的身心状态

急诊分诊工作是脑力与体力并举,面临各种急危重症、突发及多变的情况。护理工作需要护士日夜轮流值班制,影响护士的日常生活规律等,这些特点决定了急诊护理工作是一个具有高强度压力的专业,护士不仅需要精湛的专业技术,还需要强健的体魄胜任岗位。成批量急诊伤(病)员就诊时,分诊护士需要在最短的时间内做出正确的分诊、有效的分流,在合理安排就诊顺序(按病情分级分区)过程中难免涉及护士与服务对象、家属、医生及其他护士等复杂的人际关系。这就需要护士在分诊护理工作中具有敏锐的洞察能力及感知能力,稳定的情绪状态及积极的情感感染力,良好的个性心理素质,坚强的意志力和良好的分析及评判性的思维能力。在急诊分诊中遇到困难及挫折时,能靠自己的意志力及控制力排除干扰,约束自己的言行,学会控制自己的情绪,沉着冷静,有条理,以稳定患者及家属的情绪。将患者的生命及健康放在首位,使患者有安全感、亲切感及信任感。

(马玉美)

❓ 复习思考题

1. 急诊预检分诊级别包括哪些?
2. 简述急诊护理工作流程。
3. 简述急诊诊治区域从功能结构设置上的分区。

扫一扫,测一测

第六章　心搏骤停与心肺脑复苏

PPT课件

知识导览

学习目标

　　掌握心搏骤停的概念、临床表现及心肺复苏要点；熟悉心搏骤停的类型和高级生命支持的护理要点；了解心搏骤停的原因。

第一节　心　搏　骤　停

一、概　述

　　心搏骤停（sudden cardiac arrest）是指患者的心脏在正常或无重大病变的情况下，受到严重打击致使心脏射血功能突然终止，从而造成全身血液循环中断、呼吸停止和意识丧失。心搏骤停发生后，由于脑血流突然中断，10s 左右患者即可出现意识丧失，当脑细胞完全缺血缺氧 4～6min 即可发生不可逆性的损伤。如在 4～6min 黄金时段及时救治存活概率较高，否则将发生生物学死亡。

拓展阅读

与死神竞速的急救专家——李宗浩

　　李宗浩教授是我国著名的急救专家，中国医学救援协会会长。他长期从事急救事业，是国内外有重要影响的急救医学专家。从简陋的急救车到成立北京急救中心，他的付出功不可没。他曾说"和时间赛跑抢救生命，还有一个主战场，那就是灾难发生的时候"。1976 年，唐山地震让他意识到灾害救援中专业医学救援的重要性。2001 年，国家地震灾害紧急救援队成立后他立即参与组织了队伍的医学培训工作。2011 年，福岛核电站发生了泄漏事故，灾难发生后的第五年，李宗浩作为唯一的中国医学救援专家到核泄漏的现场进行了调查。不惧危险前往核事故现场调查学习的他说："中国地震那么频繁，中国也有核电站，我要提前调查学习，防患于未然。"

　　多年身处急救一线的李宗浩，一直期盼着当有人突发心搏骤停时，第一目击者能够采取正确的救援方式。因此，他一直在积极推动心肺复苏规范的建立以及急救装置——自动体外除颤仪的普及。多年来，李宗浩撰写的《现代急救医学》《现代救援医学》《中国灾害救援医学》等科普图书相继出版，"急救世界"就这样生动地呈现给大众。新型冠状病毒感染疫情期间，有的医务人员因工作繁忙发生心搏骤停离世，令人心痛不已。李宗浩再次建议要提升医院外现场第一目击者的急救水平，有效推广标准的心肺复苏技术，给心搏骤停患者更多获得急救的机会。

　　作为急救专家的李宗浩将毕生精力都奉献给了急救事业，与时间竞速，与病魔较量。他敢于吃苦、勇于担当的精神值得我们每一位医学生学习。

二、心搏骤停的原因

导致心搏骤停的原因很多,主要分为心源性和非心源性两大类。

(一)心源性心搏骤停

1. 冠状动脉粥样硬化性心脏病　简称冠心病,是心源性心搏骤停最常见的原因,其中70%患者死于院外。因冠心病猝死的患者中10%死于发病后15min内,30%死于发病后15min至2h。

2. 心肌病变　包括急性病毒性心肌炎及原发性心肌病等。

3. 主动脉疾病　主动脉瘤破裂、夹层动脉瘤、主动脉发育异常,如马方综合征、主动脉瓣狭窄。

(二)非心源性心搏骤停

1. 呼吸停止　颅内病变致颅内压增高,呼吸道异物、水肿导致气管阻塞引起呼吸停止。

2. 严重电解质与酸碱平衡失调　严重酸中毒、高血钾、低血钾等。

3. 药物中毒　氯喹、洋地黄类、奎尼丁、锑剂等药物的毒性反应可致严重的心律失常。

4. 意外事件　溺水、电击伤、车祸、自缢等各种原因引起的中毒、休克以及各种严重创伤。

5. 麻醉及手术意外　如麻醉药过量、心血管检查、气管插管、手术时大出血及过度牵拉内脏引起迷走神经反射导致房室传导阻滞等。

三、心搏骤停的类型

心搏骤停时常见的心律失常有心室颤动、无脉性室性心动过速(PVT)、无脉性电活动(PEA)和心脏静止四种类型。以心室颤动最为多见。

(一)心室颤动

又称室颤,是指心室肌发生极不规则的快速而又不协调的颤动;心电图表现为QRS波群消失,代之以大小不等、形态各异的颤动波,频率为200~500次/min(图6-1)。若颤动波波幅高并且频率快,较容易复律;若波幅低并且频率慢,则复律可能性小,多为心脏停搏的先兆。

(二)无脉性室性心动过速

因室颤而猝死的患者,常先有室性心动过速,可为单形性或多形性室性心动过速表现,但大动脉没有搏动。

(三)无脉性电活动

其定义为心脏有持续的电活动,但失去有效的机械收缩功能,包括心电-机械分离(EMD)、室性自搏心律、室性异搏心律等。心电-机械分离心电图可呈缓慢(20~30次/min)、矮小、宽大畸形的心室自主节律(图6-2),但心脏已经丧失排血功能,因此往往摸不到大动脉搏动。

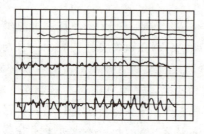

图6-1　心室颤动

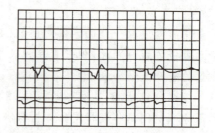

图6-2　心电-机械分离和心脏静止

(四)心脏静止

心房、心室肌完全失去电活动能力,心电图上房室均无激动波可见,呈一直线,或偶见P波(图6-2)。

四、心搏骤停的临床表现

心搏骤停后，有效血液循环中断，由于脑组织对缺氧最敏感，临床上以神经系统和循环系统症状明显。心搏骤停的典型"三联征"包括突然意识丧志、呼吸停止和大动脉搏动消失。临床上具体可表现为：

1. 意识突然丧失或伴有短阵抽搐。
2. 大动脉（颈动脉或股动脉）搏动消失，血压测不到。
3. 心音消失。
4. 呼吸断续，呈叹息样呼吸，继而停止，多发生在心搏骤停后30s内。
5. 双侧瞳孔散大。
6. 面色苍白或青紫。

五、心搏骤停的诊断

临床上患者出现两项主要标志：意识突然丧失、大动脉搏动消失即可诊断心搏骤停，应立即进行抢救。

知识链接

心搏骤停及猝死

心搏骤停是指突然意外的心搏停止。猝死是指外表健康或非预期死亡的人在外因或无外因的作用下，突然和意外地发生非暴力性死亡。由于对"突然"缺乏统一的规定，所以猝死在时间分类上可分成①瞬间死亡：患者在发病后数秒、数分钟内死亡；②非常突然死亡或暴死：出现症状后1h内死亡；③突然死亡：出现症状后1~24h内死亡；④非突然死亡：出现症状24h后死亡。1976年，WHO规定发病后6h以内死亡者为猝死，我国目前沿用此标准。

心脏性猝死是指急性症状发作后1h内发生的以意识突然丧失为特征的、由心脏原因引起的自然死亡。绝大多数心脏性猝死发生在有器质性心脏病的患者。心搏骤停常是心脏性猝死的直接原因。相关资料显示我国心脏性猝死发生率为41.84/10万，发生率男性高于女性。

第二节　心肺脑复苏

案例分析

患者，男，18岁，由"120"送入院，入院时呈深昏迷状态。查体：体温不升，脉搏未触及，叹息样呼吸，血压测不到。针对此类患者需采取的治疗原则及护理措施是什么？

分析：

1. 患者呈深昏迷状态，脉搏未触及，叹息样呼吸，血压测不到。
2. 根据上述症状、体征，临床诊断：心搏骤停。
3. 启动EMSS，如"120"急救系统等，立即进行心肺复苏，为患者的存活赢得宝贵的救治时机。
4. 心肺复苏成功后进行心电监护，静脉输液，监测生命体征等。

心肺脑复苏（cardio-pulmonary-cerebral resuscitation，CPCR）是对心跳、呼吸骤停的患者迅速恢复其循环、呼吸及脑功能的抢救过程。心肺复苏（cardio-pulmonary resuscitation，CPR）是指抢救心搏骤停患者的一组技术动作，实施心肺复苏可以为患者建立临时的人工循环，使其在自主血液循环恢复前心脏、脑等重要器官避免严重的缺血和缺氧，从而挽救患者的生命。

完整的 CPCR 包括三个阶段：基础生命支持（BLS）、高级生命支持（ALS）和延续生命支持（PLS）。心肺复苏应尽早展开，如脑组织超过 4min 没有氧气供应，则可能导致永久性的脑损伤。

知识链接

成人生存链

为成功挽救心搏骤停患者的生命，美国心脏协会（American Heart Association，AHA）与国际复苏联络委员会致力于完善急救医疗服务体系和持续提高心肺复苏质量。1992 年 10 月，AHA 正式提出"生存链"（chain of survival）概念。成人生存链（adult chain of survival）是指对突然发生心搏骤停的成人患者所采取的一系列规律有序的步骤、规范有效的救护措施，将这些抢救环节以环链形式连接起来，就构成了一个挽救生命的"生命链"。生存链中各个环节必须环环相扣，中断任何一个环节，都可能影响患者的预后。《2015AHA 心肺复苏及心血管急救指南更新》将成人生存链按院内和院外出现心搏骤停的患者进行划分，以明确患者获得救治的不同途径。不论心搏骤停在何处发生，均应立即进行心肺复苏，尽快恢复自主循环，最终达到脑神经功能良好的存活。

一、基础生命支持

基础生命支持，又称初级心肺复苏，是指采用徒手和/或辅助设备来维持心搏骤停患者的循环和呼吸的最基本抢救方法，关键要点包括胸外心脏按压、开放气道、人工呼吸（即 C-A-B），有条件时尽早实施电除颤。

（一）快速识别和判断心搏骤停

心搏骤停的判断越迅速越好，时间不超过 10s。采用轻拍或摇动患者双肩的方法并大声呼叫："喂，你能听见我说话吗？"判断患者有无反应，同时立即检查呼吸和大动脉（颈动脉）搏动。判断有无有效呼吸时，可观察患者面部及胸廓有无呼吸起伏。成人检查其颈动脉搏动的方法是示指和中指的指尖平齐并拢，从患者的气管正中部位向旁滑移 2～3cm，在胸锁乳突肌内侧轻触颈动脉搏动。检查时间应至少 5s 但不超过 10s。

（二）启动 EMSS

在院外，如果发现有人晕倒，应立即拍打其肩部并呼叫，如果患者无反应，同时没有呼吸，第一时间大声呼救寻求周围人的帮助，拨打急救电话"120"，启动 EMSS，以获得专业人员的救助，有条件的同时获取 AED。在院内，判断患者无反应、无意识、无呼吸、无大动脉（颈动脉）搏动时应立即呼叫医护人员或快速反应小组（RRT），获取除颤器等急救设备与物品。

（三）胸外心脏按压

一旦判断患者发生心搏骤停，立即开始胸外心脏按压，尽快提供循环支持（circulation，C）。胸外心脏按压是对胸骨下段有节奏地按压，通过增加胸腔内压力和直接压迫心脏产生血流，为心脏和脑等重要器官提供一定含氧的血流。只要操作正确，即能建立暂时的人工循环，使动脉压达到 80～100mmHg，足以防止脑细胞的不可逆性损害。

1. 按压体位　患者去枕仰卧位，置于硬板床或平地上，头、颈、躯干在同一轴线上，躯干平直无扭曲；双手放于躯干两侧。按压时施救者可根据患者所处位置的高低，采取跪式或站式（需要时，用脚凳垫高）等不同体位进行。

2. 按压部位　患者胸骨中下 1/3 交界处（或剑突上二横指宽距离），相当于男性两乳头连线中点的胸骨上（图 6-3）。

3. 按压方法　施救者站或跪于患者一侧，以一手掌根部紧贴患者按压部位，另一手掌根部叠放其上，手指尽量向上方翘起；按压时，双臂伸直，凭自身重力通过双臂和双手掌垂直向胸骨加压（图 6-4），每次按压后应使胸廓充分回弹，胸骨回到其自然位置，放松时手掌不离开胸壁；按压和放松的时间大致相等。按压时高声匀速记数。

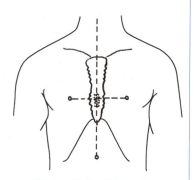

图 6-3　胸外心脏按压部位

4. 按压频率与深度　按压频率为 100～120 次 /min（15～18s 完成 30 次按压）；按压深度至少 5cm，不超过 6cm，即胸骨下陷 5～6cm，应避免过度按压和按压深度不够。

5. 按压 / 通气比　对所有年龄段患者实施单人 CPR 以及对成人实施双人 CPR 时均按照 30∶2 给予按压和通气。

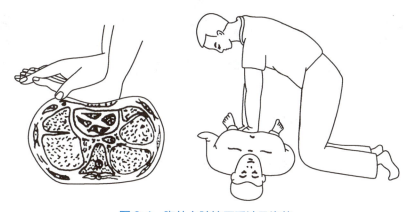

图 6-4　胸外心脏按压手法及姿势

6. 注意事项

（1）胸外心脏按压只能在患（伤）者心脏停搏跳动下才能施行。

（2）按压部位要准确：如部位太高，可伤及大血管；部位太低，可能损伤腹部脏器或引起胃内容物反流。

（3）按压力度要均匀：过大过猛，容易使胸骨骨折，引起血胸气胸；按压力度过轻，胸腔压力小，不足以推动血液循环。

（4）按压姿势要正确：注意肘关节伸直，双肩位于双手的正上方，手指不应加压于患者胸部，在按压间隙的放松期，操作者不加任何压力，但手掌根仍置于按压部位，不离开胸壁，以免移位。

（5）心脏按压必须同时配合口对口或口对鼻人工呼吸，按压与通气之比为 30∶2。为避免按压时呕吐物反流至气管，患者头部应适当放低。

（6）尽量减少胸外按压中断：应尽量减少胸外按压中断的次数及缩短每次中断的时间，或尽可能地将中断时间控制在 10s 内。施救者替换，可在完成一组按压、通气后的间隙中进行，换人操作时间应控制在 5s 内。

（7）按压期间，密切观察病情并判断效果。

（四）开放气道

开放气道是复苏成功的关键，是进行人工呼吸的首要步骤。临床常用仰头抬颏法，还可采用托颈压额法、托颌法。

1. 仰头抬颏法 患者仰卧位，施救者站在患者一侧，用一手的示、中两指抬起下颏，使下颌尖、耳垂的连线与地面呈垂直状态，将另一手掌置于患者前额用力向下推，两者合力使头后仰（图6-5）。注意避免用拇指抬下颌，勿用力压迫下颌部软组织，否则有可能造成气道梗阻。患者口腔义齿应取下，以防脱落阻塞气道。

2. 托颈压额法 患者平卧位，施救者站在患者一侧，用一手置于患者前额向下压，另一只手放在其颈后部向上用力使头后仰，气道开放（图6-6）。

3. 托颌法 患者平卧，施救者站在患者头端，把手放置在其头部两侧，肘部支撑在患者躺的平面上，捏紧下颌角，用力向上托下颌，即可开放气道。此法适用于头、颈部创伤者（图6-7）。

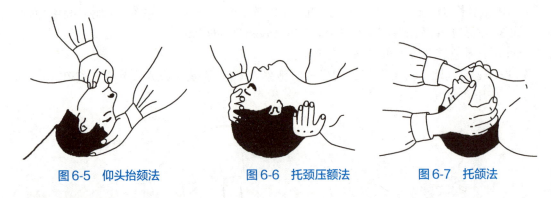

图6-5 仰头抬颏法　　　图6-6 托颈压额法　　　图6-7 托颌法

（五）人工呼吸

人工呼吸是采用人工方法借外力来推动肺、膈肌或胸廓的活动，使气体被动进入或排出肺脏以保证机体氧的供给和二氧化碳排出。如果患者没有呼吸或不能正常呼吸（或仅有叹息样呼吸），应立即给予口对口（鼻）或口对面罩等人工呼吸及器械人工呼吸，但在抢救现场，最常采用口对口人工呼吸。

1. 口对口人工呼吸 一种快捷有效的通气方法，适合现场急救。方法如下：

（1）患者仰卧，头后仰，迅速松开衣领和裤带。

（2）施救者用仰头抬颏手法保持患者气道通畅，一手按住额部，同时用压前额的这只手的拇指、示指捏住患者鼻孔，防止吹气时气体从鼻孔逸出；另一手抬起下颏。

（3）施救者对准患者口部用力吹气，使患者胸廓隆起。吹气以可见胸廓起伏即可，尽量避免过度通气。吹气毕，施救者头稍抬起并侧转换气，同时松开捏鼻孔的手，让患者的胸廓及肺依靠其弹性自动回缩，排出肺内的二氧化碳。每30次按压后，连续吹气2次，每次吹气时间持续1s以上（图6-8）。

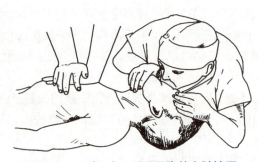

图6-8 口对口人工呼吸及胸外心脏按压

（4）按以上步骤反复进行。

2. 口对鼻人工呼吸　适用于不能进行口对口呼吸的患者，如牙关紧闭不能张口、口周外伤、口对口呼吸难以实施等。口对鼻人工呼吸，是在保持畅通气道的条件下，施救者以口唇紧密封罩住患者鼻孔周围，用力向鼻孔内吹气，吹气时应用手将患者颏部上推，使上下唇合拢，呼气时施救者口离开鼻子，便于排出肺内的二氧化碳。

3. 器械人工呼吸　条件允许情况下，可采用辅助呼吸的方法，包括氧气面罩给氧、球囊-面罩通气、人工气道给氧、气管插管行机械通气等，以气管插管行机械通气效果最好。

4. 注意事项

（1）口对口吹气应该有足够的气量，每次通气持续1s，以使患者的胸廓隆起，避免过度通气。吹气时间不宜过长，过长会引起急性胃扩张、胃胀气和呕吐；吹气过程中要注意观察患（伤）者气道是否畅通，胸廓是否被吹起。

（2）若患者口腔及咽部有痰液、血块、泥土等分泌物或堵塞物，应在操作前清除，以免影响人工呼吸效果或将分泌物吹入呼吸道深处。

（3）有义齿者应取下义齿。遇舌后坠的患者，应用舌钳将舌拉出口腔外，或用通气管吹气。

（4）若患者尚有微弱呼吸，人工呼吸应与患者的自主呼吸同步进行，即在患者吸气时，施救者用力吹气以辅助进气，患者呼气时，松开口鼻，便于排出体内气体。

（5）施行心肺复苏术时应将患（伤）者的衣扣及裤带解松，以免引起内脏损伤。

（6）可用口对口呼吸专用面罩，或用简易呼吸机代替口对口呼吸。

复苏有效指征包括，①面色、口唇、甲床和皮肤色泽转红润；②按压后能扪及颈动脉、股动脉搏动；③自主呼吸恢复；④肌张力恢复；⑤瞳孔缩小、对光反射存在。

（六）早期除颤

电除颤是目前抢救心室纤颤最有效的方法，其机制是利用除颤仪在瞬间释放高压电流经胸壁到心脏，使心肌细胞瞬间同时除极，终止导致心律失常的异常折返或异位兴奋灶，从而恢复窦性心律。对于室颤的患者，如果除颤延迟，除颤的成功率会明显降低，室颤后4min内、CPR8min内除颤可使患者的预后明显改善。因此，及早实施除颤是复苏成功的关键，尽早启动EMSS的目的之一也是为了尽早得到自动体外除颤仪以便实施电除颤。

二、高级生命支持

高级生命支持又称进一步生命支持，主要任务是在BLS基础上，借助于辅助设备、特殊技术和药物等以恢复自主循环或维持循环和呼吸功能的进一步支持治疗。ALS是心搏骤停后的第二个处理阶段，多数在5～10min内，一般在医疗单位中进行，包括建立静脉通道、药物治疗、电除颤、气管插管、机械呼吸等一系列维持和监测心肺功能的措施。

（一）呼吸支持

开放气道和保障充分通气仍然是重要的任务。有条件者，应尽早置入高级气道（气管插管）。进行气管插管操作时须中断胸外心脏按压，但应尽可能缩短按压中断时间。气管插管后便可连接呼吸机或呼吸气囊进行辅助或控制通气，通气频率应每6s进行1次通气（10次/min），无需中断胸外按压。复苏时应给予纯氧吸入，复苏成功后下调吸氧浓度，维持氧饱和度在95%左右。

（二）药物治疗

药物复苏能激发心脏复跳并增强心肌收缩力，增加心肌血流灌注量和脑血流量，防治心律失常，调整急性酸碱失衡，补充体液和电解质。

1. 给药途径

（1）静脉给药：为首选给药途径。以上腔静脉系统静脉内给药为宜，最好的途径是经肘前静脉（如肘正中静脉或贵要静脉）、颈外静脉插管到中心静脉穿刺给药。

（2）气管内滴入法：为给药途径的第二选择。若静脉不明显或已凹陷者，可快速由环甲膜处行气管内给药，已有气管内插管行机械通气者效果更好。

（3）心内注射：是药物对心脏起作用最快的给药方法，但由于缺点多，可损伤心肌、冠状血管或肺脏而致气胸等并发症，尤其是心内注射操作会影响到胸外按压的持续进行，故不宜应用。只有当静脉或气管内注药途径未建立时，才采用心内注射。

2. 常用药物

（1）肾上腺素：为心脏复苏的首选药物，主要是通过兴奋 a- 肾上腺素受体的作用，收缩外周血管，提高血压，增加冠状动脉和脑等其他重要脏器的灌注压。静脉注射用量为 0.5～1.0mg/ 次，必要时可每 3～5min 重复一次，气管内给药 2.0～2.5mg/ 次，总量不宜超过 0.2mg/kg。

（2）阿托品：可纠正心律失常、解除迷走神经的抑制作用、增加心率。心搏骤停时阿托品用量为 1.0mg 静脉注射，心动过缓时的首次用量为 0.5mg，可每 3～5min 重复注射（24h 总量不宜超过 0.04mg/kg），直到心率恢复达 60 次 /min 以上。

（3）碳酸氢钠：纠正心搏骤停期间严重的代谢性酸中毒的根本方法是恢复组织灌注。在复苏期间不主张常规应用碳酸氢钠。若早已存在严重的代谢性酸中毒、高钾血症或三环类药物过量的患者，可适当补充碳酸氢钠。碳酸氢钠的用量应根据动脉血酸碱度（pH）及碱剩余（BE）值酌情使用，以防产生碱中毒。一般主张匀速输注，速度不宜过快，成人注射 5% 碳酸氢钠以 15ml/min 左右的速度为宜。

（4）抗心律失常药：①利多卡因：目前治疗室性心律失常的首选药物。先以 1mg/kg 剂量缓慢静脉注射，恢复自主循环后以 2～4mg/min 连续静滴维持。②胺碘酮：可影响钠、钾和钙通道的合成，具有阻滞 α、β- 肾上腺素受体的特性。对室上性和室性心律失常都有效。CPR 时胺碘酮作为首选的抗心律失常药物，能够持续改善对除颤的反应，提高短期存活出院率。推荐首剂 300mg 静脉推注，必要时重复注射 150mg，一天总量不超过 2g。胺碘酮可产生扩血管作用，使用胺碘酮前给予缩血管药可预防血压下降。

（5）氯化钙：不作为 CPR 中的常规用药，主要用于高钾或低钙引起的心搏骤停，或心跳已恢复，心肌收缩无力、血压不升时，或钙通道阻滞剂过量。一般用 10% 氯化钙 5～10ml 缓慢静脉注射。有洋地黄中毒者禁忌使用。

（6）血管升压素：又称抗利尿激素，当大剂量应用或用量超过正常量时，可作用于血管平滑肌的 V_1 受体，产生非肾上腺素样的血管收缩作用，使外周血管阻力增加。首次静脉注射量为 40U，如与肾上腺素结合应用效果会更好。

（三）心电、血压监测

在 CPR 开始后，应及时连接心电监护仪或除颤仪等心电示波装置或心电图机进行持续心电监测（详见第十四章第一节"心电监护仪"），及时发现并准确辨认心律失常，以采取相应的急救措施，如室颤时，立即给予除颤。检测心律要迅速，如果观察到规律心律，应检查有无脉搏。如对脉搏是否存在有任何怀疑，应立即开始胸外心脏按压。监测中还应注意任何心电图的表现均应与患者的临床实际情况紧密联系。

此外，在 CPR 过程中，有条件还应注意监测有创动脉压、动脉舒张压和中心静脉氧饱和情况，以监控和优化 CPR 质量，指导血管活性药物的治疗和监测自主循环恢复（ROSC）。

三、延续生命支持

延续生命支持重点是脑保护、脑复苏及复苏后疾病的防治，即除了积极进行脑复苏外，还应严密监测心、肺、肝、肾、凝血及消化系统的功能，一旦发现异常立即采取有针对性的治疗。

（一）脑复苏

脑复苏是为防治心脏停搏后缺氧性脑损伤所采取的措施。其主要治疗措施为4个方面：①降低脑细胞代谢；②加强氧和脑细胞能量的供给；③促进脑循环再灌注；④纠正可能引起继发性脑损害的全身及颅内疾病。

1. 维持血压 脑血流量取决于脑灌注压的高低，脑灌注压为平均动脉压与颅内压之差，故血压应维持在正常或稍高的水平，以恢复脑循环和改善全身组织灌注。防止血压过高而加重脑水肿，血压过低而加重脑及其他脏器组织缺血、缺氧。

2. 低温疗法 是脑复苏综合治疗的重要组成部分。主要目的是通过降低体温减少脑细胞对氧的需求量，保护脑组织，有利于脑细胞功能的恢复。降温要点：①降温时机。应在心肺复苏成功的基础上及早进行降温，尤其缺氧的最初10min是降温的关键时间。②降温方法。物理降温和药物降温须同时进行。常用物理降温方法有冰袋、冰毯、冰帽降温。③降温深度。对于心搏骤停时间较长，昏迷程度较深的患者，在第1个24h内，使直肠温度降至32℃，以后酌情保持直肠温度33～35℃；对于心搏骤停时间不太长的患者，使直肠温度不超过37℃。④持续时间。应坚持降温到皮质功能恢复，一般需要2～3天，严重者需1周以上，其标志是听觉恢复。复温不可过早，切忌体温反跳。

3. 脱水疗法 为了防止脑水肿，在降温和维持血压平稳的基础上，宜及早应用脱水剂，通常选用呋塞米或20%甘露醇。20%甘露醇250ml静脉注射或快速静脉滴注，30min滴完；呋塞米20mg静脉注射，视病情重复使用。还可选用20%甘露醇和50%葡萄糖交替使用。

4. 促进脑血流再通 复苏早期尽量维持血压正常或稍高于正常，可促进脑内血流再通。适当的血液稀释，使血细胞比容降至0.30左右，以降低血液黏度，防止红细胞及血小板聚集，如应用低分子右旋糖酐等。

5. 应用脑保护药物

（1）促进代谢药物：ATP有助于消除脑肿胀，减轻脑水肿；精氨酸与ATP配合使用，作用更好。其他药物如辅酶A、辅酶Q10、细胞色素C等也可配合应用。

（2）钙通道阻滞药：如尼莫地平、维拉帕米，对缺血-再灌注的脑损伤有保护作用。

（3）氧自由基清除剂：甘露醇、维生素E、维生素C有自由基清除作用，中药如川芎嗪、丹参注射液、参麦注射液等也可抑制自由基触发的脂质过氧化过程，增强脑细胞的抗氧化能力，减少血栓素的产生，减轻再灌注后脑细胞的超微结构损伤。

6. 肾上腺皮质激素 可减轻脑水肿、稳定细胞膜，但应注意不良反应。

7. 高压氧治疗 高压氧既能改善脑细胞的缺氧，促进脑细胞的恢复，又能使脑血管收缩，减少脑部的血流量，减轻脑细胞水肿，降低颅内压，改善脑循环。高压氧对于缺氧性脑损伤的局部供血十分有利，所以有条件者应尽早应用。

（二）加强治疗

任何一个脏器功能衰竭将影响其他脏器的功能，因此在采用特异性脑复苏措施的同时，要对机体其他脏器进行功能监测和支持。

1. 维持循环功能 循环功能的稳定是一切复苏措施能奏效的先决条件，复苏后必须严密监测循环功能。包括监测心电图（ECG）、动脉压、中心静脉压（central venous pressure，CVP）及尿量，根据情况对肺毛细血管楔压（pulmonary capillary wedge pressure，PCWP）、心排血量（cardiac output，CO）、外周血管阻力、胶体渗透压等进行监测，并根据监测结果选择适当的治疗方案。

2. 维持呼吸功能 心搏恢复后，自主呼吸可以恢复，也可能暂时没有恢复，自主呼吸恢复得越早，脑功能越易于恢复。无论自主呼吸是否出现，都应保持呼吸道通畅，并进行持续有效的人工通气，及时监测血气，以促进自主呼吸尽快恢复。二氧化碳分压（$PaCO_2$）应维持在正常水平，尽管过度通气可降低 $PaCO_2$，有利于降低颅内压，但也可引起脑血管收缩而减少脑的血流灌注，进一步加重脑损伤。

3. 防治肾衰竭　心搏骤停时缺氧、复苏时的低灌注、循环血量不足、肾血管痉挛及代谢性酸中毒等，均将加重肾脏负荷及肾损害而发生肾功能不全。最有效的方法是复苏后维持循环稳定、保证肾脏的血液灌注。注意避免使用肾血管严重收缩剂及损害肾功能的药物，及时纠正酸中毒及使用肾血管扩张药等。应监测每小时尿量，并定时检查血常规、尿常规、血尿素氮和肌酐浓度。如患者尿少，应积极查找原因，并做相应的处理。

4. 防治胃肠道出血　应激性溃疡出血是复苏后胃肠道出现的主要并发症，为防止应激性溃疡的发生，应常规应用抗酸药和胃黏膜保护剂。

5. 酸碱平衡监护　心搏呼吸骤停后，由于组织严重缺氧，导致代谢性酸中毒；同时，二氧化碳在体内大量潴留引起高碳酸血症，形成呼吸性酸中毒。这类混合性酸中毒，必须迅速得到纠正，否则会进一步加重颅内循环障碍，并加重对心肌的损害，从而严重影响复苏后心肺脑功能的稳定。因而必须密切观察病情变化，定时并根据病情随时监测血电解质并进行血气分析，及时纠正异常。

6. 控制抽搐　严重脑缺氧后，患者可出现抽搐。频繁的抽搐会加重缺氧性脑损伤，所以必须及时予以控制，临床常用巴比妥类药物。

7. 预防感染　心搏骤停的患者，由于机体免疫功能下降，容易发生全身性感染，因此，复苏后应使用广谱抗生素以预防感染，同时加强护理。

第三节　儿童心肺脑复苏

心搏呼吸骤停是指患儿突然呼吸及循环功能停止。儿童心肺复苏是对心搏、呼吸骤停的患儿迅速恢复其循环、呼吸功能的抢救过程。随着对保护脑功能和脑复苏的重要性认识的深化，将复苏全过程称为心肺脑复苏。

知识链接

成人与儿童生存链的主要区别

成人心搏骤停往往是突然发生的，并且大多数是由心脏问题引发的。然而儿童的心搏骤停通常继发于呼吸衰竭或休克。呼吸衰竭和休克都可能危及生命。预防心搏骤停是儿童生存链的第一个环节。及早识别呼吸系统或循环系统问题并采取适当的治疗措施，可防止病情进展到心搏骤停。及早识别也可以最大限度地增加患儿存活率。

一、病　因

1. 心搏骤停的原因　呼吸功能衰竭或呼吸停止的疾患（如肺炎、窒息、溺水、气管异物等）是导致心搏骤停最常见的原因。此外还包括手术、治疗操作和麻醉意外、外伤及意外、心脏疾病、中毒、低血压、电解质紊乱等。

2. 呼吸骤停的原因　呼吸道梗阻、严重肺组织疾患、意外、中毒、中枢神经系统病变、胸廓损伤、代谢性疾病（低血糖、甲状腺功能减退）、婴儿猝死综合征。

二、发 生 机 制

缺氧、心肌缺血和心律失常是心搏呼吸骤停最常见的三种机制。

三、临 床 表 现

1. **突然昏迷**　一般心脏停搏 8～12s 后出现，可有一过性抽搐。
2. **大动脉搏动消失**　心搏呼吸骤停后颈动脉、股动脉搏动消失。
3. **心音消失**　心脏停搏时心音消失。
4. **呼吸停止**　心脏停搏 30～40s 后呼吸停止，面色灰暗或发绀。
5. **瞳孔扩大**　心脏停搏 30～40s 瞳孔开始扩大，对光反射消失。
6. **心电图**　可见等电位线、电机械分离或心室颤动等。

四、操 作 要 领

心肺复苏操作
视频

凡突然昏迷伴大动脉搏动或心音消失者即可确诊为心搏呼吸骤停。对于心搏呼吸骤停者，现场抢救最重要。强调黄金 4 分钟，即在 4min 内进行基础生命支持，并在 8min 内进行进一步生命支持。复苏过程如下：

（一）基础生命支持

1. **评估判断**　迅速评估现场对施救者和患儿是否安全，检查患儿反应、无呼吸或仅是喘息、在 10s 内判断患儿大动脉搏动消失，应立即启动 EMSS。对于患儿大动脉搏动的判断部位，婴儿检查其肱动脉，儿童检查其颈动脉。

2. **实施 CPR**　新生儿心搏骤停多为呼吸因素所致，其 CPR 程序为 A-B-C。婴儿和儿童 CPR 程序为 C-A-B。

（1）胸外心脏按压（C）：①按压部位：将患儿放置于坚实平坦的表面，对于儿童采用单手或双手按压胸骨下半部（图 6-9、图 6-10），而婴儿胸外心脏按压可采用双指法（按压部位在两乳头连线之间稍下方的胸骨处）或双手环抱拇指法（两手掌及四手指托住两侧背部，双手大拇指按压胸骨下 1/3 处）（图 6-11、图 6-12）。②按压深度：8 岁以下儿童患者按压深度至少为胸廓前后径的 1/3，婴儿约 4cm，儿童约 5cm，不超过 6cm。③按压频率：为 100～120 次 /min。每次按压后使胸廓充分回弹，保持按压连续性（中断时间限制在 10s 以内）。

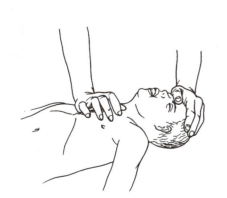

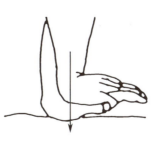

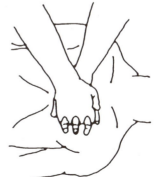

图 6-9　单手按压法（儿童）　　　　图 6-10　双手按压法（儿童或成人）

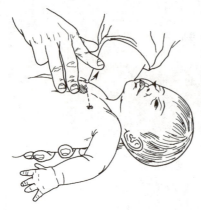

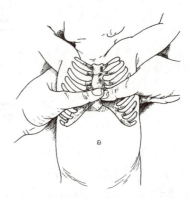

图 6-11   双指法（用于新生儿和婴儿）   图 6-12   双手环抱拇指法（用于新生儿和婴儿）

（2）开放气道（A）：首先清除口、咽、鼻分泌物、异物或呕吐物。开放气道采取仰头抬颏法（图 6-13），用一只手的小鱼际（手掌外侧缘）置于患儿前额，另一手的示指和中指置于下颏将下颌骨上提，使下颌角与耳垂的连线和地面垂直。疑有颈椎损伤者使用托颌法（图 6-14），将双手放置于患儿头部两侧，握住下颌角向上托下颌，使头部后仰程度为下颌角与耳垂连线和地面的夹角成 60°（儿童）或 30°（婴儿）。

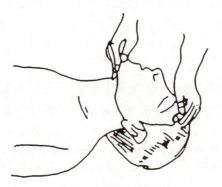

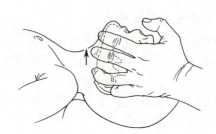

图 6-13   仰头抬颏法   图 6-14   托颌法

（3）人工呼吸（B）：口对口人工呼吸适合于现场急救。婴儿采用口对口鼻人工呼吸，儿童采用口对口人工呼吸。条件允许时可采用辅助通气的方法，如球囊 - 面罩通气，对于有脉搏但呼吸动力缺乏或不足的婴儿和儿童，每 2～3s 通气 1 次（20～30 次 /min）。采用 E-C 手法进行通气（图 6-15）。

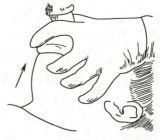

图 6-15   "E-C" 手法面罩通气

注意观察患儿的胸廓起伏情况，了解辅助通气的效果。单人复苏婴儿和儿童时胸外按压与人工呼吸比例为 30 : 2，若双人复苏则为 15 : 2。

（4）儿童心肺复苏的有效指征：可扪及大动脉搏动，口唇及甲床颜色转红，出现自主呼吸，扩大的瞳孔缩小及对光反射恢复，肌张力恢复。

（二）高级生命支持

1. 高级气道通气   包括放置口咽或鼻咽通气道、喉面罩通气道、气管插管、食管气管联合导气管等。

2. 供氧   自主循环未恢复前，需使用 100% 纯氧。开始自主呼吸后动态监测动脉血氧饱和度，逐步调整供氧，保证动脉血氧饱和度≥94%。

3. 建立静脉通路   首选周围静脉通路，必要时同时建立周围静脉和中心静脉通路。如静脉通路不能迅速建立时应建立骨内通路。如果上述通路均无法及时建立，则可采用气管内途径给药。

4. 药物治疗　常用急救药物为肾上腺素，静脉用药剂量为0.01mg/kg（1∶10 000溶液0.1ml/kg），最大剂量为1mg。气管内给药剂量为0.1mg/kg，最大剂量为2.0mg。必要时间隔3～5min重复1次。注意勿与碱性液体同一管道输注。

目前不主张常规给予碳酸氢钠、阿托品和钙剂。由于高血糖和低血糖均可导致脑损伤，危重患儿应床旁监测血糖浓度，及时给予葡萄糖。其他急救药物还包括纳洛酮、腺苷、胺碘酮等。

（三）延续生命支持

延续生命支持即复苏后稳定处理，目的在于保护脑功能，防止继发性器官损害，积极寻找原发病进行病因治疗，力争患儿达到最佳存活状态。主要包括循环系统监护、呼吸系统监护、脑缺氧的监护、肾功能监护及防止继发感染等。

（张豪英）

ER-6-4

扫一扫，测一测

？ **复习思考题**

1. 试述心搏骤停的临床表现。
2. 心肺复苏有效指征有哪些？
3. 试述胸外心脏按压的操作要点。

ER-7-1

PPT课件

ER-7-2

知识导览

第七章 创伤救护

学习目标

掌握创伤的概念、临床表现、救治和护理,创伤现场救护的止血、包扎技术,毒蛇咬伤、狂犬病和烧伤、烫伤的护理评估、护理措施;熟悉创伤的分类,创伤现场救护的体位、固定、搬运技术,毒蛇咬伤、狂犬病和烧伤、烫伤的护理诊断和救治措施;了解创伤的机制、毒蛇咬伤、狂犬病和烧伤、烫伤的病因和发病机制。

第一节 概 述

案例分析

患者,男,30岁,因交通事故致全身多发性创伤2h入院。查体:神志清醒,面色苍白,脉搏108次/min,呼吸20次/min,血压90/60mmHg。右上臂下段开放性软组织损伤,局部有鲜红色搏动性出血,可见骨折端外露,桡动脉搏动消失;腰部压痛、肿胀,L_2平面以下感觉、运动功能消失,排尿失控。

分析:

1. 根据患者发生交通事故的病史,结合查体发现的右上臂及腰部的体征,诊断:右上臂肱动脉出血,右肱骨骨折,脊椎骨折。

2. 立即压迫右侧肱动脉止血,并临时固定,建立静脉通道行抗休克治疗,用硬板担架搬运患者,尽快送至医院进行手术治疗。

当前创伤已成为全球范围内威胁人类健康的第4大因素,是44岁以下青壮年的首位致死原因。在中国,创伤死亡已成为我国第5位死因,是35岁以下居民的第1位死因。因此,提高院前急救水平和规范院内救治流程是降低创伤病死率的关键,积极开展创伤救治与预防是急救医学和急救护理学的重要任务。

创伤的概念有广义和狭义之分。广义的创伤也称为损伤(injury),是指机体受到物理性、化学性或生物性等致伤因素作用后引起的组织结构的破坏和/或功能障碍。狭义的创伤是指机械性致伤因素作用于机体造成的组织结构完整性破坏和/或功能障碍。严重创伤是指危及生命或肢体的创伤,常为多部位、多脏器的多发伤,病情危重,伤情变化迅速,病死率高。

一、创伤分类

创伤所涉及的范围很广,可累及各种组织和器官,部位可遍及全身,可以从不同角度对创伤进行分类。

（一）按致伤因素分类

按致伤因素分为刺伤、坠跌伤、火器伤、冷武器伤、挤压伤、挫伤、烧伤、冻伤、化学伤、放射损伤及多种因素所致的复合伤等。

（二）按损伤类型分类

根据伤后皮肤或黏膜是否完整分为开放性和闭合性创伤。

1. 开放性创伤　指皮肤或黏膜表面有伤口，伤口与外界相交通。常见如擦伤、刺伤、切割伤、裂伤、撕脱伤、火器伤、贯通伤、盲管伤、开放性骨折等。

2. 闭合性创伤　指皮肤或黏膜表面完整，无伤口。常见如挫伤、扭伤、挤压伤、震荡伤、关节脱位或半脱位、闭合性骨折等。

（三）按损伤部位分类

按损伤部位分为颅脑伤、颌面颈部伤、胸部伤、腹部伤、骨盆部伤、脊柱脊髓伤、上肢伤、下肢伤、多发伤等。

（四）按受伤组织与器官的多少分类

根据受伤组织与器官的多少分为单发伤、多发伤。

（五）按伤情轻重分类

1. 轻伤　主要伤及局部软组织，无生命危险，在现场无需特殊处理，或只需小手术。

2. 重伤　伤员暂无生命危险，生命体征基本平稳。应严密观察，力争在伤后12h内处理。

3. 危重伤　伤员有生命危险，需行紧急救命手术或治疗，以及治愈后有严重残疾者。

二、创 伤 机 制

创伤机制是指能量从外界转移到人体造成损伤的过程。能量是导致物理损伤的最主要因素，包括机械能量、热力学能量、电力学能量、化学能量和放射学能量等。

创伤机制还可以根据不同的致伤因素和损伤类型分为爆炸伤、坠落伤、烧伤、刀伤等。爆炸伤的特征是伴随爆炸冲击波，释放出大量的压力和热能。坠落伤易导致椎骨、骨盆、股骨、胫腓骨、踝部、双上肢和双手的骨折。

三、创伤病理生理变化

创伤发生后，在致伤因子的作用下，为维持自身内环境的稳定，机体迅速产生各种局部和全身防御反应。轻者以局部反应为主，严重者局部反应重，全身反应明显且持续时间长。

（一）局部反应

伤后数小时内局部引起红、肿、热、痛的炎症反应，轻重与致伤因素的种类、作用时间、组织损害程度和性质、污染程度和是否存留异物等有关。一般情况下，伤后24～48h达高峰，3～5日后趋于消退，但是广泛而强烈的炎症反应则可引起局部组织张力过大，造成血液循环障碍，发生更多的组织坏死，或因大量血浆渗出而致血容量减少，最终阻碍创伤的修复。

（二）全身反应

全身反应是致伤因素作用于人体后引起的一系列神经内分泌活动增强，并由此引发的各种功能和代谢改变的过程，是一种非特异性应激反应。

1. 神经内分泌系统变化　创伤发生后，交感神经-肾上腺髓质系统和下丘脑-垂体-肾上腺皮质系统分泌大量的儿茶酚胺、肾上腺皮质激素、血管升压素、生长激素和胰高血糖素；同时肾素-醛固酮系统也被激活。3个系统相互协调，共同调节全身各器官功能和代谢，动员机体的代偿能力，对抗致伤因素的损害作用，保证重要脏器的有效灌注。

2. 代谢变化　主要表现为能量物质分解增多，合成减少，机体处于高分解代谢、高能量消耗状态，一般持续 14～21 天。可出现基础代谢率增高，能量消耗增加，糖、脂肪、蛋白质分解加速，糖异生增强，水电解质代谢紊乱。

3. 免疫功能改变　表现为免疫功能抑制或过度的炎症反应损害。失控或过度反应可导致全身炎症反应综合征（SIRS），SIRS 进一步发展为 MODS。同时，严重创伤还可抑制机体免疫功能，使机体容易发生继发性感染和脓毒症，是创伤后期的主要死因。

4. 体温变化　伤后部分炎症介质作用于体温中枢导致发热；并发感染时体温明显增高；深度休克抑制体温中枢时体温升高。体温中枢受损严重可发生体温过低。

四、创伤临床表现

创伤的原因、部位、程度不同，其临床表现各异。创伤共有的一些症状和体征包括：

1. 局部表现

（1）疼痛：疼痛的程度与创伤程度、部位、性质、范围、炎症反应强弱等因素相关。活动时疼痛加剧，制动后减轻，创伤所致的疼痛一般在 2～3 日后缓解。疼痛对伤情判断有意义，在诊断明确前应慎用麻醉性止痛药。

（2）肿胀：为局部出血和／或炎性渗出所致。常伴有皮肤青紫、瘀斑、血肿，伤后 2～3 日达到高峰。

（3）功能障碍：组织结构破坏、疼痛、肿胀等原因所致。

（4）伤口和出血：为开放性创伤所共有，出血量因损伤的血管性质和管径大小而定。

2. 全身表现

（1）体温升高：由损伤部位的血液及其他组织成分的分解产物吸收引起，体温一般不超过 38.5℃，并发感染时可出现高热。

（2）生命体征改变：受伤后心率和脉搏增快，舒张压升高，收缩压接近正常或稍高，脉压缩小；若发生大出血或休克，则血压降低，脉搏细弱。一般的创伤呼吸多无明显改变，较重的创伤常出现呼吸加快。

3. 并发症

（1）感染：为最常见的并发症，开放性伤口易发生感染。感染的伤口可有疼痛、红肿、触痛、脓性分泌物，可有体温升高和中性粒细胞增多，严重时可导致脓毒症而危及生命。

（2）休克：早期常为失血性休克，晚期由于感染发生可导致脓毒症，甚至发生感染性休克。休克是重度创伤患者死亡的常见原因。重度创伤并发感染和／或休克还可继发多器官功能障碍综合征。

知识链接

多发伤、多处伤、复合伤和联合伤的区别

　　多发伤：指在同一致伤因素作用下，人体同时或相继有两个或两个以上的解剖部位的损伤，其中至少一处损伤危及生命。

　　多处伤：指同一解剖部位发生两处或两处以上的创伤，如一个肢体有两处以上的骨折，一个脏器有两处以上的裂伤。

　　复合伤：指两种或两种以上不同性质的致伤因素同时或相继作用于人体所造成的损伤。复合伤的基本特点是多以一伤为主，其主要致伤因素在疾病的发生、发展中起着主导作用。伤情易被掩盖，多有复合效应，使整体伤情变得更为复杂。

　　联合伤：是指创伤造成膈肌破裂，既有胸部伤，又有腹部伤，又称胸腹联合伤。因为有时腹部伤是否累及胸部或胸部伤是否累及腹部在诊断上很困难，因此，往往把此两处伤称为联合伤，从广义上讲联合伤亦称多发伤。

五、创伤救治与护理

创伤患者一般有伤情复杂、病情变化迅速、病死率高等特点,加之救护现场情况错综复杂,故应争分夺秒地进行有效救护,为后续救护赢得时机,对提高救护质量具有重要意义。

(一)现场救护

1. 现场救护措施

救治的工作原则是保存生命第一,恢复功能第二,顾全解剖完整性第三。

(1)脱离危险环境:救护人员到达现场后,应使患者迅速安全地脱离危险环境。注意搬运患者时动作要轻稳,切忌将伤肢从重物下强拉出来,避免再损伤或继发性损伤的发生。

(2)现场评估:现场评估患者受伤的原因、暴力情况、详细时间、受伤时体位、神志、出血量等,以便判断伤情和采取相应的救护措施。经评估后必须优先抢救的急症包括心搏骤停、窒息、活动性大出血、开放性或张力性气胸、休克、腹腔内脏脱出等。

(3)心肺复苏:如有心搏骤停者,应立即实施心肺复苏。

(4)保持呼吸道通畅:呼吸道梗阻或窒息是患者现场死亡的主要原因。应及时清除口咽部的血块、呕吐物、分泌物等,将患者置于侧卧位,或头偏向一侧,以保持呼吸道通畅。

(5)处理活动性出血:控制明显的外出血,是减少现场死亡的最重要措施。最有效的紧急止血法是加压止血法,但对出血不止的四肢大血管破裂,则可用橡皮止血带或充气止血带止血,紧急情况下可用布性止血带止血。使用止血带止血时,一般每隔 0.5~1h 放松 2~3min,避免引起肢体缺血性坏死。

(6)伤口处理:伤口用无菌敷料覆盖,如现场没有无菌敷料,可暂时用洁净的布类物品代替,然后用绷带或布条包扎伤口。创面中外露的骨折端、内脏、脑组织等禁忌回纳入伤口内,以免加重损伤,但要注意保护。伤口内异物或血凝块不要随意清除,以免再度发生大出血。

(7)抗休克治疗:快速建立静脉通道及时补充液体,采取有效的止血措施,防止和纠正因创伤和失血导致的休克。

2. 现场救护技术 创伤患者现场急救的主要技术包括止血、包扎、固定和搬运。对于四肢骨折的患者,可用夹板,也可用躯体或健肢固定骨折肢体,同时注意观察远端血运。疑有脊柱骨折患者的搬运,应三人以平托法或滚动法将患者平卧于硬板床上,以防止脊髓损伤。

(二)转运途中的救护

患者在现场经初步急救处理后,应尽快转运到医院,使其得到进一步的专科治疗和护理,以降低病死率和伤残率。选用合适的转运工具,迅速、正确地搬运患者以确保患者安全,转运过程中应严密观察患者病情变化,如发现异常应及时处理。转运途中,患者的头部应朝后,避免脑缺血导致突然死亡。胸部损伤较重的患者,宜取伤侧向下的低斜坡卧位,以利健侧呼吸。

(三)院内救护

院内创伤患者的救护目的是维持生命、最大限度减轻创伤和防治并发症。

1. 体位 根据病情采取合适的体位,并有利于患者呼吸和促进伤处静脉回流。避免过多地搬运创伤患者。

2. 保证各种管道的通畅 患者因病情的需要,建立各种管道。比如建立 2~3 条静脉通路,以保证用药及抗休克治疗;行气管插管或气管切开,以维持患者的呼吸;留置导尿,以便观察患者休克变化等。

3. 病情监测 密切观察患者的生命体征和神志变化,同时要进行血流动力学的监测,并及时了解呼吸功能及血气分析结果。

4. 器官功能的维护 除积极处理创伤局部外,还应密切观察其对全身的影响,并采取相应的措施防治休克和多脏器功能不全,同时加强对重要脏器功能的监测。

5. 创面的护理　闭合性软组织损伤,发生在四肢部位的应抬高患肢15°～30°,以减轻肿胀和疼痛;早期行局部冷敷,12h后可热敷或理疗,以利于炎症的消退。开放性创伤,应尽早施行清创处理,根据伤情选用敏感的抗生素预防感染,用破伤风抗毒素预防破伤风。清创术应争取在伤后6～8h内施行,但对污染轻、头面部的伤口,早期已应用有效抗生素等情况,清创缝合的时间可延长至伤后12h。

6. 协助医生做好检查和手术准备　遵照医嘱及时协助医生通知相关科室会诊,配合医生做好各种操作的准备。需要手术者要及时采血备血,并做好术前准备工作。

7. 心理护理　了解患者的心理,帮助其面对压力,增强信心,缓解紧张、恐惧、焦虑的情绪。

拓展阅读

创伤救护"黄金时间"

近些年,创伤救护"黄金时间"观念逐渐引起人们的重视。创伤救护存在着"窗口期",目前认为创伤后死亡有3个高峰时段:伤后几秒钟到几分钟为第1死亡高峰,约占死亡人数的50%,也称为现场死亡或即刻死亡。心脏破裂、严重的脑或脑干损伤、大出血等为主要死亡原因。伤后几分钟到几小时内为第2死亡高峰,约占死亡人数的30%。颅内血肿、血气胸、肝脾破裂、大出血等为主要死亡原因。伤后数天到数周内(通常在1～4周内)为第3死亡高峰,约占死亡人数的20%。严重感染、多器官功能障碍综合征等为主要死亡原因。严重创伤后第1～2死亡高峰中死亡占比较大,特别是数分钟到1小时的死亡率较高,患者生存的时间窗很窄,救护上稍有延误将导致严重后果。创伤后1h内为创伤救护最佳时间,称为黄金1小时,该时间段称为"黄金时间"。在危及生命的严重创伤黄金1h内,如能在4min内开展有效的心肺复苏、10min内解除窒息和控制出血、30min内控制休克、1h内开展确定性救命手术,将最大程度挽救患者的生命。呵护患者生命的背后是一群默默无闻、无私奉献的医务人员。"敬佑生命、救死扶伤、甘于奉献、大爱无疆"是新时代医疗卫生的职业精神。我们医务工作者应全心全意为人民服务,特别是在严重创伤发生时,应临危不惧、义无反顾、勇往直前、舍己救人,为广大人民群众提供最好的卫生与健康保障。

第二节　创伤现场救护技术

体位、复苏及通气、止血、包扎、固定和搬运是创伤现场救治的基本技术,医护人员务必熟练掌握,以便对伤病员实施有效的救治。创伤救治必须在创伤现场尽快实施,救治越早,转送越快,对于提高救治成功率、减少伤残率就越有利。创伤现场急救原则是:先抢后救;先重后轻;先急后缓;先近后远;先止血后包扎,再固定后搬运。

一、体　位

根据病情取合理的体位:对意识丧失或昏迷者,应将头偏向一侧,防止舌后坠或呕吐物等堵塞呼吸道引起窒息。对一般重症患者,根据受伤部位不同协助患者取合理体位:如休克患者取中凹卧位;被毒蛇咬伤下肢时,要使患肢放低,以减慢毒素的扩散;腹痛者,双膝屈曲,以放松腹肌;脚扭伤时,应抬高患肢,以利于血液回流等;疑有颈椎或脊柱、骨盆骨折者宜平卧于硬板床上。

二、复苏与通气

见第六章。

三、止 血

急性创伤性大出血是伤后早期死亡的主要原因之一。正常成人全身血容量占体重的7%～8%，即体重50kg的人约有3 500～4 000ml血液。失血量≤10%（约400ml），可能有轻度的头昏、交感神经兴奋症状或无任何反应；失血量达20%左右（约800ml），会出现失血性休克的症状，如血压下降，脉搏细速，肢端厥冷，意识模糊等；失血量≥30%，患者可发生严重的失血性休克，不及时抢救，短时间内可危及伤病员的生命或产生严重的并发症。因此，在保证呼吸道通畅的同时，应及时准确地进行止血。

根据血管性质不同可将出血分为动脉出血、静脉出血和毛细血管出血。动脉出血呈喷射状，出血速度快，色鲜红，出血量大，最为危险，需尽快止血。静脉出血呈较缓慢流出，色暗红，量中等，比动脉出血易控制。毛细血管出血呈小点状的红色血液，从伤口表面渗出，看不见明显的血管出血，可自行凝固止血，危险性小。根据出血部位不同，可分为内出血和外出血。内出血指血液流向体腔或组织间隙；外出血指血液自创面流出体外。我们通常所说的止血，主要适用于外出血。临床上常用的止血方法有指压止血法、加压包扎止血法、止血带止血法和填塞止血法等。

（一）指压止血法

1. 适应证与操作方法 指压止血法适用于中等或较大的动脉出血。常见部位止血方法有：

（1）头面颈部出血

1）头顶部出血：压迫伤侧耳前正对下颌关节处的搏动点（颞浅动脉），将动脉压向颞骨（图7-1-A）。

2）颜面部出血：压迫伤侧下颌骨下缘与咬肌前缘的搏动点（面动脉），将动脉压向下颌骨（图7-1-B）。

3）头颈部出血：压迫伤侧气管外侧与胸锁乳突肌前缘中点之间的强搏动点（颈总动脉），用力向后压向第五颈椎横突处。禁止同时压迫双侧颈总动脉，以免引起脑缺氧（图7-1-C）。

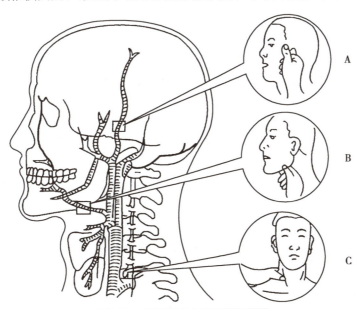

图7-1 头颈部出血常用指压部位
A. 压迫颞浅动脉；B. 压迫面动脉；C. 压迫颈总动脉

4）头后部出血：压迫伤侧耳后乳突下稍后方的搏动点（枕动脉），将动脉压向乳突（图7-2）。

（2）上肢出血

1）肩部、腋部、上肢出血：压迫伤侧锁骨上窝中部的搏动点（锁骨下动脉），将动脉压向第1肋骨（图7-3-A）。

2）上臂止血：外展上肢90°，用拇指将腋窝中点的腋动脉压向肱骨头一侧（图7-3-B）。

3）前臂止血：压迫伤侧上肢肱二头肌内侧沟中部的搏动点（肱动脉），将动脉压向肱骨干（图7-3-C）。

4）手掌出血：压迫伤侧手掌腕横纹稍上方的内、外侧搏动点（尺、桡动脉），将动脉分别压向尺骨和桡骨（图7-3-D）。

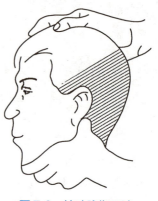

图7-2　枕动脉指压法

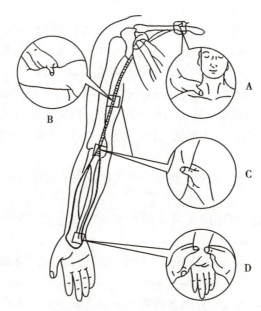

图7-3　上肢出血常用指压部位

A. 压迫锁骨下动脉；B. 压迫腋动脉；C. 压迫肱动脉；D. 压迫尺、桡动脉

5）手指出血：用拇指和示指分别压迫手指根部两侧的指动脉。

（3）下肢出血

1）大腿出血：压迫伤侧下肢腹股沟中点稍下方的强搏动点（股动脉），用拳头或双手拇指交叠用力将股动脉压向耻骨上支（图7-4-A、图7-4-B）。

2）小腿出血：压迫伤侧下肢腘窝中部腘动脉（图7-4-C）。

3）足部出血：压迫伤侧足背中部近脚腕处的搏动点（胫前动脉）和伤侧足跟内侧与内踝之间的搏动点（胫后动脉）（图7-4-D）。

2. 注意事项　此法只适用于短时急救，压迫时间不宜过长。在指压止血的同时必须做好进一步处理的准备，如止血带止血、加压包扎等方法。

（二）加压包扎止血法

加压包扎止血法适用于体表及四肢的小动脉、中小静脉或毛细血管出血，先用纱布、棉垫、绷带、布类等做成垫子放在伤口的无菌敷料上，再用绷带或三角巾加压包扎。

（三）填塞止血法

填塞止血法应用范围较局限。适用于腋窝、肩部、大腿根部出血，用指压法或包扎法难以止血时使用。用无菌敷料填入伤口内，外加大块敷料加压包扎，松紧度以能达到止血目的为宜。

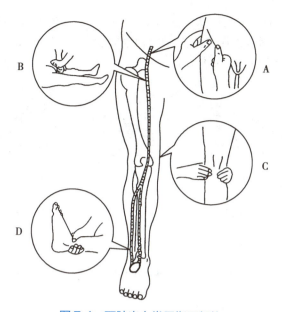

图 7-4 下肢出血常用指压部位

A、B. 压迫股动脉；C. 压迫腘动脉；D. 压迫胫后动脉

（四）止血带止血法

1. 适应证与操作方法 止血带止血法一般只适用于四肢大动脉出血或采用加压包扎后不能有效控制的大出血。使用不当会造成更严重的出血或肢体缺血坏死。使用止血带时一定要用衬垫保护局部软组织。常用的止血带止血法有：

（1）布带止血带止血法：用三角巾、布带、毛巾、衣袖等平整地在加有布垫的肢体上缠绕一圈，两端向前拉紧打活结，并在一头留出一小套，用木棒、筷子、笔杆等细杆状物插进带圈内绞紧固定（图 7-5）。此方法简便，止血可靠，但这类止血带无弹性，使用时应特别注意肢端循环状况。

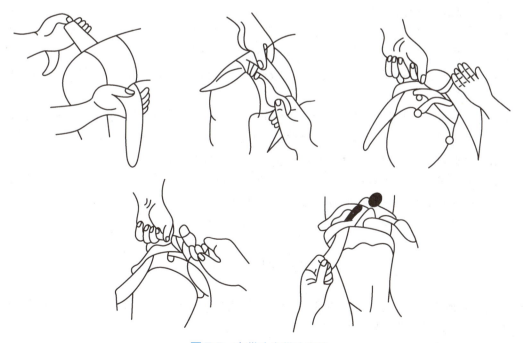

图 7-5 布带止血带止血法

（2）橡皮止血带止血法：在肢体伤口的近心端，用棉垫、纱布、毛巾或衣物等缠绕肢体作为衬垫，以拇指、示指和中指固定止血带的头端，将长的尾端绕肢体2～3圈后用示指和中指夹住尾端后将尾端从止血带下拉出固定（图7-6）。

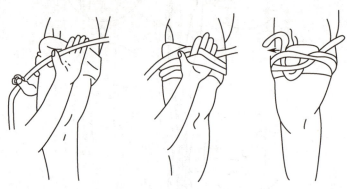

图7-6　橡皮止血带止血法

（3）卡式止血带止血法：将松紧带绕肢体一圈，然后把插入式自动锁卡插入活动锁紧开关内，一只手按住活动锁紧开关，另一手紧拉松紧带，直到不出血为止。放松时向后扳放松板，解开时按压开关即可。

（4）充气止血带止血法：此方法是根据血压计原理设计，有压力表指示压力大小。因压力均匀，止血效果较好。将压力袖带绑在伤口的近心端，充气后起到止血作用。

2. 注意事项

（1）部位准确：止血带应扎在伤口近心端，尽量靠近伤口。

（2）压力适当：止血带的标准压力包括上肢为33.3～40.0kPa（250～300mmHg），下肢为40.0～66.7kPa（300～500mmHg），无压力表时以刚达到远端动脉搏动消失、出血停止的最松状态为宜。

（3）下加衬垫：止血带不能直接扎在皮肤上，应先用棉垫、三角巾、毛巾或衣服等平整地垫好，避免止血带勒伤皮肤。

（4）定时放松：应每隔0.5～1h放松止血带一次，放松时间约2～3min，放松期间可用指压法临时止血。再次结扎时，应更换结扎部位，可在略高的平面上扎止血带。

（5）标记明显：要在伤病员手腕或胸前衣服上做明显标记，注明止血带应用的时间，以便后续救护人员继续处理。

（6）控制时间：运用止血带止血法的总时间不应超过5h。长时间运用该止血法可导致远端组织缺血、缺氧，产生大量组胺类毒素，突然松解止血带时，毒素吸收可引起"止血带休克"，甚至急性肾衰竭。时间过长且远端肢体已有坏死征象者，应立即行截肢术。

（7）缓慢松解：当出血停止或减少，应缓慢松解止血带，防止肢体突然增加血流而损伤肢体血管（尤其是毛细血管），或影响全身血液的重新分布，甚至导致血压下降。有条件的情况下，松解止血带前要先补充血容量，做好纠正休克和其他止血方法的准备。

四、包　　扎

包扎是外伤现场应急处理的基本措施之一，包扎的目的是保护创口、减少污染；固定骨折、关节和敷料；压迫止血；减轻疼痛等。

（一）适应证

体表各部位的伤口（除暴露疗法），经止血处理后均需作现场包扎。

（二）操作方法

包扎前要用无菌敷料覆盖创面，包扎时要求动作快、准、轻、牢。快——包扎动作迅速敏捷；准——包扎部位要准确；轻——包扎动作要轻，不要碰撞伤口，以免增加伤口的疼痛和流血；牢——包扎牢靠，松紧适宜。临床常用包扎材料有三角巾及绷带等，也可就地取材，用衣裤、布带、毛巾、手帕等代替。

ER-7-3
绷带包扎视频

1. 绷带包扎法 常用的基本包扎方法有6种，根据包扎部位形状的不同而采用合适的方法：

（1）环形包扎法：是绷带包扎中最基本、最常用的方法，适用于包扎的开始与结束以及包扎粗细均匀部位时，如腕、颈、胸、腹等部位的伤口。将绷带做环形的重叠缠绕，下一圈将上一圈绷带完全遮盖。为使固定更为牢靠，可先将第一圈前端稍呈斜状，然后将斜向上的前端反折，压于第二与第三环形圈之间，接着环绕数周后固定（图7-7-A）。

（2）蛇形包扎法：适用于临时简单固定夹板或敷料。先将绷带以环形法缠绕数周后，以绷带宽度为间隔，斜行环绕肢体包扎，各周互不遮盖（图7-7-B）。

（3）螺旋形包扎法：适用于上臂、手指、躯干、大腿等直径相近部位的包扎。先将绷带以环形法缠绕数周后，稍微倾斜螺旋向上缠绕，每周遮盖上一周的1/3～1/2（图7-7-C）。

（4）螺旋反折包扎法：适用于直径大小明显不等的部位，如前臂、小腿等。在螺旋形包扎法的基础上，每周缠绕时均将绷带向下反折成等腰三角形，并遮盖上一周的1/3～1/2，反折部位应相同，使之成一直线，注意不可在伤口上或骨隆突处反折（图7-7-D）。

（5）"8"字形包扎法：适用于屈曲的关节或直径不一致的部位，如肩、髋、膝等。在伤处上下，将绷带自下而上，再自上而下，重复做"8"字形旋转缠绕，每周遮盖上一周的1/3～1/2（图7-7-E）。

（6）回返式包扎法：适用于头顶部、指端、截肢残端。先将绷带以环形法缠绕数圈，由助手在后部将绷带固定，反折后绷带由后部经肢体顶端或截肢残端向前，也可由助手在前部将绷带固定，再反折向后。如此反复包扎，每一来回均需覆盖前一次的1/3～1/2，直到包住整个伤处顶端，最后将绷带再缠绕数圈把反折处压住固定（图7-7-F）。

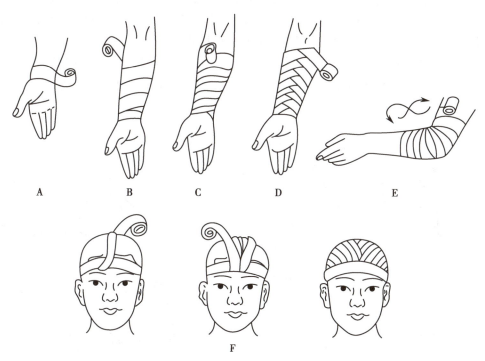

图 7-7 绷带包扎法
A. 环形包扎法；B. 蛇形包扎法；C. 螺旋形包扎法；D. 螺旋反折包扎法；
E. "8"字形包扎法；F. 回返式包扎法（头部）

2. 三角巾包扎法   三角巾的应用广泛,适用于现场急救。常用部位的三角巾包扎法有:

(1)头顶帽式包扎法:将三角巾底边向上反折约两指宽,盖住头部,在眉上、耳上,把两底角和顶角在枕后交叉,回额中央打结(图7-8)。

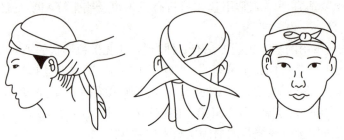

图7-8   头顶帽式包扎法

(2)头、耳部风帽式包扎法:在三角巾顶角、底边中央各打一结成风帽状。顶角结置于额前,底边结置于枕后,包住头部,向下拉紧两底角,将底边向外反折交叉包绕兜住下颌(图7-9)。

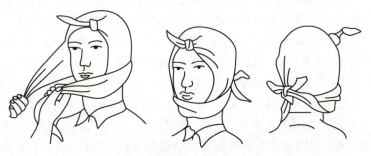

图7-9   头、耳部风帽式包扎法

(3)下颌部包扎法:将三角巾底折成约四指宽的带状,留出顶角系带置于枕后,两端经耳下往前,一端包裹下颌至对侧耳前与另一端交叉,两端分别经耳前与下颌部拉至头顶,与顶角系带一起在头顶打结(图7-10)。此方法亦可用于下颌骨骨折的临时固定。

(4)面部面具式包扎法:将三角巾顶角打结,放于头顶上,罩住面部(可在鼻孔、眼睛、口腔处各剪一个小口),左右两底角拉到枕后交叉,再绕至颈部打结(图7-11)。常用于面部烧伤或有较广泛软组织损伤的包扎。

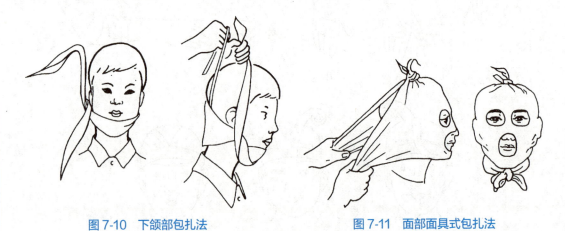

图7-10   下颌部包扎法   图7-11   面部面具式包扎法

(5)眼部包扎法:包扎单眼时,将三角巾折叠成4指宽的带状,将2/3向下斜置覆盖伤眼,较长的下端从伤侧耳下绕至枕后,经健侧耳上拉至前额与另一端交叉反折绕头一周,于健侧耳上打结固定（图7-12）。包扎双眼时，将带状三角巾的中央置于枕部，两底角分别经耳下拉向眼部，在鼻梁处左右交叉各包一只眼，呈"8"字形经两耳上方在枕部交叉后打结固定（图7-13）。

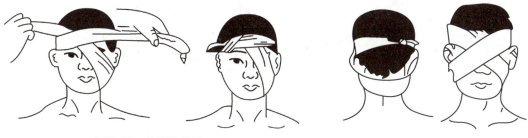

图 7-12　单眼包扎法　　　　　　　　图 7-13　双眼包扎法

（6）燕尾巾肩部包扎法：单肩包扎时，将三角巾折成约80°夹角的燕尾巾，向后的一角大于向前的一角并压住前角，夹角朝上放于伤侧肩上，燕尾底边绕上臂在腋前方打结，将燕尾两角分别经胸、背部拉到对侧腋下打结（图7-14）。双肩包扎时，则将三角巾折叠成两尾角等大的燕尾巾，夹角朝上，对准颈后正中，左右双燕尾由前向后分别包绕肩部至腋下，下燕尾底角打结固定（图7-15）。

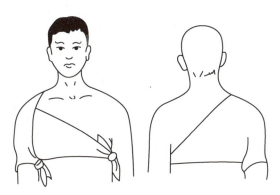

图 7-14　单肩燕尾巾包扎法

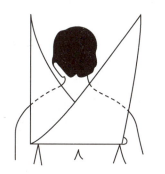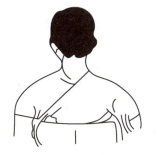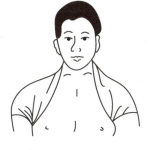

图 7-15　双肩燕尾巾包扎法

（7）胸（背）部包扎法

1）三角巾包扎法：将三角巾底边向上反折约两指，底边中央位于伤口下方，三角巾的中部覆盖胸部伤口，顶角越过伤侧肩垂于背后，两底边拉至背后打结，再与顶角系带一起打结固定（图7-16）。

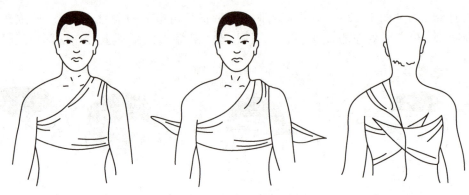

图 7-16　胸部三角巾包扎法

2）燕尾巾包扎法：将三角巾折成燕尾巾，并在底部反折一道，横放于胸部，两角向上，分放于两肩上并拉至颈后打结，再用顶角带子绕至对侧腋下打结（图 7-17）。

包扎背部的方法与胸部相同，只是位置相反，打结于胸前。

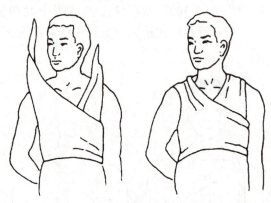

图 7-17　胸部燕尾巾包扎法

（8）腹部、臀部包扎法

1）腹部三角巾包扎法：三角巾顶角朝下，底边横放于脐部并外翻 10cm 宽，拉紧底角至腰背部打结，将通过会阴部的三角巾剪一裂孔，顶角经会阴拉至臀上方，与底角结打结固定。此法也可用于臀部，只是位置相反。

2）双臀蝴蝶巾包扎法：用两块三角巾连接成蝴蝶巾，将打结部放在腰骶部，底边的上端在腹部打结后，下端由大腿后方绕向前，与各自的底边打结。

（9）四肢包扎法

1）上肢三角巾包扎法：将三角巾一底角打结后套在伤侧手上（结的余头留长些以备打结用），另一底角沿手臂后侧经背部拉至对侧肩上，顶角包裹伤肢并用系带绕伤肢固定，包裹好的前臂屈至胸前，拉紧两底角于对侧肩颈部打结固定（图 7-18）。

2）上肢悬吊包扎法：将三角巾平铺于患者胸前，顶角对肘部，底边一端置于健侧肩部，屈曲伤侧肘部约 80°，将前臂放于三角巾上，然后将三角巾向上反折，使底边另一端越过伤侧肩部，两端底边在背后打结固定，再将三角巾顶角折平用安全针固定，此为大悬臂带（图 7-19）。也可将三角巾叠成带巾，将伤肢屈肘 80° 悬吊，两端打结于颈后，此为小悬臂带。

3）手（足）三角巾包扎法：将手或足平放于三角巾中央，底边位于腕（踝）部，手指或脚趾对着三角巾的顶角，将顶角提起盖住手（足）背，折叠两侧的三角巾使之符合手（足）的外形，然后拉两底角在手（足）背交叉压住顶角，再绕至腕（踝）部打结（图 7-20）。

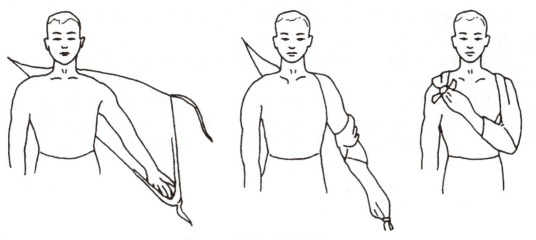

图 7-18　上肢三角巾包扎法

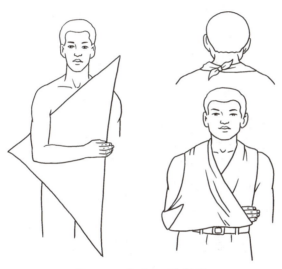

图 7-19　上肢悬吊包扎法

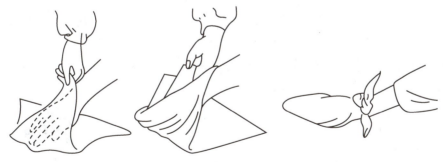

图 7-20　手(足)三角巾包扎法

4)膝、肘部三角巾包扎法:包扎膝、肘部时,将三角巾折叠成比伤口稍宽的带状,斜放于伤口处,两端压住上下两边绕肢体一周,在肢体内侧或外侧打结固定。

(三)注意事项

1. 包扎前先简单清创　包括止血、去除异物、清洁消毒伤口、覆盖无菌敷料。

2. 选择适宜包扎用物　根据包扎部位和伤口的大小,选择宽度适宜的绷带、多头带或三角巾等,且要求其干燥、清洁。

3. **体位安置要舒适** 包扎时，患者可取坐位或卧位；需要抬高肢体时，应放置适当的扶托物；包扎后，肢体应保持功能位置。

4. **使用合适的衬垫物** 皮肤皱褶处如腋下、乳下、腹股沟等骨隆突处，应用棉垫或纱布保护，防止局部皮肤受压，甚至发生压疮。

5. **规范包扎** 一般自下而上、由左向右，从远心端向近心端包扎，指（趾）端应外露，以利于静脉血液的回流及观察肢体血运情况。打结时，应避开伤口、骨隆突处或易于受压的部位。

6. **松紧要适宜** 包扎时不可过紧，以免妨碍血液循环；也不可过松，以免脱落或移动。松紧适宜的度，以能扪及远端动脉的搏动为准。

7. 解除绷带时，先解开固定结或取下胶布，然后以两手互相传递可松解。紧急时或绷带已被伤口分泌物浸透干涸时，可用剪刀剪开。

五、固　　定

现场明确诊断有骨折或高度怀疑有骨折者，急救时均应采取临时固定的方法，其目的是：①减少伤部活动，避免骨折断端因摩擦而损伤血管、神经；②减轻疼痛，防治休克，便于患者的转运。临时固定是创伤急救的应急措施，并不是骨折复位，有条件时应尽快进行确定性治疗。

（一）适应证
创伤骨折者现场急救。

（二）常见骨折固定方法

1. **颈部骨折的固定** 怀疑有颈椎骨折、颈髓损伤的患者一定要做好颈部的固定，即颈托的使用。颈髓损伤后，因延髓呼吸中枢受损或受刺激而致呼吸抑制，在急救现场没有颈托的情况下可以用沙袋、盐袋或衣物固定于患者颈部两侧，限制头部的前后左右晃动（图7-21）。

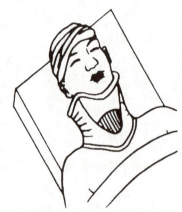

图7-21　颈椎骨折的固定

2. **锁骨骨折的固定** 如仅一侧锁骨骨折，用三角巾把患侧手臂悬兜在胸前，限制上肢活动即可。双侧锁骨骨折，可在患者背后放一"T"字形夹板，然后在两肩及腰部各用绷带包扎固定。若无夹板，可用毛巾或敷料垫于两腋前上方，将三角巾折叠成带状，两端分别置于两肩呈"8"字形，拉紧三角巾的两头在背后打结，尽量使两肩后展（图7-22）。

3. **上臂骨折的固定** 取长、短两块夹板，先垫上衬垫，再将长夹板放于上臂的后外侧，短夹板放于前内侧（如只有一块夹板时则放在上臂后外侧），用绷带或三角巾将上下两端扎牢固定，肘关节屈曲90°，前臂用悬臂带吊起（图7-23）。

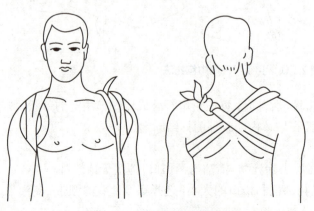

图7-22　锁骨骨折的固定

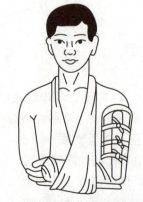

图7-23　上臂、前臂骨折夹板固定

4. 前臂骨折的固定 将夹板放在骨折上臂的外侧，用绷带固定；再固定肩肘关节，用一条三角巾折叠成燕尾式悬吊前臂于胸前，另一条三角巾围绕患肢于健侧腋下打结（图7-23）。

5. 大腿骨折的固定 伤病员仰卧，伤腿伸直。用两块夹板放于大腿内、外侧。外侧夹板由腋窝到足跟，内侧夹板由腹股沟到足跟（只有一块夹板则放于外侧），将健肢靠向伤肢，使两下肢并列，两脚对齐。先在关节及空隙部位加垫，再用五至七条三角巾或布带将骨折上下两端先固定，然后分别在腋下、腰部、膝、踝关节等处扎牢固定（图7-24）。无夹板时可采用健肢固定，用三角巾、腰带、布带等把两下肢固定在一起，两膝和两踝之间要垫上衬垫。

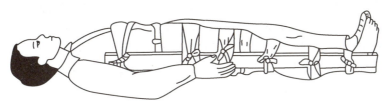

图7-24 大腿骨折夹板固定

6. 小腿骨折的固定 用长度由足跟至大腿中部的两块夹板，分别置于小腿内外侧，再用三角巾或绷带固定（图7-25）。亦可用健肢固定法固定（图7-26）。

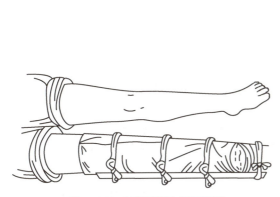
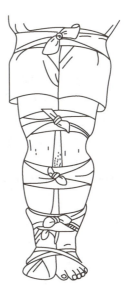

图7-25 小腿骨折夹板固定法   图7-26 小腿骨折健肢固定法

7. 脊柱骨折的固定 将伤员仰卧于木板床上，用绷带将胸、腹、髂、踝等固定于木板上（图7-27）。

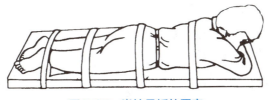

图7-27 脊柱骨折的固定

8. 骨盆骨折的固定 先将骨盆用三角巾或大块包扎材料做环形包扎后，让伤病员仰卧于门板或硬质担架上，膝微屈，膝下加垫。

（三）注意事项

1. 止血包扎再固定　对于各部位的骨折，其周围软组织、血管、神经可能有不同程度的损伤，或有体内器官的损伤，应先行止血、包扎，然后再固定骨折部位；若有休克，应先行休克处理。

2. 就地取材要记牢　在院外时，可以灵活选择材料当作夹板，如竹板、树枝，甚至是报纸、书本、雨伞都可以。还可以直接用伤病员的健侧肢体或躯干进行临时固定。

3. 上下关节固定牢　夹板固定时，其长度与宽度要与骨折的肢体相适应，长度必须超过骨折上、下两个关节，即"超关节固定"原则；固定时除骨折部位上、下两端外，还要固定上、下两个关节。

4. 骨突部位要加垫　夹板不可与皮肤直接接触，其间应用棉垫或其他软织物衬垫，尤其是夹板两端、骨隆突处以及悬空部位应加厚衬垫，防止局部组织受压或固定不稳。

5. 固定松紧要适宜　以免影响血液循环或固定不牢。肢体骨折固定时后应将其抬高，并将指（趾）端露出，以便随时观察末梢血液循环情况，如发现指端苍白、发冷、麻木、疼痛、水肿或青紫时，说明血液循环不良，应立即松开检查并重新固定。

6. 功能位置要放好　现场救护固定的目的是防止骨折断端移位，而不是复位。如受伤部位出现畸形，不可随便矫正拉直，以免加重损伤；在处理开放性骨折时，不能将外露的骨折断端送回伤口，防止造成严重感染。固定后避免不必要的搬动，不可强制活动。

六、搬　运

患者经现场救护后，需要安全搬运和转送，其目的是及时、迅速、安全地将患者搬至安全地带，防止加重损伤。搬运的方法包括徒手搬运和担架搬运。现场搬运多为徒手搬运，也可用一些专用搬运工具或临时制作的简单搬运工具。

（一）适应证

适用于转移活动受限的伤病员。

（二）搬运方法

1. 担架搬运法　担架是院外救护搬运患者最常用的工具，适用于病情较重、搬运路途较长的伤病员。担架搬运的操作要领为伤病员上担架时，要由3~4人分别用手托伤病员的头、胸、骨盆和腿，动作一致地将伤病员平放到担架上，并加以固定。下肢骨折伤病员可用普通担架搬运；脊柱骨折时则要用硬担架或木板，并要填塞固定；颈椎和高位胸脊椎骨折时，除要填塞固定外，还要使用颈托，由专人牵引头部，避免晃动。

2. 徒手搬运　适用于现场无担架、转运路途较近、伤病员病情较轻的情况。

（1）单人搬运法

1）拖运法：患者平躺，两臂弯曲，放于胸前。搬运者蹲在患者头前方，双手托住患者腋下，使患者的头依附在救护人员的前臂上，向后用力拖患者在地面上平移，直至拖行出危险区（图7-28）。

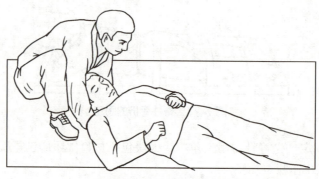

图7-28　拖运法

2）扶持法：救护者一手扶住患者腰部，另一手拉住患者搭在救护者肩部的手，使患者依靠救护者的身体行走（图7-29）。

3）抱持法：救护者站于患者一侧，一手托其背部，一手托其大腿将患者抱起。患者若有知觉，可让其两手抱住救护者的颈部（图7-30）。

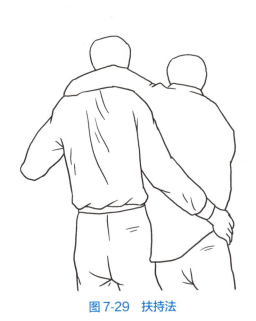

图 7-29 扶持法

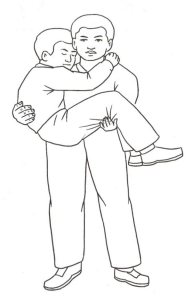

图 7-30 抱持法

4）背负法：救护者站在患者前面，呈同一方向，蹲下或微弯背部，将患者背起，使患者前胸贴自己的后背，再用双手反托患者的大腿中部。呼吸困难的患者，如心脏病、哮喘、急性呼吸窘迫综合征以及胸部创伤者不宜采用此法（图7-31）。

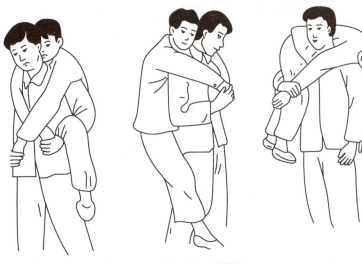

图 7-31 背负法

（2）双人搬运法

1）椅托式：两救护者在患者两侧对立，一人以右膝，另一人以左膝跪地，各以一手伸入患者大腿之下而互相紧握，另一手彼此交叉支持患者背部，抬起患者，步伐协调一致行走（图7-32）。

2）拉车式：两救护者，一人站在患者头侧，两手通过腋下，将其抱在怀内，另一人站在患者两腿中间，双臂通过其膝部分别抬起双腿，步调一致慢慢抬起，同步前行（图7-33）。

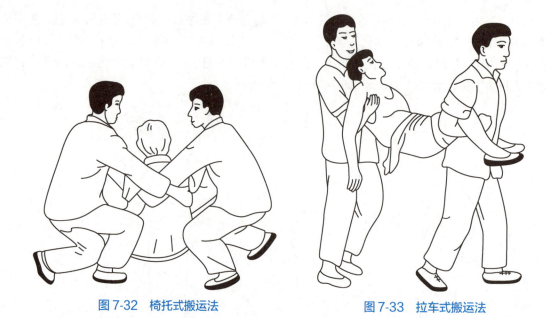

图 7-32　椅托式搬运法　　　　　　图 7-33　拉车式搬运法

3）平抱或平抬法：两人并排将患者平抱，亦可一前一后、一左一右将患者平抬。

（3）三人或多人搬运法：救护者站在患者同侧，分别将患者颈背部、腰臀部、膝部和小腿水平托起。若有四人或四人以上时，搬运者可分别站在患者身体两侧将患者托起（图7-34）。

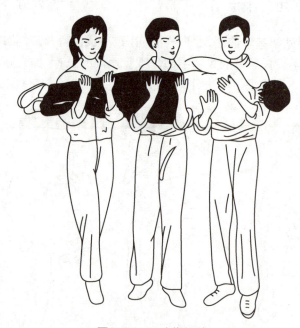

图 7-34　三人搬运法

3. 几种特殊患者的搬运　在搬运时一定要根据患者的病情特点，采取适当的搬运技巧。

（1）腹部内脏脱出的患者：脱出的内脏严禁送回腹腔，防止引起腹腔的严重感染。可用大小适当的碗扣住脱出的内脏或取患者的腰带做成略大于脱出内脏的环，围住脱出的内脏，然后用三角巾包扎固定（图7-35-A）。

（2）昏迷患者：使患者侧卧或俯卧于担架上，头偏向一侧，以利于呼吸道分泌物引流（图7-35-B）。

（3）骨盆损伤的患者：将患者骨盆用三角巾或大块包布做环形包扎，让患者仰卧于门板或硬质担架上，双膝微屈，腘窝加垫（图7-35-C）。

（4）脊柱损伤的患者：颈、腰椎骨折的患者必须由三人以上同时搬运，托住头颈、胸腰、臀部、脚、腿，切忌双人搬运（图7-35-D）。

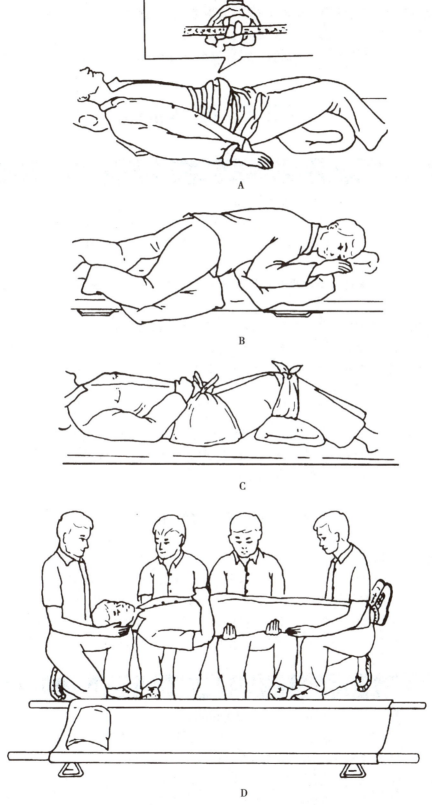

图7-35　几种特殊患者搬运法

A. 腹部内脏脱出患者的搬运；B. 昏迷患者的搬运；C. 骨盆损伤患者的搬运；D. 颈椎损伤患者的搬运

（三）注意事项

1. 搬运时要注意安全，动作要轻稳，协调一致，避免震动，避免增加伤病员的痛苦。

2. 根据不同的伤情和环境采取不同的搬运方法，避免二次损伤或因搬运不当造成的意外伤害。

3. 搬运途中，患者的头在后，脚在前，以便观察患者的病情变化；上、下楼梯或上、下坡时，患者头部应处于高位，以免引起头部充血及不适。

4. 搬运颅脑损伤患者时，取半卧位或侧卧位头偏向一侧，保证呼吸道分泌物引流通畅。

第三节　蛇、犬损伤

案例分析

　　患者，男，50岁，1小时前在田间作业时不慎被蛇咬伤，急诊入院。查体：体温36.8℃，脉搏100次/min，呼吸18次/min，血压110/80mmHg，神志清醒，心、肺、腹检查无异常。左小腿下段皮肤可见一对大而深的齿痕，伤口出血不止，周围皮肤可见瘀斑、血疱。

　　分析：

　　1. 该患者被蛇咬伤后局部皮肤出现一对大而深的齿痕，伤口出血不止，出现瘀斑、血疱，考虑为毒蛇咬伤，须紧急处理。

　　2. 毒蛇咬伤后，现场首先在伤口近心端的肢体绑扎止血带，减少毒素吸收，大量清水冲洗伤口及其周围皮肤以排出蛇毒。

　　3. 入院后尽快使用抗蛇毒血清以中和毒素，进一步处理伤口以排出毒素，同时监测病情变化，维持生命体征的稳定。

　　自然界中有很多动物会利用其牙、爪、角、刺等攻击人类，造成不同程度的损伤，最常见的是蛇咬伤和犬咬伤。准确及时地处理各种动物性损伤，可以避免出现局部伤口化脓性感染、破伤风、气性坏疽、中毒甚至死亡等严重的并发症。

一、毒蛇咬伤

（一）病因与中毒机制

蛇咬伤分无毒与有毒蛇咬伤，以南方为多，夏、秋两季多发。蛇毒可分为神经毒素、血液毒素以及混合毒素。神经毒素对中枢神经和神经肌肉节点有选择性毒性作用，常见于金环蛇、银环蛇等的咬伤；血液毒素对血细胞、血管内皮细胞和组织有破坏作用，常见于竹叶青、五步蛇等的咬伤；混合毒素兼有神经、血液毒素特点，如蝮蛇、眼镜王蛇等的咬伤。

知识链接

毒蛇的识别

毒蛇有毒牙、毒腺、毒腺导管等毒器，而无毒蛇没有。常用判断依据有：

1. 牙痕　毒蛇咬伤后局部有两个大而深的牙痕，呈点状或逗号状，也可出现2～3对或单个牙痕，周围少有浅牙痕。无毒蛇的牙痕为锯齿状，多而浅。

2. 蛇外形　毒蛇一般身体粗短、颈细、身体斑纹鲜艳，头部呈三角形，休息时常蜷团。无毒蛇形态均匀，尾巴长而尖细，身体色泽不鲜艳，头部呈椭圆形，休息时不蜷团。

（二）护理评估

1. 健康史 询问有无蛇咬伤史。如有可能,则详细询问蛇的特征,以初步判定种类。

2. 临床表现

（1）局部表现:伤处疼痛、组织出血、局部肿胀、有麻木感等。咬伤局部可见两个毒牙齿痕,局部高度肿胀、水疱,并伴淋巴结肿大、淋巴结炎和淋巴管炎等。

（2）全身表现:主要表现为呼吸、循环及神经系统功能出现不同程度的紊乱,如呼吸困难、低血压、心律失常、感觉异常、肌肉震颤、烦躁不安及肢体松弛性瘫痪、腱反射消失等,最终导致呼吸衰竭。部分患者可出现多器官功能障碍综合征。

3. 辅助检查: 血液检查可见血小板、纤维蛋白原减少,凝血酶原时间延长,血肌酐、非蛋白氮增高,肌酐磷酸激酶增加,肌红蛋白尿等。

（三）救治措施

现场急救对毒蛇咬伤的预后至关重要,应立即在伤口上方绑扎,阻断毒素吸收,同时伤口局部抽吸、冲洗、清创,促进毒素排出,并尽快送达有条件的医院继续采取综合措施,如彻底清创、局部封闭胰蛋白酶、应用抗蛇毒血清、内服及外敷有效的蛇药片及全身支持疗法。

（四）护理诊断

1. 组织完整性受损 与咬伤、组织结构破坏有关。

2. 疼痛 与毒素入血或咬伤有关。

3. 恐惧 与突然受到意外伤害有关。

4. 有感染危险 与伤口污染、处理不当有关。

5. 潜在并发症: 中毒性休克。

（五）护理措施

1. 即刻护理 现场主要的救护措施为:①镇静。蛇咬伤后勿惊慌奔跑,以免加速蛇毒的吸收和扩散。②伤肢绑扎。肢体制动、放置低位,立即用布带等绑扎伤肢近心端,以阻断淋巴、静脉回流为度。每 15～30min 要松开 1～2min,以免发生肢体循环障碍。③伤口排毒。现场用大量清水冲洗伤口及其周围皮肤,用手自上而下向伤口挤压,排出伤口内的蛇毒。伤口较深者,用锐器在咬痕处切开皮肤排毒,如伤口出血不止,不宜切开。④局部冷敷。可以减轻疼痛,减慢毒素吸收。⑤转送患者。转运途中应密切观察病情变化,伤肢不宜抬高。

2. 病情观察 密切监测生命体征、意识、面色、呼吸循环功能、尿量及伤肢肿胀、伤口引流情况等。

3. 用药护理 伤口可用 3% 过氧化氢或 1∶5 000 高锰酸钾溶液冲洗。遵医嘱尽早使用抗蛇毒血清、利尿药、快速大量输液等以中和毒素和促进毒素排出。抗蛇毒血清使用前须做过敏试验,结果阳性应用脱敏注射法。胰蛋白酶 2 000U 加入 0.05% 普鲁卡因 20ml,在伤口四周做局部环状封闭,能降解蛇毒。

4. 一般护理 给予高能量、高蛋白、高维生素、易消化饮食,鼓励患者多饮水。不能进食者可给予静脉补液等营养支持。

5. 心理护理 安慰患者,告知毒蛇咬伤治疗方法及治疗效果,以减轻恐惧,保持情绪稳定,积极配合治疗和护理。

6. 健康教育 宣传毒蛇咬伤的有关知识,强化自救能力。在野外作业时,做好自我防护,尽可能不赤足,随身携带蛇药,以备急用。夜间走路要带上手电筒等照明工具。

二、犬　咬　伤

人被病犬咬伤后,其唾液中携带的致病病毒,可引起狂犬病(rabies)。狂犬病又称恐水症,是由狂犬病毒引起的人兽共患的急性传染病,多见于犬、狼、猫等食肉性动物咬伤。狂犬病目前尚无有效的治疗方法,病死率近乎100%,应加强预防措施。

(一)病因与发病机制

狂犬咬伤后,狂犬病病毒即可进入人体内,首先感染肌细胞,于伤口附近肌细胞内少量增殖,而后主要侵犯脑干和小脑等处的神经元,导致中枢神经系统衰竭,甚至死亡。

(二)护理评估

1. 健康史　询问狂犬咬伤的时间、伤口情况,犬之前是否接种过疫苗,之后是否有发病等情况。

2. 临床表现　自狂犬咬伤后到发病可有10日到数月的潜伏期,一般为30~60日,故一般来诊时多无全身症状。感染狂犬病毒后是否发病与潜伏期长短、咬伤部位、入侵病毒数量、毒力及机体抵抗力有关。

(1)症状:发病初期伤口周围出现麻、痒、痛及蚁行感,逐渐扩散到整个肢体;继之出现烦躁、恐水、怕风、发作性咽肌痉挛、呼吸困难、发热等,恐水是本病的特殊症状,但不一定每例均有;最后出现弛缓性瘫痪、昏迷,终因呼吸和循环衰竭而迅速死亡。

(2)体征:可见咬伤的伤口,局部出血,伤口周围组织水肿。

3. 辅助检查　诊断狂犬病时,临床可用荧光抗体检查法、酶联免疫技术检测和病毒分离等方法协助诊断。

(三)救治措施

狂犬咬伤者须立即清创,以求彻底清除毒素。及时到医院注射狂犬病疫苗和狂犬病免疫球蛋白,应用抗生素和破伤风抗毒素。病发者应按照传染病隔离原则进行隔离治疗等。

(四)护理诊断

1. 组织完整性受损　与咬伤、组织结构破坏有关。

2. 疼痛　与咬伤有关。

3. 恐惧　与突然受到意外伤害、知识缺乏有关。

4. 有感染危险　与伤口污染、处理不当有关。

5. 潜在并发症: 窒息。

(五)护理措施

1. 即刻护理　现场立即用大量清水反复冲洗伤口,有条件者用过氧化氢溶液充分洗涤,如伤口较深,可用注射器伸入伤口深部进行灌注清洗,做到全面彻底。伤口不宜包扎、缝合,应尽可能暴露。早期患肢下垂,严格执行无菌操作规程,保持伤口清洁和引流。

2. 病情观察　严密观察生命体征变化可以反映病情的进展及预后,观察伤口可以反映犬咬伤的程度及清创效果。

3. 用药护理　被狂犬咬伤者,或因皮肤黏膜破损而接触时,应在咬伤当日及第3、7、14、28日各肌内注射一次狂犬病疫苗,也可采用狂犬病免疫球蛋白(RIG,20U/kg)加强。抗生素及破伤风抗毒素可以预防伤口感染及破伤风发作。

4. 一般护理

(1)病室环境:狂犬病发作时,应设单间病室严格隔离,专人护理,病室保持安静,光线柔和,防止一切声、光、风的外界刺激,一旦发生痉挛,立即遵医嘱使用巴比妥类镇静药等。

(2)体位护理:安排合理的体位可以缓解症状,减轻并发症,狂犬咬伤者则取仰卧位,装好床栏,做好安全护理,防止在痉挛发作中意外受伤。

（3）营养支持：饮食多无明显限制,如进食易于消化的蛋白质、糖、维生素、微量元素等,同时注意水的补充,必要时可静脉补充营养,促进伤口愈合。

（4）对症护理：有恐水现象者禁饮食,心搏骤停者立即施行心脏按压,烦躁不安者予以地西泮等镇静药物。

5. 心理护理　犬咬伤后患者多表现为焦虑和恐惧心态,护理人员应及时做好有关疾病知识的宣传,消除内心顾虑,并把清创的意义、术中可能发生的不适向患者解释清楚,取得患者的合作,提高治疗效果。

6. 健康教育

（1）生活指导：犬咬伤患者早期应注意休息。饮食方面应禁忌辛辣食物及浓茶、酒、咖啡,避免过度劳累、受寒、酗酒、身体虚弱等不良因素的刺激。

（2）疾病知识指导：加强宣传,对被允许豢养的犬,定期进行疫苗注射。若被犬、猫抓伤但无明显伤痕,或被犬舐,或疑与病犬有密切接触者,尽早注射疫苗。犬咬伤后,立即、就地、彻底冲洗伤口是预防狂犬病的关键。及时到正规医院继续处理创面和注射狂犬病疫苗。

第四节　烧、烫伤

案例分析

患者,男,25岁,锅炉房工人,因1小时前在烧锅炉时不慎被开水烫伤入院。查体：体温37℃,脉搏108次/min,呼吸20次/min,血压90/60mmHg,神志清醒,颈部、左上肢、胸腹部、双小腿和双足出现烫伤创面,布满水疱,有剧痛。

分析：

1. 患者烫伤的病史明确,烫伤面积较大,依据中国新九分法判断烧伤面积为45%；依据烧伤深度评估的3度4分法,结合烫伤创面布满水疱,判断烧伤深度为Ⅱ度；综合烧伤面积和烧伤深度判断该患者为重度烧伤。

2. 烧伤发生后机体首先进入体液渗出期,大量液体的渗出可引起低血容量性休克,因此应尽快给予患者建立静脉通道,输液扩容治疗。同时尽快进行处理创面、镇静止痛、防止感染等处理。

烧、烫伤是由热力、化学物质、电流、放射线或有毒气体、烟雾作用于人体所引起的组织损伤。通常所称的烧、烫伤一般指热力所造成的烧伤。本节主要介绍热力烧伤。

一、病因与发病机制

（一）病因

烧、烫伤主要由火焰、热水、蒸汽、爆炸、热气流、热液、电火花和直接接触热物（如火炉、沥青）所引起的损伤。

（二）发病机制

烧、烫伤病变的严重程度取决于热源温度和受热时间。一般将烧伤临床发展过程分为体液渗出期、感染期、修复期和康复期,各期之间相互交错。

1. 体液渗出期　烧伤局部由于组织坏死释放组胺类血管活性物质，毛细血管扩张充血，通透性增加，使血浆样液体渗透到组织间和体外，使局部出现水肿形成水疱或渗出性创面。渗出以伤后6～12h为最快，24h达到高峰，可持续48h。48h后毛细血管通透性逐渐恢复，渗出液开始回吸收，水肿逐渐消退。若烧伤面积较大，可出现循环血量明显下降，进而发生低血容量性休克。因此，较大面积烧伤的体液渗出期也称为休克期。

2. 感染期　烧伤早期即可有皮肤黏膜屏障功能受损，细菌在创面和渗出液中大量繁殖。烧伤后创面从渗出逐渐转化为吸收，创面及组织中的毒素和坏死组织分解产物吸收入血，引起中毒症状，机体抵抗力的降低，从而加重感染的发生发展。深度烧伤形成的凝固型坏死及焦痂，在伤后2～3周可进入广泛组织溶解阶段及后面的脱痂阶段，致病菌易通过创面入侵机体引起感染，出现全身感染的又一高峰期。

3. 修复期　烧伤后，在炎症反应的同时，创面已开始了修复过程。创面的修复与烧伤的深度、面积及感染的程度密切相关。

4. 康复期　深度烧伤愈合后形成的瘢痕往往会影响外观和功能，一般需要进行康复锻炼、体疗、工疗或整形以助恢复。

二、护 理 评 估

（一）健康史
详细询问烧伤发生的原因、时间及烧伤现场的受伤情况。

（二）临床表现
1. 烧伤面积的评估：常用方法有两种，即中国新九分法与手掌法。

（1）中国新九分法：以人体表面积9%为单位计算烧伤面积，分为11个9%，另加1%。（表7-1、图7-36）。

表7-1　烧伤面积中国新九分法

部位			占成人体表面积/%	占儿童体表面积/%
头颈部	发部	3	$9 \times 1 = 9$	$9 + (12 - 年龄)$
	面部	3		
	颈部	3		
双上肢	双手	5	$9 \times 2 = 18$	$9 \times 2 = 18$
	双前臂	6		
	双上臂	7		
躯干	躯干前	13	$9 \times 3 = 27$	$9 \times 3 = 27$
	躯干后	13		
	会阴	1		
双下肢	双臀	5*	$9 \times 5 + 1 = 46$	$9 \times 5 + 1 - (12 - 年龄)$
	双足	7*		
	双小腿	13		
	双大腿	21		

注：* 成年女性的双臀和双足各占6%。

（2）手掌法：患者五指并拢的1个手掌面积为1%（图7-37）。临床上常结合中国新九分法一起使用。

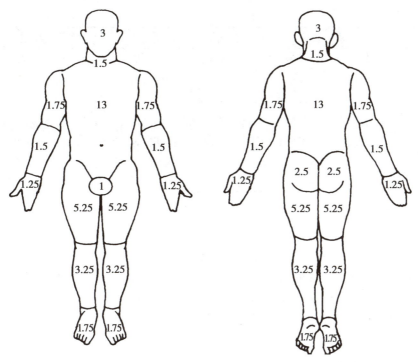

图 7-36 中国新九分法

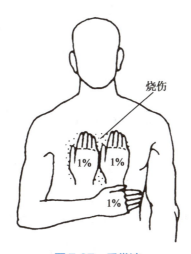

图 7-37 手掌法

2. 烧伤深度的评估：一般采用 3 度 4 分法，即 I 度、浅 II 度、深 II 度和 III 度。其临床特征、损伤深度、愈合过程见烧伤深度鉴别表（表 7-2）。I 度和浅 II 度烧伤属于浅度烧伤；深 II 度和 III 度烧伤属于深度烧伤。

表 7-2　烧伤深度鉴别表

深度分类	损伤深度	临床表现	愈合过程
I 度 （红斑性）	表皮浅层	皮肤红斑，干燥，烧灼感，无水疱	3～7 天脱屑痊愈，短期内可有色素沉着
浅 II 度 （水疱性）	表皮全层，真皮浅层	红肿明显，疼痛剧烈，水疱大小不一，疱壁薄，水疱皮如剥脱，则创面基底潮红，渗出较多	1～2 周愈合，无瘢痕，有色素沉着

续表

深度分类	损伤深度	临床表现	愈合过程
深Ⅱ度 （水疱性）	真皮深层	水肿明显，痛觉迟钝，拔毛痛，水疱较小，疱壁较厚，水疱皮如剥脱，则创面基底发白或红白相间	3～4周后愈合，常有瘢痕形成
Ⅲ度 （焦痂性）	全层皮肤及皮下组织或更多	痛觉消失，无水疱，创面蜡白或焦黄色甚至炭化成焦痂。硬如皮革，失去弹性，干燥，无渗液，可见树枝状栓塞血管网	3～4周后焦痂脱落，创面修复须靠植皮。愈合后留有瘢痕或畸形

3. 烧伤严重程度的评估

（1）轻度烧伤：Ⅱ度烧伤面积在10%以下。

（2）中度烧伤：Ⅱ度烧伤面积在11%～30%，或Ⅲ度烧伤面积在10%以下。

（3）重度烧伤：烧伤总面积在31%～50%，或Ⅲ度烧伤面积11%～20%，或总面积、Ⅲ度烧伤面积虽未达到上述范围，但已发生休克、吸入性损伤或较严重复合伤者。

（4）特重烧伤：烧伤总面积在50%以上，或Ⅲ度烧伤面积在20%以上，或存在较重的吸入性损伤、复合伤等。

4. 吸入性损伤的评估　吸入性损伤又称呼吸道烧伤，常与头面部烧伤同时发生，为吸入浓烟、火焰、蒸汽、热气或吸入有毒、刺激性气体所致。可有呛咳、声嘶、吞咽困难、呼吸困难、发绀、肺部哮鸣音等表现，易发生窒息或肺部感染。

（三）辅助检查

了解血常规中红细胞比容是否降低或升高，尿常规及血气分析结果是否正常，影像学检查有无异常现象等。

三、救治措施

烧伤现场急救原则：使伤者迅速脱离热源，积极抢救生命，稳定情绪，有效止痛，保护创面，尽快转运。

（一）迅速脱离热源

将伤病员救离火源或烫伤现场后，迅速脱去着火衣物、迅速卧倒就地慢慢滚动、用水浇灭或跳入附近水池（会游泳者），切勿奔跑呼叫以免引起头面部或呼吸道烧伤，也不能用手扑打火焰以免烧伤手部。热液浸渍的衣裤，可冷水冲淋后剪开取下，以免强力剥脱而撕脱水疱皮。中小面积的四肢烧伤，可将肢体浸入冷水中或用冷水冲洗，以减轻疼痛和热力的损害。一般浸泡或冷水冲洗时间为0.5～1h，或到不疼为止。

（二）保护创面

将创面用清洁的被单、衣物等简单包裹，以免污染和再损伤，不要用有颜色的外用药，以免影响后续对烧伤深度的估计。

（三）保持呼吸道通畅

火焰烧伤后常伴有热力、烟雾等吸入性损伤，应注意保持呼吸道通畅。合并一氧化碳中毒，应尽快移至通风处，有条件者应给予氧气吸入。

（四）其他救治

应尽快建立静脉通道，给予补液治疗，避免单纯过多饮水导致水中毒；如无条件，可口服含盐淡盐水或烧伤饮料。安慰和鼓励患者以稳定情绪。疼痛剧烈者酌情使用镇静、镇痛药物。

（五）及时转送

轻症患者经现场急救后即可转送。大面积烧伤者，如不能在伤后 1～2h 内转送至医院，应在原地积极抗休克治疗，待休克控制后再行转送。途中建立静脉通路以持续输液，并且转送途中忌用冬眠药物，以防出现直立性低血压。有呼吸道烧伤时以湿纱布覆盖口鼻，密切观察呼吸情况。

四、护 理 诊 断

1. **有窒息的危险** 与头面部、呼吸道或胸部等部位烧伤有关。
2. **体液不足** 与烧伤发生后体液大量渗出、血容量减少有关。
3. **躯体活动障碍** 与肢体受伤、组织结构破坏有关。
4. **自我形象紊乱** 与肢体受伤后外表形象及肢体功能改变有关。
5. **潜在并发症**：感染性休克。

五、护 理 措 施

（一）即刻护理

1. 输液护理 静脉补液是防止烧、烫伤患者休克的主要措施。

（1）补液总量：根据烧伤早期液体渗出的规律估计补液总量。通常按照患者体重和烧伤面积计算补液量。伤后第一个 24h 补液总量按照每 1% 烧伤面积（Ⅱ度、Ⅲ度）每千克体重补充电解质液和胶体液 1.5ml（儿童为 1.8ml，婴儿为 2ml），另加每日生理需要量 2 000ml（儿童 60～80ml/kg，婴儿 100ml/kg）计算。伤后第二个 24h 电解质液和胶体液为第一个 24h 的一半，另加每日生理需要量 2 000ml。

（2）补液种类：电解质液和胶体液的比例为 2∶1，大面积深度烧伤者与小儿烧伤者其比例可为 1∶1。电解质溶液首选平衡盐液，并适当补充碳酸氢钠溶液。胶体液首选血浆，紧急情况下可选用血浆代用品和全血。生理需要量一般用 5%～10% 葡萄糖溶液。

（3）补液方法：伤后应迅速建立 2～3 条静脉通道，遵循"先晶后胶，先盐后糖，先快后慢"的输液原则，合理安排输液种类和速度。第一个 24h 补液总量的一半应在烧伤后 8h 内输入，另一半于后 16h 内均匀输入。第二个 24h 补液总量应于 24h 内均匀输入。

2. 创面护理

（1）初期清创：控制休克后应尽早清创。Ⅰ度烧伤创面不需要特殊处理，能自行消退。浅Ⅱ度创面的水疱皮应保留，大水疱可用无菌注射器抽吸，如水疱皮已经撕脱，可以无菌油性敷料包扎。深度烧伤的水疱皮及坏死组织应去除。清创后应根据烧伤部位、面积及医疗条件选择包扎疗法或暴露疗法。

（2）包扎疗法：适用于小面积或四肢的浅Ⅱ度烧伤。包扎时内层用油质纱布，可适当添加抗生素，再用多层吸水敷料均匀包扎，包扎厚度为 2～3cm，范围超过创缘 5cm。手足部包扎时需将指（趾）间分开包扎。护理过程中应密切观察创面，及时发现感染征象，加强换药及抗感染治疗，必要时可改用暴露疗法。注意观察肢体末端动脉搏动、颜色及温度。抬高肢体并保持各关节的功能位。保持敷料清洁干燥，潮湿时，立即予以更换敷料。包扎松紧适宜，压力均匀，达到要求的厚度和范围。

（3）暴露疗法：适用于面、颈、会阴部烧伤及大面积烧伤或有创面严重感染者。将患者暴露在清洁、温暖、干燥的环境中，使创面渗液及坏死组织干燥成痂，保护创面。创面可涂 1% 磺胺嘧啶银霜、碘伏等外用药物。护理过程中应严格消毒隔离制度。保持室内清洁，空气流通，室温维持在 28～32℃，每日空气消毒 2 次。床单、被套等均经高压灭菌处理，其他室内物品每日用消毒液擦拭消毒，便器用消毒液浸泡；接触创面时要戴无菌手套，防止发生院内交叉感染。保持创面干燥，定时吸除创面过多的分泌物，表面涂以抗菌药物。如痂下有感染，应立即去痂引流，清除坏死组织。定时翻身或使用翻身床，交替暴露受压创面。创面已结痂时注意避免痂皮裂开引起出血或感染。

（4）去痂、植皮：深度烧伤创面，应早期采取切痂、削痂并植皮。

（二）病情观察

观察全身情况及创面情况。如创面出现水肿、渗出液增加、颜色转暗加深，创缘下陷、上皮生长停止、腥臭、焦痂潮湿变色，肉芽血管栓塞、组织变性坏死以及创缘出现炎性浸入等都是创面脓毒症或败血症的征象，应密切观察，随时记录。对于采用包扎疗法的患者体温升高、创面疼痛加剧、持续性跳痛或烦躁不安者，均应及时打开检查。

（三）用药护理

烧伤患者都有不同程度的疼痛和恐惧反应，对轻度烧伤的患者，可口服止痛片或肌内注射哌替啶或吗啡，并可与异丙嗪合用。对合并颅脑损伤、呼吸功能障碍、婴幼儿等慎用吗啡、哌替啶，以免抑制呼吸，可改用巴比妥类，如苯巴比妥钠等。

（四）一般护理

一般护理包括清洁与舒适、合理饮食与营养、良好的休息和睡眠、有效防治感染等。常见烧伤感染的致病菌有铜绿假单胞菌、金黄色葡萄球菌、大肠埃希菌等。积极纠正休克，给予营养支持，增强抗感染能力。正确处理创面是防治全身感染的关键措施，遵医嘱及早使用抗生素和破伤风抗毒素，有助于防治感染。

（五）心理护理

烧伤患者可能会有紧张、恐惧、焦虑等心理，针对患者的病情特点及心理状态、思想活动，积极做好心理护理。

（六）健康教育

普及防火、灭火、安全自救常识，预防烧伤事故的发生。调动患者积极性，制定康复计划，加强肢体的功能锻炼。指导患者保护皮肤，防止紫外线、红外线的过多照射，避免对瘢痕组织的机械性刺激。

（林建兴　张　路）

扫一扫，测一测

❓ 复习思考题

1. 创伤患者的现场救护措施有哪些？
2. 止血带使用的注意事项是什么？
3. 简述绷带包扎的常用方法及适用对象。
4. 毒蛇咬伤患者的现场救治措施有哪些？
5. 简述烧伤严重程度的评估。

第八章 常见急症救护

PPT 课件

知识导览

第一节 急性呼吸窘迫综合征

案例分析

患者，男，58 岁，因胆总管结石梗阻诱发急性重症胰腺炎 1 天入院。入院 18h，护士查房时发现患者烦躁不安、呼吸窘迫。查体：体温 37.5℃，脉搏 85 次/min，呼吸 30 次/min，血压 110/80mmHg，口唇发绀，肺部可闻及少许湿啰音，心腹检查无异常。遵医嘱立即给予面罩氧疗 7L/min 后无缓解。

分析：

1. 急性重症胰腺炎为急性呼吸窘迫综合征的发病原因。患者出现呼吸窘迫、呼吸频率加快、口唇发绀的缺氧表现，面罩氧疗无效，主要考虑急性呼吸窘迫综合征的诊断。

2. 应给予患者氧合指数的检查，如发现氧合指数<300mmHg，可进一步明确急性呼吸窘迫综合征的诊断。

3. 迅速纠正缺氧是抢救急性呼吸窘迫综合征最重要的措施。患者采用一般给氧效果不佳，应改用呼气末正压通气给氧，做好氧疗的护理。

急性呼吸窘迫综合征（acute respiratory distress syndrome，ARDS）是因肺实质发生急性弥漫性损伤而导致的急性缺氧性呼吸衰竭，临床表现以进行性呼吸困难和顽固性难以纠正的低氧血症为特征，属于急性肺损伤的严重阶段。急性呼吸窘迫综合征起病急骤，发展迅速，病死率高，死亡原因主要与多脏器功能衰竭有关。

知识链接

急性呼吸窘迫综合征与成人呼吸窘迫综合征

成人呼吸窘迫综合征与婴儿呼吸窘迫综合征颇为相似，但其病因和发生机制不尽相同，为以示区别，1972 年 Ashbauth 提出成人呼吸窘迫综合征的命名。现在注意到呼吸窘迫综合征亦发生于儿童,故 1994 年欧美学者讨论达成共识,以急性(acute)代替成人(adult),称为急性呼吸窘迫综合征,缩写仍是 ARDS。ARDS 病情凶险,预后差,病死率高达 50%~60%,应引起高度的关注。

一、病因与发病机制

（一）病因
1. 直接肺损伤 包括严重肺部感染、肺挫伤、氧中毒、淹溺、胃内容物吸入、吸入有毒气体等。
2. 间接肺损伤 包括严重肺外感染、严重非胸部创伤、重症急性胰腺炎、休克、大量输血、弥散性血管内凝血等。

（二）发病机制
急性呼吸窘迫综合征的发生机制尚不完全清楚,但上述致病因素可以对肺泡膜造成直接损伤,同时多种炎症细胞及其释放的炎性介质和细胞因子间接介导的肺炎症反应,最终引起肺泡膜损伤、毛细血管通透性增加和微血栓形成;并可造成肺泡上皮损伤,表面活性物质减少或消失,加重肺水肿和肺不张,从而引起肺的氧合功能障碍,导致顽固性低氧血症。

二、护 理 评 估

（一）健康史
详细了解起病情况,发病前有无感染,是否在发病前受过创伤或做过手术等。

（二）临床表现
多于原发病起病后 72h 内发生,约半数发生于 24h 内。在原发病的基础上,最早出现的症状是呼吸加快,并呈进行性加重的呼吸困难、发绀,常伴有烦躁、焦虑、出汗等。呼吸困难的特点是呼吸深快、费力,常感到胸廓紧束、严重憋气,不能用通常的吸氧疗法改善。早期体征可无异常,后期多可闻及水泡音,可有管状呼吸音。

（三）辅助检查
1. 实验室检查
（1）氧合指数:即动脉血氧分压 / 吸入氧浓度（PaO_2/FiO_2）,正常值为 53.3~66.7kPa（400~500mmHg）,ARDS 时<40kPa（300mmHg）。氧合指数降低是 ARDS 诊断的必备条件。
（2）肺小动脉楔压（pulmonary artery wedge pressure, PAWP）：PAWP 正常值≤0.667~1.60kPa（5~12mmHg）。过低提示血容量不足;大于 2.40kPa（18mmHg）提示输液过量、心功能不全;大于 4.00kPa（30mmHg）提示将出现肺水肿。PAWP 的监测有助于与心源性肺水肿进行鉴别,也可指导 ARDS 的液体治疗。
2. 影像学检查
（1）X 线检查:早期无异常或出现边缘模糊的双肺纹理增多,发病 12~24h 两肺出现边缘模糊的小斑点片状浸润,后期为大片实变阴影,可见支气管充气征。
（2）胸部 CT：用以确定胸片未见异常,而 CT 能够发现的肺部感染或胸部气压伤的患者。

三、救 治 措 施

急性呼吸窘迫综合征治疗的关键在于原发病的控制和处理,更紧迫的是要用氧疗和机械通气及时纠正患者严重缺氧,赢得治疗基础疾病的宝贵时间。

(一)治疗原则

纠正缺氧,克服肺泡萎陷,改善微循环,消除肺水肿,控制原发病。

(二)治疗措施

1. 氧疗　迅速纠正缺氧是抢救 ARDS 最重要的措施。如严重缺氧不纠正,会引起重要脏器不可逆的损害。一般需要高浓度(>50%)吸氧,才能使 PaO_2≥60mmHg,动脉血氧饱和度(SaO_2)≥90%。轻症者可选用面罩给氧,重症者应辅以机械通气给氧,开始选用间歇正压通气(IPPV),如血氧分压仍达不到要求水平,应采用呼气末正压通气(PEEP)。应用 PEEP 时患者吸气及呼气均保持在大气压以上,有利于萎陷的肺泡扩张,提高肺顺应性,促进肺间质和肺泡水肿的消退,改善肺循环,提高氧分压。

2. 消除肺水肿,维持体液平衡

(1)控制液体入量:原则是在保证血容量足够、血压稳定的前提下,出入液量呈轻度负平衡(−1 000~−500ml/d)。液体入量一般每日不超过 1 500~2 000ml。

(2)使用利尿剂:促进水肿消退,常用呋塞米。

(3)使用血清白蛋白:ARDS 后期遵医嘱输入血清白蛋白,以提高胶体渗透压。但 ARDS 早期,由于毛细血管通透性增加,胶体液可渗入间质加重肺水肿,应避免使用。

3. 营养支持与监护　提倡全胃肠营养,不仅可避免静脉营养的不足,而且能够保护胃肠黏膜,防止肠道菌群异位。ARDS 患者应入住 ICU,动态监测呼吸、循环、水、电解质、酸碱平衡及其他重要脏器的功能,以便及时调整治疗方案。

4. 其他治疗　糖皮质激素、表面活性物质、鱼油和一氧化氮等在 ARDS 中的治疗价值尚不确定。

四、护 理 诊 断

1. 气体交换受损　与呼吸阻力增加、充气过度、肺和胸壁顺应性下降有关。

2. 低效性呼吸型态　与神经肌肉损伤、焦虑、呼吸肌疲劳和气道梗阻有关。

3. 清理呼吸道无效　与呼吸道感染、分泌物过多或黏稠、咳嗽无力及大量液体和蛋白质漏入肺泡有关。

4. 营养失调:低于机体需要量　与高代谢状态及不能正常进食有关。

5. 潜在并发症:高碳酸血症、低氧血症、误吸等。

五、护 理 措 施

(一)即刻护理

1. 监测生命体征　严密监测体温、心率、心律、呼吸、血压、血氧饱和度、意识等,发现异常及时报告医生。

2. 保持呼吸道通畅　评估呼吸道通畅情况,鼓励患者咳嗽、咳痰,及时清除口咽部分泌物,危重患者需翻身拍背帮助排痰,建立人工气道的患者,应加强湿化吸痰,神志清醒的患者可做雾化吸入。

3. 实施氧疗　根据血气分析和临床情况合理给氧。

4. 机械通气　对于常规给氧无效的患者应立即协助医生进行机械通气支持,根据血氧分压调节呼吸机给氧流量。

(二)病情观察

观察口唇、颜面和甲床的颜色,观察并记录呼吸频率、节律及神志状况,判断缺氧程度。静脉应用呼吸兴奋剂时观察药物的不良反应，如发现面色潮红、抽搐等，应减慢药液滴速，并通知医生。监测水、电解质、酸碱平衡及血氧饱和度情况，做好液体出入量记录。

（三）用药护理

选用心血管药物、糖皮质激素、肺血管舒张剂等药物，以静脉用药为主，避免应用抑制呼吸的药物，体内有感染时可根据细菌培养和药敏试验结果，选择有效抗生素。

（四）一般护理

1. 环境　病室要安静，通风良好，室内空气清新，温度适宜，避免烟雾、粉尘污染。

2. 体位护理　协助患者取舒适的卧位，一般取半坐卧位或坐位。

3. 营养护理　给予高热量、高蛋白、高维生素饮食，宜清淡，少食多餐，提倡全胃肠营养。

（五）心理护理

疏导情绪，帮助患者克服或减轻恐惧、焦虑情绪，对患者住院后的异常感受从心理上给予理解和疏导，并辅以必要的治疗。可对患者进行积极暗示，在医疗护理中，综合发挥语言、药物和医疗等暗示作用，能收到更好的效果。

（六）健康指导

1. 生活指导　指导患者正确饮食，教会患者有效呼吸和咳嗽咳痰技术，如缩唇呼吸、腹式呼吸、体位引流、拍背等方法。指导并教会患者及家属合理的家庭氧疗方法及注意事项。鼓励患者进行耐寒锻炼和呼吸功能锻炼，以提高呼吸道抗感染的能力。避免吸入刺激性气体。告诉患者尽量少去人群拥挤的地方，避免与呼吸道感染者接触，减少感染的机会。

2. 疾病知识指导　告知患者疾病的知识等，向患者说明每项操作的意义，讲解机械通气的必要性及预期效果，取得患者和家属的信任和合作。出院时应将患者使用的药物、剂量、用法和注意事项告诉患者。若有气急、发绀加重等变化，应尽早就医。

第二节　严重心律失常

案例分析

患者，女，46 岁，突发心悸、胸闷 1h 入院。既往有风湿性心脏病二尖瓣关闭不全病史10 年，无高血压、糖尿病病史。查体：体温 36.5℃，脉搏 120 次 /min，呼吸 18 次 /min，血压100/70mmHg，神志清楚，脉搏短绌，心律绝对不齐，双肺和腹部检查无异常。急查心电图提示：P 波消失，出现大小、形态及规律不一的 f 波，频率 350～600 次 /min，QRS 波形态正常。

分析：

1. 患者突发心悸、胸闷，且有风湿性心脏病二尖瓣关闭不全的病史，查体发现脉搏短绌，心律绝对不齐，结合心电图检查，可以诊断心房颤动。

2. 患者脉率小于 150 次 /min，且血压正常，暂不考虑使用同步电复律，可采用洋地黄减慢心率，维拉帕米等药物终止心房颤动。采用华法林防止心房颤动后血栓形成。

3. 护理过程中应嘱患者多休息，促进病情的缓解。选择低脂、低盐、易消化、富含营养的食物。严密观察生命体征，注意维持呼吸和循环功能，做好用药护理。

一、病因与发病机制

心脏冲动的频率、节律、起源部位、传导速度或激动次序的异常，称为心律失常（cardiac

arrhythmia）。按照心律失常发生时心率的快慢，将其分为快速型心律失常与缓慢型心律失常两大类。快速型心律失常是指心率>100 次 /min，缓慢型心律失常是指心率<60 次 /min；可导致临床症状的快速型心律失常是指心率>150 次 /min，缓慢型心律失常是指心率<50 次 /min。心室率过快或过慢，均可使心脏有效射血功能不全，血流动力学不稳定而导致生命危险。可以迅速导致晕厥、心绞痛、心力衰竭、休克甚至心搏骤停的心律失常称之为严重心律失常，如室性心动过速、室上性心动过速、心房颤动、心室颤动、二度Ⅱ型房室传导阻滞和三度房室传导阻滞等。如果不能及时识别和紧急处理，患者可在短时间内出现心搏骤停而导致死亡。

（一）病因

心律失常的病因可分为遗传性和后天获得性。遗传性因素多为基因突变导致的离子通道病，使得心肌细胞离子流发生异常；后天获得性因素包括生理性因素和病理性因素。

1. 器质性心脏病变　急性冠脉综合征、心肌病、先天性心脏病、病态窦房结综合征等。

2. 药物中毒　洋地黄、奎尼丁、胺碘酮等。

3. 电解质紊乱　低血钾、高血钾、低血镁等。

4. 长 QT 间期综合征等。

（二）发病机制

心律失常的发生机制包括冲动形成异常和 / 或冲动传导异常。冲动形成异常，即自律性异常，是指具有正常自律性的心肌细胞因自主神经系统兴奋性改变或心脏传导系统的内在病变，导致不适当冲动的发放。此外，无自律性的心肌细胞可在病理状态下出现异常自律性。冲动传导异常中，折返是快速型心律失常最常见的发病机制。折返机制形成的心动过速的特征是发作呈突发突止，且常由期前收缩诱发，也易被期前收缩或快速程序刺激终止。

二、护 理 评 估

（一）健康史

询问患者是否存在心律失常、器质性心脏病、心悸、电解质紊乱等病史。

（二）临床表现

患者常出现心悸、胸闷、气促、头晕、晕厥等症状。不同类型心律失常，亦具有相应特征性表现。室上性心动过速心脏听诊心律绝对规则，第一心音强度恒定。室性心动过速心脏听诊心律轻度不规则，第一心音强弱不一致。心房颤动心脏听诊第一心音强弱不一致，心律绝对不规则，但心室率快时可有脉搏短绌；脉搏表现为快慢不均，强弱不等。心室颤动可见心音消失、脉搏触不到、血压无法测到。房室传导阻滞心室率过慢导致脑缺血者，可出现暂时性意识丧失，甚至抽搐，称为阿 - 斯综合征，严重者可猝死。

（三）辅助检查

严重心律失常诊断重要的依据为心电图检查。常见的严重心律失常的心电图特征为：

1. 室上性心动过速　①心率 150～250 次 /min，节律规则；②QRS 波形态与时限均正常，但发生预激综合征、室内差异性传导或原有束支传导阻滞时，QRS 波形态异常；③P 波呈逆行性（Ⅱ、Ⅲ、aVF 导联倒置），常埋藏于 QRS 波内或位于其终末部分，P 波与 QRS 波保持固定关系；④起始突然，通常由一个房性期前收缩触发，其下传的 PR 间期显著延长，随之引起心动过速发作（图8-1）。

2. 室性心动过速　①3 个或 3 个以上的室性期前收缩连续出现，通常起始突然；②宽大畸形 QRS 波群，时限>0.12s，ST-T 波方向与 QRS 波主波方向相反；③心室率通常为 100～250 次 /min，心律规则，亦可略不规则；④P 波与 QRS 波群无固定关系，形成房室分离，偶可见心室激动逆传夺获心房，出现逆行 P 波；⑤心室夺获或室性融合波是确立室性心动过速诊断的重要依据（图8-2、图8-3）。

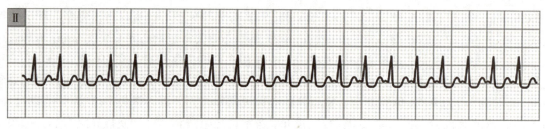

图 8-1　室上性心动过速

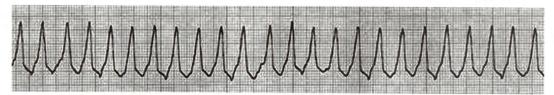

图 8-2　单形性室性心动过速

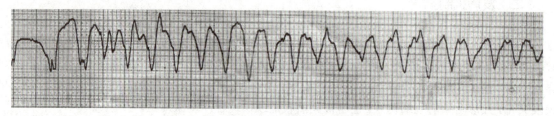

图 8-3　多形性室性心动过速

3. 心房颤动　① P 波消失，代之以大小、形态及规律不一的 f 波，频率 350～600 次 /min；②心室律极不规则，通常在 100～160 次 /min；③ QRS 波形态通常正常，当心室率过快，发生室内差异性传导时，QRS 波群可增宽变形（图 8-4）。

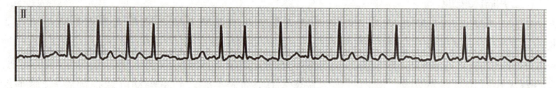

图 8-4　心房颤动

4. 心室颤动　P 波、QRS 波、T 波均消失，呈完全无规则的正弦波图形，心电波形、振幅与频率均极不规则，频率为 250～500 次 /min（图 8-5）。

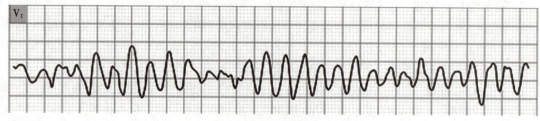

图 8-5　心室颤动

5. 二度Ⅱ型房室传导阻滞　P-R 间期恒定，部分 P 波后无 QRS 波群（图 8-6）。

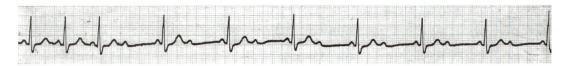

图 8-6　二度Ⅱ型房室传导阻滞

6. 三度房室传导阻滞　①心房和心室独立活动,P 波与 QRS 波群完全脱离关系,各自成节律、互不相关;②P-P 距离和 R-R 距离各自相等,心房率快于心室率,心房冲动来自窦房结或异位心房节律;③心室起搏点通常在阻滞部位下方,如位于希氏束及其近邻,心室率为 40～60 次 /min,QRS 波群正常,心律也较稳定;如位于室内传导系统的远端,心室率可低至 40 次 /min 以下,QRS 波群增宽,心室律亦常不稳定(图 8-7)。

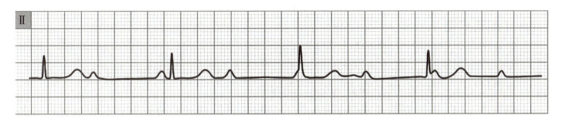

图 8-7　三度房室传导阻滞

三、救 治 措 施

（一）室上性心动过速

采取诱导恶心、Valsalva 动作、按摩颈动脉窦(切勿双侧同时按摩颈动脉窦)、将面部浸入冰水内等刺激迷走神经的措施。药物首选静脉注射腺苷,无效时改为静脉注射维拉帕米,伴有心力衰竭患者可首选洋地黄类药物,如毛花苷 C 静脉注射。上述治疗无效或患者出现严重心绞痛、低血压、心力衰竭时应施行同步直流电复律。

（二）室性心动过速

无血流动力学障碍的室性心动过速患者,首选胺碘酮、利多卡因或普鲁卡因静脉注射,也可采用普罗帕酮静脉注射,但不宜用于心肌梗死或心力衰竭的患者。药物治疗无效时同步直流电复律,若患者已发生低血压、休克、心绞痛、脑部血流灌注不足等症状,应迅速施行电复律。

（三）心房颤动

积极寻找和治疗原发基础心脏疾病,控制诱发因素。抗凝治疗是心房颤动治疗的重要内容,对于合并有瓣膜病者,华法林是抗凝治疗的有效药物。对于持续性心房颤动患者,如有恢复正常窦性心律指征时,可用同步直流电复律或药物复律,其中急性期应首选同步电复律治疗。

（四）心室颤动

应立即做非同步直流电除颤,同时进行胸外心脏按压和人工呼吸,并经静脉注射复苏药物和抗心律失常药物等抢救措施。

（五）房室传导阻滞

二度Ⅱ型房室传导阻滞和三度房室传导阻滞患者,如心室率缓慢,伴有明显症状或血流动力学障碍,出现阿 - 斯综合征时,应立即按心搏骤停处理。反复发作者,应及时安装人工心脏起搏器。

四、护 理 诊 断

1. 活动无耐力　与严重心律失常导致的心悸或心排血量减少有关。

2. 有受伤的危险　与严重心律失常导致的晕厥有关。

3. 焦虑　与严重心律失常导致的躯体及心理不适、知识缺乏等有关。

4. 恐惧　与严重心律失常反复发作有关。

5. 潜在并发症: 心力衰竭、心搏骤停、猝死、脑栓塞。

五、护 理 措 施

(一)即刻护理

1. 协助患者采取舒适、安静卧位休息。

2. 保持呼吸道通畅,出现低氧血症时,给予氧气吸入,保证血氧饱和度≥94%。

3. 立即描记 12 导联或 18 导联心电图,协助诊断。

4. 病情严重者,遵医嘱给予心电监护,注意电极位置应避开电复律时电极板放置区域和心电图胸前导联位置。

5. 准备好抗心律失常药物、除颤器、临时起搏器等。

(二)病情观察

给予心电、血压监护,严密监测心率、心律和血压的变化,注意了解引发心律失常的原因、发作时的症状、持续的时间及患者发作时的心理状态。注意有无引起猝死的危险征兆,高度重视随时有猝死危险的严重心律失常类型,如室性心动过速、心室颤动、三度房室传导阻滞等。若出现心率、心律、血压等异常变化,应及时与医生联系,随时做好抢救准备。

(三)用药护理

遵医嘱及时、正确使用抗心律失常药物。应用利多卡因须注意静脉注射不可过快、过量。奎尼丁有较强的心脏毒性作用,使用前须测血压、心率,用药期间应经常监测血压、心电图。如有明显血压下降、心率减慢或不规则,心电图提示 Q-T 间期延长时,须暂停给药。胺碘酮心外毒性最严重,可导致肺纤维化。

(四)一般护理

选择低脂、易消化、营养饮食,少食多餐,避免吸烟、酗酒、刺激性或含咖啡因的饮料或饮食。对血流动力学不稳定的异位性快速心律失常或心室颤动,应配合医生紧急进行电复律或除颤,其中心室颤动适用非同步电复律,心房颤动适用同步电复律。电复律后要严密观察心律、心率、脉搏、呼吸、血压,每半小时监测并记录 1 次直至平稳,同时注意患者面色、神志、肢体活动情况。

(五)心理护理

给予心理支持,消除恐惧心理,增强患者的安全感。

(六)健康指导

1. 疾病知识指导　嘱患者注意劳逸结合、生活规律,保证充足的休息和睡眠;保持乐观、稳定的情绪;戒烟酒,避免过多摄入咖啡、浓茶等,避免饱食等。

2. 用药指导　说明遵医嘱服用抗心律失常药物的重要性,不能自行减量、停药或擅自改用其他药物,如有异常及时就诊。

3. 病情监测　学会测量脉搏的方法,了解心律失常的相关症状并进行自我监测。定期复查心电图,发现病情变化及时就诊。

第三节　休　克

案例分析

　　患者，男，26岁，1h前骑自行车被汽车撞击左上腹，伤后感左季肋区疼痛明显，头晕、乏力，无恶心、呕吐，无昏迷。入院查体：体温36℃，脉搏58次/min，呼吸10次/min，血压80/55mmHg，血氧饱和度90%。痛苦面容、面色苍白、表情淡漠、四肢湿冷。腹胀、全腹轻度压痛、反跳痛和肌紧张，以左上腹明显，移动性浊音阳性，肠鸣音减弱，其他查体未见异常。辅助检查：腹腔穿刺抽出不凝固的血液。

　　分析：

　　1.患者有左上腹被汽车撞伤的病史，生命体征及体格检查均提示发生脾破裂的可能性大，失血量在1000ml以上，出现低血容量性休克，病情危重，如不及时抢救，病死率高。

　　2.目前治疗应抗休克治疗和外科手术治疗同时进行。

　　3.密切观察生命体征，以便及时发现病情变化予以抢救。

　　休克（shock）是机体受到强烈的致病因素侵袭后，因有效循环血容量减少、组织灌注不足引起的以微循环障碍、细胞代谢紊乱和功能受损为特征的综合征。休克按病因可分为：低血容量性休克、感染性休克、过敏性休克、心源性休克和神经源性休克5类。

一、病因与发病机制

（一）病因

　　1. 血容量不足　由于大量失血（内出血或外出血）、失水（如严重呕吐、腹泻、尿量异常增多、大量排汗）、血浆丢失（如大面积烧伤、创伤、炎症）等原因，引起血容量急剧减少，导致低血容量性休克。

　　2. 感染　见于细菌、真菌、病毒、立克次体、衣原体、原虫等所致的严重感染，导致感染性休克，也称为中毒性休克，其中以革兰氏阴性杆菌产生的内毒素所致的休克最为多见。

　　3. 过敏　由于机体对某种药物（如青霉素等）或生物制品发生过敏反应所致。致敏原和机体作用，使致敏细胞释放出组胺、缓激肽等物质，引起周围血管扩张、血管通透性增加、血浆渗出，血容量相对不足。

　　4. 心源性因素　常见于急性心肌梗死、心肌炎、心脏压塞、严重心律失常等，使心脏泵功能严重障碍，心排血量急剧减少，有效循环血量下降和组织灌注不足，导致心源性休克。

　　5. 神经源性因素　由于外伤、剧痛、麻醉意外、脑脊髓损伤等引起，通过影响交感神经的缩血管功能，降低血管紧张性，使外周血管扩张，有效血容量相对减少，血压下降，导致神经源性休克。

（二）发病机制

　　有效循环血容量减少及组织灌注不足是各类休克共同的发病基础，休克时体内微循环会发生一系列变化，据此可将休克过程分为3个时期：微循环收缩期、微循环扩张期、微循环衰竭期。

　　1. 微循环收缩期　受致病因素刺激，交感-肾上腺髓质系统兴奋，儿茶酚胺大量释放，引起全身小血管收缩，使毛细血管阻力增大，微循环灌注量急剧减少，且儿茶酚胺刺激β受体，引起大量动、静脉短路开放，使脏器微循环的血液灌流更少，出现"少灌少流，灌少于流"的情况。此期是机体的代偿期,主要表现为维持动脉血压稳定,使全身血液重新分布,优先保证心、脑等重要器官的血液供应及生理功能,如能在此期祛除病因并采取积极措施,休克较容易纠正。

2. 微循环扩张期　又称休克期或失代偿期。微循环持续的缺血缺氧使乳酸堆积,发生酸中毒,使平滑肌对儿茶酚胺的反应性降低,缺血、缺氧还使组织局部扩血管物质释放增多,毛细血管扩张,血液大量涌入真毛细血管。由于微静脉端血流缓慢,血细胞聚集并黏附在血管,血液黏度增加使毛细血管的后阻力大于前阻力,大量血液滞留在微循环中,出现"灌而少流,灌大于流"的情况。组织细胞缺血缺氧进一步加重,由于微循环血管床的大量开放,血液被滞留在内脏器官,造成有效循环血量锐减,回心血量减少,静脉萎陷,心排血量和血压进行性下降。

3. 微循环衰竭期　由于血液进一步浓缩,血细胞聚集,血液黏滞度增加,血液处于高凝状态,再加上血流缓慢,酸中毒愈发严重,可发生弥散性血管内凝血(DIC)。微循环中有大量微血栓形成,堵塞微循环,激活纤溶系统,出现出血、微循环血流停止,导致"不灌不流"的情况。该期为休克的不可逆阶段,组织得不到足够的氧和营养物质,使血流动力学障碍和细胞损伤越来越严重,各重要器官包括心、脑、肝、肺、肾等脏器的代谢相继出现严重障碍。

知识链接

对休克的认识过程

休克是英语 shock 的音译,shock 的原意是震荡或打击。1731 年法国医生 Le Dran 首次将休克一词应用于医学,并认为休克是由于中枢神经系统功能严重紊乱而导致循环及其他器官功能衰竭的一种危重状态。19 世纪 Warren 对休克患者的临床症状经典地描述为"面色苍白或发绀,四肢湿冷,脉搏细速,尿少,神志淡漠"。此后,随着无创伤血压测定方法在临床的普遍应用,Crile 又补充了重要的体征:低血压。直到第一和第二次世界大战期间,大量伤病员死于休克,人们才对休克机制进行了较为系统的研究,并初步认识到休克是急性循环系统功能紊乱所致。

二、护 理 评 估

(一)健康史

了解患者既往史,询问休克症状发生的时间、程度及经过,是否进行过抗休克治疗,是否使用过升压药物(药物名称、剂量、用药反应)等。注意询问伴随症状,出现的时间及程度。

(二)临床表现

1. 休克代偿期　也称休克早期。表现为精神紧张、兴奋或烦躁不安、面色苍白、四肢湿冷、脉压缩小、脉搏加快、呼吸急促、尿量减少等症状。由于心脑灌注可以保持正常,患者神志一般是清楚的。该期为休克的可逆期,及时采取积极措施恢复有效循环血量,则休克容易恢复。如果休克的原发病因未能被及时消除,将发展到休克失代偿期。

2. 休克失代偿期　也称休克抑制期。患者表情淡漠、反应迟钝,甚至出现意识模糊或昏迷。皮肤黏膜发绀、四肢冰冷、脉搏细速、呼吸浅促、血压进行性下降。严重者脉搏微弱、血压测不出、呼吸微弱或不规则、尿少或无尿。若皮肤、黏膜出现瘀点、瘀斑,或出现鼻腔、牙龈、内脏出血等,提示病情已发展至 DIC。若出现进行性呼吸困难、烦躁、发绀,给予吸氧仍不能改善时,应考虑并发 ARDS。患者常因继发 MODS 而死亡。休克不同时期的临床表现要点见表 8-1。

表 8-1　休克不同时期的临床表现要点

| 分期 | 程度 | 神志 | 口渴 | 皮肤黏膜 | | 体表血管 | 脉搏 | 血压 | 尿量 | 估计失血量 |
				色泽	温度					
休克代偿期	轻度	神志清楚，伴有痛苦表情，精神紧张	口渴	开始苍白	正常或发凉	正常	100次/min以下，尚有力	收缩压正常或稍高，舒张压增高，脉压缩小	正常或略少	20%以下（800ml以下）
休克失代偿期	中度	神志尚清楚，表情淡漠	很口渴	苍白	发冷	表浅静脉塌陷，毛细血管充盈迟缓	100～120次/min	收缩压90～70mmHg，脉压小	尿少	20%～40%（800～1 600ml）
休克失代偿期	重度	意识模糊甚至昏迷	非常口渴，可能无主诉	显著苍白，肢端青紫	厥冷（肢端更明显）	表浅静脉塌陷，毛细血管充盈非常迟缓	速而细弱，或摸不清	收缩压70mmHg以下或测不到	尿少或无尿	40%以上（1 600ml以上）

（三）辅助检查

血、尿、便常规，血型，凝血功能，血气分析，血清电解质，血肌酐，血尿素氮，心电图、X线、B超、超声心动图以及血和分泌物细菌学检查，毒理学检查等。

三、救治措施

休克患者的救治原则：尽早祛除病因，迅速恢复有效循环血量，纠正微循环障碍，恢复正常代谢，防止 MODS。

（一）积极治疗原发病

积极防治引起休克的原发病，外出血给予止血，内出血及早行急诊手术止血。早期应用足量有效抗生素是抢救感染性休克的关键，心源性休克应积极地改善心功能，过敏性休克时必须立即停用过敏药物，立即注射肾上腺素、糖皮质激素、升压药物及脱敏药等。

（二）补充血容量

补充血容量是纠正休克引起的组织低灌注和缺氧的关键。必须迅速建立静脉通道，如果周围静脉萎陷而穿刺有困难时，可考虑进行锁骨下或锁骨上静脉及其他周围大静脉穿刺插管，亦可做周围静脉切开插管。所用液体首先采用晶体液和人工胶体液复苏，必要时进行成分输血。补液时，原则上先快后慢，持续动态监测血压、尿量、脉搏、中心静脉压等，可作为控制输液量和速度的参考指标。中心静脉压、血压与补液的关系见表 8-2。

表 8-2　中心静脉压、血压与补液的关系

中心静脉压	血压	原因	处理原则
低	低	血容量严重不足	充分补液
低	正常	血容量不足	适当补液
高	低	心功能不全或血容量相对过多	强心，纠正酸中毒，扩血管
高	正常	容量血管过度收缩	舒张血管
正常	低	心功能不全或血容量不足	"补液试验"

注：*补液试验，即取等渗盐水 250ml，于 5～10min 内经静脉滴入。若血压升高而中心静脉压不变，提示血容量不足；若血压不变而中心静脉压升高 3～5cmH_2O，提示心功能不全。

（三）纠正酸碱平衡失调

由于酸性环境有利于氧与血红蛋白解离,增加组织氧供,有助于休克复苏,故纠正酸碱失衡时应遵循"宁酸勿碱"的原则,适时、适量给予碱性药物。轻症酸中毒在积极扩容、微循环障碍改善后即可缓解,故不主张早期使用碱性药物。重度休克合并严重的酸中毒且经扩容治疗效果不满意时,需用碱性药物纠正,常用5%碳酸氢钠。

（四）应用血管活性药物

在充分进行血容量复苏的前提下应用血管活性药物,可迅速改善循环、升高血压,改善心脏和脑血管灌注,改善肾和肠道等内脏器官血流灌注。血管活性药物按其作用可分为血管扩张剂和血管收缩剂。血管扩张剂在临床上主要应用于休克早期微血管痉挛收缩期,以扩张血管改善微循环,提高组织器官的血液灌注量,使血压回升,常用药物有酚妥拉明、酚苄明、阿托品、山莨菪碱、东莨菪碱等。血管收缩剂在临床上主要用于休克时微循环扩张阶段,以增加外周阻力,增加回心血量,使血压升高,常用药物有多巴胺、去甲肾上腺素、间羟胺等。

（五）治疗DIC、改善微循环

对诊断明确的DIC,可用肝素抗凝,用量为1.0mg/kg。每6h给药一次。有时还使用抗纤溶药如氨甲苯酸等,抗血小板聚集和黏附的药物如阿司匹林、双嘧达莫和低分子右旋糖酐。

（六）肾上腺皮质激素的应用

可用于感染性休克和其他较严重的休克。其作用主要是改善微循环、保护细胞内溶酶体、增强心肌收缩力、增加冠状动脉血流量等。一般主张短时间内大剂量应用,只用1~2次,以防止应用过多引起的不良反应。

（七）血流动力学监测

1. 中心静脉压（CVP）　是指右心房或胸腔段静脉内的压力,可反映全身血容量及右心功能,正常值为5~12cmH$_2$O。当CVP<5cmH$_2$O,提示血容量不足;CVP>15cmH$_2$O,提示心功能不全、静脉血管床过度收缩或肺循环阻力增加;CVP>20cmH$_2$O,提示充血性心力衰竭。

2. 肺毛细血管楔压（PCWP）　可反映肺静脉、左心房和左心室舒张末期的压力,以此了解患者血容量及肺循环阻力的情况。正常值为6~15mmHg,增高表示肺循环阻力增高。肺水肿时,PCWP>30mmHg。当PCWP已升高,即使CVP无增高,也应避免输液过多引起肺水肿。

四、护理诊断

1. 体液不足　与大量失血、失液有关。

2. 心排血量减少　与液体量不足、回心血量减少、心功能不全有关。

3. 组织灌注量改变　与有效循环血量减少、微循环障碍有关。

4. 气体交换受损　与肺循环灌注不足、缺氧和呼吸型态改变有关。

5. 潜在并发症：感染、DIC、MODS等。

五、护理措施

（一）即刻护理

快速建立静脉通路,迅速补充血容量。采取休克体位,头和躯干抬高20°~30°,下肢抬高15°~20°,以增加回心血量。有条件可使用抗休克裤。

（二）病情观察

1. 意识状态　意识状态能够反映脑组织灌注情况。患者神志淡漠或烦躁、头晕、眼花或从卧位改为坐位时出现晕厥,常表示循环血量不足,存在休克。

2. 肢体温度、色泽　肢体温度和色泽能反映体表灌流的情况。四肢温暖、皮肤干燥,轻压指甲或口唇时局部暂时苍白而松压后迅速转为红润,表示外周循环已有改善;四肢皮肤苍白、湿冷、轻压指甲或口唇时颜色变苍白而松压后恢复红润缓慢,表示末梢循环不良,休克依然存在。

3. 脉搏　休克时脉搏细速出现在血压下降之前。休克指数即脉率与收缩压之比,是临床上常用的判断是否存在休克及其轻重程度的指标。休克指数为 0.5,提示无休克;>1.0~1.5,提示存在休克;>2.0,提示休克严重。

4. 血压　在休克代偿期,血压正常或稍高,脉压变小;失代偿后患者血压下降。若血压回升,脉压增大,表示休克好转。

5. 尿量　尿量是医务人员观察休克简便而且重要的指标。在休克代偿期尿量可正常,尿比重增高,随病情发展尿量减少甚至无尿。尿量<25ml/h、比重增加者表明仍存在肾血管收缩和供血量不足;血压正常但尿量仍少且比重偏低者,提示急性肾衰竭可能。

（三）用药护理

血管活性药物优先选用中心静脉通路输注,一般从低浓度、慢速度开始,最好使用输液泵来控制滴速,同时输注多个血管活性药物或单个药物大剂量使用时,最好使用多个输液泵。根据血压及时调整药物的浓度和速度,防止血压骤升或骤降。用药过程中密切监测血压、心率、心律及药物的不良反应。停药时应逐渐降低药物的浓度、剂量和速度,以防突然停药引起血压较大波动。

（四）一般护理

严重休克患者应安置在 ICU 内监护,病室要安静,室温 22℃～28℃,湿度在 50%～60% 左右,通风良好,室内空气清新。采取休克体位,若患者不能经口进食,可经鼻胃管或鼻肠管补充肠内营养制剂或食物;也可经静脉补充葡萄糖、氨基酸、脂肪乳等。体温过低时应注意保暖,可采取加盖被子或调高室温等方法,禁忌用热水袋或电热毯等提高体表温度的方法。

（五）心理护理

医务人员要以高度的责任感关爱患者,给予患者精神上的支持,让患者产生安全感。鼓励患者讲述内心的忧虑与恐惧,建立良好的医、护、患关系,赢得患者及家属的信任与合作。

（六）健康教育

告知患者及家属休克发生的原因、症状和可能出现的并发症及治疗措施,缓解患者焦虑、恐惧等不良情绪。向患者说明实验室检查及其他检查和治疗措施的意义,取得患者和家属的信任和合作,有助于各种医疗护理措施的实施。

第四节　高血糖症与低血糖症

案例分析

患者,女,28 岁,既往患 1 型糖尿病 5 年,长期皮下注射胰岛素规范治疗,近 3 天因发热自行停药。2h 前出现恶心、呕吐、腹痛,随即出现烦躁不安,继而昏睡被送入医院。查体:体温 36.8℃,脉搏 135 次/min,呼吸 30 次/min,血压 80/50mmHg,神志不清,四肢厥冷,呼吸深快,可闻及烂苹果味。

分析:

1. 患者有 1 型糖尿病病史,规范胰岛素注射治疗后停药,可导致血糖升高。2h 前出现恶心、呕吐、腹痛、烦躁不安、昏睡,查体可见呼吸加快、闻及烂苹果气味,综上诊断糖尿病酮症酸中毒较为明确。

2. 应急查血糖、尿糖和血、尿酮体,以进一步明确诊断。

3. 护理过程中应严密观察生命体征及神志变化，必要时给予 ECG 监测，准确记录 24h 出入量。补液，纠正电解质及酸碱平衡。继续遵医嘱给予胰岛素的应用。

糖尿病（diabetes mellitus，DM）是一组由多种原因引起的以慢性高血糖为特征的代谢性疾病，是由于胰岛素分泌（或）作用缺陷引起。病情严重或应激时可发生急性严重代谢紊乱，如糖尿病酮症酸中毒、糖尿病高渗性非酮症昏迷、低血糖症等。

一、高 血 糖 症

（一）糖尿病酮症酸中毒

糖尿病酮症酸中毒（diabetic ketoacidosis，DKA）是糖尿病患者在应激状态下，由于体内胰岛素不足，拮抗胰岛素激素分泌过多，引起糖和脂肪代谢紊乱，以高血糖、高酮血症、代谢性酸中毒和脱水为主要表现的临床综合征。为最常见的糖尿病急性并发症，也是内科常见的危象之一，严重者可致昏迷，甚至危及生命。

1. 病因与发病机制

（1）病因：胰岛素依赖型（1 型糖尿病）患者有自发 DKA 倾向。DKA 也是 1 型糖尿病患者死亡的主要原因之一。非胰岛素依赖型（2 型糖尿病）患者多在一定诱因下可发生 DKA，最常见的诱因为感染。

（2）发病机制：糖尿病酮症酸中毒发病是由于体内胰岛素不足和拮抗胰岛素激素分泌过多，导致糖代谢障碍，血糖不能正常利用，结果血糖增高，引起脂肪的动员和分解加速，生成大量酮体。当酮体生成超过组织利用和排泄的速度时，将发展至酮症并引起酸中毒。

2. 护理评估

（1）健康史：评估患者有无糖尿病病史或家族史，是否存在上述诱发 DKA 的因素。

（2）临床表现：①原有糖尿病症状加重。"三多一少"，即多饮、多食、多尿、体重减轻的症状更加明显。②胃肠道症状。食欲减退、恶心、呕吐、腹痛等症状，似急腹症症状，但患者腹部检查一般无反跳痛。③呼吸改变。随着病情的进展，酸中毒会越来越明显，患者出现深而快的呼吸（Kussmaul 呼吸），呼气有烂苹果味（酮味）。④脱水与休克症状。由于多尿、呕吐等原因，可出现皮肤干燥无弹性、眼球下陷、尿量逐渐减少等严重失水症状，同时出现四肢乏力、脉搏细数、血压下降、四肢厥冷、躁动不安，到晚期各种反射迟钝或消失、嗜睡以至昏迷。

（3）辅助检查：①血液检查。血糖明显升高，多为 16.7～33.3mmol/L，甚至可达 55.5mmol/L 以上；血酮体升高>0.48mmol/L，血酮体>1.0mmol/L 为高血酮，血酮体>3.0mmol/L 提示可能有酸中毒；血 pH<7.35，血二氧化碳结合力降低，<13.5～18mmol/L，重者<9.0mmol/L；血钾早期可正常或偏低，少尿时可升高。血钠、血氯降低，血肌酐和尿素氮多偏高。②尿液检查。尿糖、尿酮体阳性，肾功能严重损害时，可有蛋白尿、管型尿。

3. 救治措施

（1）立即补液：是抢救 DKA 患者的关键。如无心、肺功能障碍，最初 2h 补 0.9% 氯化钠 1 000～2 000ml，以便快速补充血容量，以后视末梢血液循环、血压、心率、尿量而定，一般 24h 补液量 4 000～6 000ml，严重失水者可达 6 000～8 000ml。如有低血压或休克，应输入胶体溶液并采用其他抗休克措施。如血糖已降至 13.9mmol/L 以下，改用 5% 葡萄糖溶液或葡萄糖盐溶液。

（2）胰岛素治疗：多采用小剂量（短效）胰岛素[0.1U/(kg·h)]治疗，安全有效，较少发生不良反应。多采用静脉滴注胰岛素，加入生理盐水中持续静滴。每 1～2h 复查血糖，血糖下降速度一般以每小时下降 3.9～6.1mmol/L 为宜，当血糖降至 13.9mmol/L 时，将生理盐水改为 5% 葡萄糖溶液,并按比例加入短效胰岛素,维持静滴至尿酮稳定转阴、尿糖(±)可过渡到常规皮下注射。

(3)纠正电解质紊乱及酸中毒:DKA患者常有不同程度的失钾。补钾应根据血钾和尿量:血钾正常、尿量>40ml/h,可立即补钾;尿量<30ml/h,暂缓补钾,待尿量增加后再开始补钾。补钾量开始<20mmol/(L·h),同时定期监测血钾浓度和尿量。轻症患者经补液及胰岛素治疗后,酸中毒可逐渐得到纠正,不必补碱。重症酸中毒应给予适量碳酸氢钠溶液50mmol/L静脉滴注。补碱不宜过多、过快,防止产生脑脊液反常性酸中毒、组织缺氧加重、血钾下降和反跳性碱中毒等。

(4)留取标本:及时采血、留尿,送检。

(5)病因治疗,预防并发症:尽早查明病因,有针对性地积极治疗,消除诱发因素,预防并发症。

4. 护理诊断

(1)体液不足　与血糖增高引起高渗性失水有关。

(2)营养失调:低于机体需要量　与胰岛素缺乏所致代谢紊乱有关。

(3)有感染的危险　与蛋白质代谢紊乱所致抵抗力低下有关。

(4)知识缺乏:缺乏有关用药和自我保健知识。

(5)潜在并发症:意识障碍。

5. 护理措施

(1)即刻护理:绝对卧床休息,并注意保暖;遵医嘱立即采送血、尿标本;吸氧3~4L/min,保持呼吸道通畅;连接心电监护;立即开放2~3条静脉通路补液;查验血糖、留尿标本,及时送检血、尿等相关检查标本。

(2)观察病情:严密观察生命体征、神志及尿量的变化,严重酸中毒可使外周血管扩张,导致体温和血压过低,并降低机体对胰岛素的敏感性,故应监测体温和血压的变化,及时采取措施;准确记录24h出入量,若尿量<30ml/h时,应及时通知医生,给予积极处理。

(3)用药护理:应用胰岛素治疗时严格执行医嘱,准确掌握用药剂量和方法,严密观察胰岛素用药后有无低血糖、过敏等反应,定时监测尿糖和血糖变化;补钾时严密观察有无心律失常、肠麻痹和肌无力等症状。治疗过程中必须避免血糖下降过快、过低,以免发生脑水肿。

(4)一般护理:昏迷患者禁食,留置导尿,头偏向一侧,防止呕吐物误吸发生吸入性肺炎,待神志清醒后给予糖尿病饮食,鼓励患者多饮水,保证营养及水分的供给;做好口腔、皮肤护理,预防压疮和继发性感染。

(5)心理护理:稳定患者情绪,取得患者信任,避免不良因素。

(6)健康指导:糖尿病患者要时刻注意饮食起居情况,养成良好生活习惯,戒烟酒,增强自我保健意识;定期监测血糖,按医嘱调整降糖药或胰岛素的用法与用量,不能擅自停药。一旦出现恶心、呕吐、腹泻等消化道症状,要高度警惕DKA,及时就诊。

(二)糖尿病高渗性非酮症昏迷

糖尿病高渗性非酮症昏迷(hyperosmolar nonketotic diabetic coma,HNDC)是糖尿病急性代谢紊乱的另一临床类型,严重但较少见,也称高渗性昏迷。其特点是高血糖而无明显酮症,高血糖引起血浆高渗性脱水和进行性意识障碍。多发生于中老年2型糖尿病的患者,部分病例发病前无糖尿病史或仅有症状,偶见发生于1型糖尿病患者。

1. 病因与发病机制

(1)病因:高渗性昏迷的发生常有明显诱因,包括急性感染、外伤、手术、脑血管意外、失水过多或摄水不足、透析治疗、使用糖皮质激素、免疫抑制剂等,其中感染性因素排在首位,也是影响患者预后的主要原因。

(2)发生机制:本病发生机制复杂,尚未完全阐明。胰岛素分泌绝对或相对不足,周围组织对胰岛素敏感性降低,是形成高血糖和糖尿的主要原因,严重的高血糖使血浆渗透压升高,造成细胞内脱水,形成渗透性利尿,同时伴有电解质丢失,脑细胞脱水,从而引起突出的神经精神症状,但血酮升高不明显。

2. 护理评估

(1) 健康史:患者多为老年人,部分已知有糖尿病,可同时存在感染等诱发因素。

(2) 临床表现:本病起病缓慢,一般为数日至2周,常有多尿、多饮、乏力加重,表情淡漠,反应迟钝,但多食不明显,有时反而食欲减退。随着病情进展,出现重度脱水和神经精神症状,患者反应迟钝、烦躁或淡漠、嗜睡以至昏迷。晚期出现少尿甚至无尿。重度脱水表现为口唇干燥、眼窝塌陷、皮肤弹性下降、心率加快、血压下降甚至休克。与DKA相比,HNDC一般没有典型酸中毒的深大呼吸,若患者出现中枢性过度换气现象时,则应考虑是否出现并发症。

(3) 辅助检查:血糖达到或超过33.3mmol/L,一般达33.3~66.8mmol/L;血钠可达155mmol/L以上;血浆渗透压显著增高达350mmol/L以上。尿糖呈强阳性,无酮体或较轻,血尿素氮及肌酐升高。

3. 救治与护理　本病病情危重,并发症多,故强调早期诊断和治疗。治疗上大致与DKA相近,但因患者失水更严重,应更积极补液。通常按患者体重(kg)的12%估计输液量。早期静脉输入等渗盐水1 000~2 000ml以便较快扩张微循环而补充血容量,后再根据血钠和血浆渗透压测定结果再作决定,视病情可考虑同时给予胃肠道补液。若血液循环稳定血压正常后,可酌情以低渗盐水(0.45%~0.6%氯化钠)缓慢静脉滴注。如血糖降至16.7mmol/L,可开始输入5%葡萄糖溶液并加入普通胰岛素(每3~4g葡萄糖加1U胰岛素),同时参考每小时尿量补充钾盐。积极治疗诱因和各种并发症,如感染、心力衰竭、心律失常、肾衰等。

与DKA病情的观察和护理类似,此外尚需注意以下情况:迅速大量输液不当时,可发生肺水肿等并发症。补充大量低渗溶液,有发生溶血、脑水肿及低血容量休克的危险。故应随时观察患者的呼吸、脉搏、血压和神志变化,观察尿色和尿量,如发现患者咳嗽、呼吸困难、烦躁不安、脉搏加快,特别是在昏迷好转过程中出现上述表现,提示可能输液过量,应立即减慢输液速度并及时报告医生。尿色变粉红提示发生溶血,应立即停止输入低渗溶液。特别是对中老年患者,有以上临床表现,无论有无糖尿病史,均提示有糖尿病高渗性非酮症昏迷的可能。

二、低 血 糖 症

低血糖症(hypoglycemia)是由多种原因引起的血糖浓度低于正常值状态,以交感神经兴奋和脑细胞缺糖为主要特点的综合征。对于非糖尿病患者,低血糖的诊断标准为血糖低于2.8mmol/L,而糖尿病患者只要血糖低于3.9mmol/L就属于低血糖范畴。各年龄组均可发病,严重者可造成昏迷,导致永久性脑损伤,甚至死亡。

(一)病因与发病机制

1. 病因　引起低血糖的病因很多,根据低血糖发生与进食的关系可分为空腹低血糖、餐后低血糖两类。空腹低血糖常见于使用胰岛素治疗、口服磺脲类药物、高胰岛素血症、胰岛素瘤、重要脏器衰竭等重症疾病、升糖激素缺乏(皮质醇、生长激素、胰高糖素等)等;餐后低血糖常见于2型糖尿病患者初期餐后胰岛素分泌高峰延迟、糖类代谢酶的先天性缺乏、肠外营养治疗、倾倒综合征等。

2. 发病机制　人体通过神经-体液调节机制来维持血糖的稳定,以保证对脑细胞的供能。脑细胞所需的能量几乎完全直接来自血糖,而且本身没有糖原储备,当血糖降到≤2.8~3.0mmol/L时,一方面引起交感神经兴奋,大量儿茶酚胺释放;另一方面,由于脑细胞本身没有糖原储备,血糖降低时导致能量供应不足而产生脑功能障碍的表现。当血糖降到2.5~2.8mmol/L时,由于能量供应不足使大脑皮质功能抑制,皮质下中枢功能异常。

（二）护理评估

1. 健康史　询问患者是否有导致低血糖症的原因和诱因。

2. 临床表现

（1）交感神经兴奋的症状：低血糖刺激肾上腺素分泌增多，表现为软弱无力、冷汗、心悸、血压轻度升高、面色苍白、四肢冰冷、手足颤抖、有饥饿感。

（2）中枢神经系统功能障碍的症状：表现为意识模糊、头晕、头痛、焦虑、烦躁不安以致精神错乱、癫痫发作，甚至昏迷、休克和死亡。

3. 辅助检查

（1）血糖测定：低于 2.8mmol/L。

（2）血浆胰岛素测定：当血糖低于 2.8mmol/L 时，血浆胰岛素应低于 10mU/L；血糖低于 2.2mmol/L 时，血浆胰岛素应低于 5mU/L。

知识链接

低血糖的分类

《中国 2 型糖尿病防治指南（2020 年版）》增设了低血糖分级。Ⅰ级低血糖：血糖 <3.9mmol/L 且 ≥3.0mmol/L。Ⅱ级低血糖：血糖 <3.0mmol/L。Ⅲ级低血糖：没有特定的血糖界限，伴有意识和 / 或躯体改变的严重事件，需要他人帮助的低血糖。

（三）救治措施

1. 血糖测定　立即做血糖测定，并在治疗过程中动态观察血糖水平。

2. 升高血糖　根据病情口服含糖溶液或静脉注射 50% 葡萄糖，必要时采用抑制胰岛素分泌的药物治疗。

3. 病因治疗　及早查明原因，积极治疗原发病。

知识链接

低血糖的预防

对于低血糖症必须做到"防重于治"，预防低血糖发作是治疗糖尿病性低血糖最佳救治措施。在低血糖预防中应该注意做到以下几点：合理使用胰岛素和口服降糖药；生活规律，养成良好的生活习惯；注意适量运动；自我血糖监测能够明显减少低血糖的发生率；糖尿病患者外出时应注意随身携带食物和急救卡片；警惕夜间低血糖。

（四）护理诊断

1. 活动无耐力　与血糖过低导致组织细胞功能下降有关。

2. 有受伤的危险　与血糖过低影响脑功能有关。

3. 营养失调：低于机体需要量　与胰岛素分泌或作用缺陷有关。

4. 焦虑　与低血糖反复发作有关。

5. 潜在并发症： 意识障碍。

（五）护理措施

1. 即刻护理　立即检测血糖水平。对意识不清者，开放气道，保持呼吸道通畅，必要时氧气吸入。对于轻症神志清醒患者，可立即口服含 15～20g 糖的糖水、含糖饮料，或进食糖果、饼干等食物即可缓解症状。昏迷或抽搐患者应及时给予 50% 葡萄糖溶液 20ml 静脉注射，15min 后若血糖仍≤3.9mmol/L，继以 50% 葡萄糖溶液 60ml 静脉注射，也可给予 5% 或 10% 的葡萄糖溶液静脉滴注,视病情调整滴速和输入液量。

2. 观察病情　观察生命体征、意识变化,观察尿、便情况,记录出入量。定时监测血糖,意识恢复后应继续监测血糖24～48h,注意是否有出冷汗、嗜睡、意识模糊等再度低血糖状态,以便及时处理。

3. 用药护理　可用1%肾上腺素0.5ml皮下注射,可促进肝糖原分解,减少肌肉对葡萄糖的摄取,也可静脉或肌内注射胰高血糖素1～5mg。对垂体或肾上腺皮质功能低下者,则需给予氢化可的松100～200mg静脉滴注。

4. 一般护理　保持皮肤清洁,饮食应少食多餐,低糖、高蛋白、高纤维素和高脂肪饮食,以减少对胰岛素分泌的刺激。意识不清患者按昏迷常规护理。抽搐者除补充葡萄糖外,可酌情应用适量镇静剂,并注意保护患者,防止受伤。

5. 心理护理　给予心理护理,消除紧张和焦虑情绪。

6. 健康指导

(1) 生活规律,养成良好的生活习惯,戒烟戒酒,饮食定时定量,保持每日基本稳定的摄入量。

(2) 运动疗法是糖尿病患者综合治疗五驾马车之一,要保证一定运动量,如散步、打太极、慢跑等。

(3) 告知患者合理使用胰岛素和口服降糖药。

(4) 自我血糖监测能够明显减少低血糖的发生率,教会患者测血糖的方法。

(5) 嘱患者外出时应随身携带两件宝物:一是食物,如糖果、饼干等,以备发生低血糖时急用;二是急救卡片(注明姓名、诊断、电话、用药等),它提供了糖尿病急救有关的重要信息。

第五节　脑　卒　中

案例分析

患者,女,65岁。1h前在家打扫卫生过程中突发头晕,随即倒地,不省人事。既往有高血压病史30余年。入院查体:体温36.8℃,脉搏90次/min,呼吸20次/min,血压160/110mmHg,神志不清,呈昏迷状,右侧肢体偏瘫。急诊头颅CT提示颅腔内可见高密度影。

分析:

1. 患者活动过程中突发头晕,随即出现神志不清、不省人事,查体可见右侧肢体偏瘫,CT提示颅腔内高密度影,结合有高血压病史,脑出血诊断明确。

2. 脑出血后,严重的后果为颅内压增高和脑疝,因此该患者首优的护理诊断为潜在并发症:脑疝。

3. 密切观察患者生命体征、意识及颅内压增高的征象,遵医嘱及时给予静脉快速滴注甘露醇以降低颅内压,避免脑疝形成。

脑卒中(stroke)指由于急性脑循环障碍所致的局限或全面脑功能缺损综合征,多见于老年人,分缺血性脑卒中和出血性脑卒中。缺血性脑卒中,又称脑梗死,指各种原因所致脑部血液供应障碍,导致局部脑组织缺血、缺氧性坏死,出现相应神经功能缺损的一类综合征,是脑卒中最常见的类型,占全部脑卒中的70%～80%。依据病理性质可分为脑血栓形成、脑栓塞、腔隙性脑梗死等,临床上尤以脑血栓形成和脑栓塞多见。出血性脑卒中,又称脑出血,指非外伤性脑实质出血,依据出血部位可分为脑出血和蛛网膜下腔出血,以脑出血多见。

急性脑卒中是一种发病率高、致残率高、病死率高及复发率高、并发症多的疾病。《中国脑卒中防治报告 2020》数据显示,我国脑卒中发病率由 2005 年 222/10 万下降至 2019 年 201/10 万,但患病率仍处于上升阶段。40 岁及以上居民脑卒中人口标化患病率由 2012 年的 1.89% 上升至 2019 年的 2.58%,2019 年我国 40 岁及以上人群现患和曾患脑卒中人数约为 1 704 万。有效防治脑卒中对实现健康中国的战略目标意义重大。

一、病因与发病机制

脑卒中的危险因素与脑卒中的发生和发展有直接关联,分为可干预和不可干预两类。不可干预因素如年龄、性别、性格、遗传等;可干预因素有高血压、高血脂、糖尿病、细菌性心内膜炎、心房颤动、吸烟、酗酒、高盐饮食、超重等。临床上应针对可干预因素采取措施,以减少脑卒中的发生。不同类型的脑卒中,发生的原因也不尽相同。脑血栓形成最常见的病因是脑动脉粥样硬化,常伴高血压,其次是脑动脉炎、糖尿病、高血脂等。脑栓塞根据栓子来源不同可分为心源性、非心源性和来源不明三类。其中心源性为脑栓塞中最常见病因,约 75% 的栓子为心源性。如心房颤动、心脏瓣膜病、心肌梗死等病理情况下形成的附壁血栓脱落随血流达到颅内血管引起栓塞;感染性心内膜炎形成的炎性赘生物脱落也可导致脑栓塞。脑出血最常见的病因为高血压合并细、小动脉硬化,其他原因为脑动脉粥样硬化、颅内动脉瘤和动静脉畸形、脑动脉炎等。先天性脑动脉瘤是引起蛛网膜下腔出血最常见的病因,其次为脑血管畸形。

二、护 理 评 估

(一)健康史

了解患者是否有动脉粥样硬化、高血压、高血脂、糖尿病等病史,有无脑血管疾病的家族史。评估患者发病的诱因,了解起病时的状态,评估有无头晕、头痛、肢体麻木、无力等前驱症状,是否存在肢体瘫痪、失语、感觉障碍、剧烈头痛、喷射性呕吐等症状和体征。

(二)临床表现

1. 缺血性脑卒中

(1)脑血栓形成:①多发生于有动脉硬化、高血压、糖尿病、高血脂病史的中老年人;②常在睡眠中或安静休息时发病,部分患者起病先有头痛、头晕、肢体麻木、无力、短暂脑缺血发作等前驱症状;③起病缓慢,症状常在发病后 10h 或 1～2 天达高峰;④以偏瘫、失语、偏身感觉障碍和共济失调等症状为主,一般无意识障碍。

(2)脑栓塞:①任何年龄均可发病;②安静与活动时均可发病,以活动中突然发病常见,多无明显诱因和前驱症状;③起病急,症状常在数秒至数分钟内达到高峰,是所有脑卒中发病速度最快者;④以偏瘫、失语等症状为主,部分患者可有头痛、呕吐、意识障碍等症状。

2. 出血性脑卒中

(1)脑出血:①多发生于有高血压病史的中老年人,男性较女性多见,冬季发病率较高;②常在白天发病,有体力活动、情绪激动、用力排便等诱因,多无前驱症状;③起病较急,症状常在数分钟至数小时达高峰;④有肢体瘫痪、失语、剧烈头痛、喷射性呕吐、意识障碍等症状,发病时血压明显升高。

(2)蛛网膜下腔出血:①任何年龄均可发病,以青壮年多见,女性多于男性;②常在白天发病,有剧烈运动、情绪激动、用力排便等诱因,多无前驱症状;③突发剧烈头痛、喷射性呕吐、脑膜刺激征阳性,一般无肢体瘫痪,严重者可有短暂意识障碍或烦躁、谵妄、幻觉等精神症状,其中脑膜刺激征阳性是最具特征性的体征,以颈项强直多见;④老年患者头痛、脑膜刺激征等临床表现不典型,而精神症状较明显。

（三）辅助检查

1. 影像学检查

（1）头颅 CT：能够作出早期诊断,是最常用及首选的检查。发病后尽快进行 CT 检查,有助于早期缺血性脑卒中和出血性脑卒中的鉴别。在 CT 图像上,缺血性脑卒中呈低密度影,出血性脑卒中呈高密度影。

（2）MRI：与 CT 相比,较易发现早期、微小病灶,能进一步明确诊断。

（3）血管造影：DSA 和 MRA 可显示脑血管的位置、形态及分布,易于发现脑血管狭窄、脑血管闭塞、脑血管畸形、脑动脉瘤等。其中 DSA 是脑血管病检查的金标准,但对人体有创且检查费用、技术条件要求较高,一般不作为常规检查。

2. 脑脊液检查　出血性脑卒中可为均匀血性,压力增高至 200mmH$_2$O 以上。缺血性脑卒中脑脊液检查正常。

三、救 治 措 施

（一）救治原则

脑卒中救治总体原则为保持呼吸道通畅,维持生命体征,减轻和控制颅脑损伤,预防与治疗各种并发症,尽可能提高患者的康复率和生存质量,防止复发。

脑卒中救治要点为：①评估气道、呼吸、循环等生命体征；②给氧；③建立静脉通道,行血常规、凝血功能、血糖等检查；④及时治疗低血糖；⑤神经病学检查；⑥启动院内卒中团队；⑦快速进行头颅 CT 检查；⑧心电图检查,识别患者是否有新近发生的急性心肌梗死或心律失常。

（二）具体救治原则

1. 缺血性脑卒中　主要采取早期溶栓、调整血压、防治脑水肿、抗凝、保护脑组织功能和防治并发症等治疗。《中国急性缺血性脑卒中诊治指南 2022》提出,缺血性脑卒中的治疗应强调早期诊断、早期治疗、早期康复和早期预防再发,对疑似脑卒中患者应进行快速诊断,尽可能在到达急诊室后 60min 内完成头颅 CT 等评估并开始治疗,有条件者应尽量缩短溶栓治疗时间。

2. 出血性脑卒中　主要采取脱水降颅内压、调整血压、防止继续出血、减轻出血所致的继发性损害、促进神经功能恢复和防治并发症等治疗,其中以降低颅内压和控制血压尤为重要。因动脉瘤引起的蛛网膜下腔出血患者,应尽快进行手术治疗。

四、护 理 诊 断

1. 躯体活动障碍　与肢体瘫痪有关。

2. 语言沟通障碍　与语言中枢损害有关。

3. 有皮肤完整性受损的危险　与肢体瘫痪、长期卧床至皮肤受压有关。

4. 有感染的危险　与意识障碍、肢体瘫痪、长期卧床、机体抵抗力下降有关。

5. 潜在并发症：脑疝。

五、护 理 措 施

（一）即刻护理

病情发作时立即给予患者卧床,避免情绪激动。保持呼吸道通畅,给氧,呕吐患者可侧卧或头偏向一侧,及时清除口腔内分泌物和呕吐物；舌后坠者予以口咽通气管协助通气,做好气管插管或气管切开的准备。建立静脉通道,遵医嘱给予药物治疗。维持及稳定生命体征,防止颅内再出血及脑疝形成,改善脑部缺血区的血液供应。对于烦躁不安者,予以床栏,必要时给予保护性约束,防止坠床。

(二)观察病情

给予心电监护,密切观察患者生命体征、意识、瞳孔及肢体的变化,评估是否有意识障碍加重、血压升高、瞳孔不等大、呕吐等再出血及颅内压增高表现,是否并发心肌梗死或心律失常。

(三)用药护理

如发现颅内压增高,应遵医嘱静脉快速滴入20%甘露醇、呋塞米等药物以降低颅内压,避免脑疝形成。使用20%甘露醇,应保证在15~30min内滴完,并注意保护血管及局部组织,防止外渗。缺血性脑卒中后24h内血压升高的患者应谨慎处理,如血压持续升高,收缩压≥200mmHg或舒张压≥110mmHg,或伴有严重心功能不全、主动脉夹层、高血压脑病的患者,可给予降压治疗。遵医嘱静脉应用降压药物时,需使用输液泵严格控制给药速度,加强血压监测,并随时根据血压调整给药速度,以免血压下降过快导致颅脑低灌注。

(四)一般护理

昏迷患者应及时清除其口腔和气管内分泌物,防止反流、误吸等,采取翻身、叩背等排痰措施,加强口腔护理,预防肺部感染。加强皮肤护理,预防压疮。保持肢体功能位置。做好尿管护理,防止尿路感染。出血性脑卒中患者急性期发热时,头部禁止使用冰袋及冷敷,以免脑血管收缩、血流减慢而使脑血流减少。

脑出血患者应绝对卧床休息,发病24~48h内避免搬动患者,取侧卧位,头部稍抬高,促进颅内静脉回流,减轻脑水肿。蛛网膜下腔出血患者应绝对卧床休息4周,头置冰袋,可防止继续脑出血。脑卒中患者常伴有肢体运动障碍及卧床,应注意评估压疮发生的危险,可每2h翻身一次,以预防压疮的发生,但禁止按摩受压部位,不能翻身的患者可使用气垫床预防压疮。

(五)心理护理

加强与患者沟通交流,消除紧张和焦虑情绪,增强其康复的信心。

(六)健康教育

1. 生活指导 养成良好的生活习惯,控制体重,采取低盐、低糖、低胆固醇饮食,戒烟酒。告知患者及家属康复治疗的知识和功能锻炼的方法,制定及落实康复计划,如先在床上练习起坐,能下床后进行步行练习,进一步再练习手部精细动作,逐步能够生活自理。

2. 疾病知识指导 向患者及家属介绍疾病的基本病因和主要危险因素、早期症状和及时就诊的指征,指导患者正确服用降压、降糖、降脂药物,注意定期复查。

第六节 多器官功能障碍综合征

案例分析

患者,女,35岁。因地震时为了掩护学生被压房屋废墟下27h急诊入院。查体:体温39℃,脉搏58次/min,呼吸8次/min,血压80/50mmHg,神志不清,全身皮肤黏膜出血,右侧下肢严重肿胀、麻木,见张力性水疱。生化检查:血尿素氮18.8mmol/L,血肌酐862μmol/L,谷草转氨酶1 700U/L,丙氨酸氨基转移酶801.8U/L。血气分析示血氧饱和度60%。诊断为"多器官功能障碍综合征",抢救治疗无效,于8h后死亡。

分析:

1. 患者因地震致右侧肢体受压损伤,出现呼吸频率减慢、血压下降,全身皮肤黏膜出血,肝功能、肾功能明显异常，血氧饱和度明显降低，考虑由于外伤引起了急性肾衰竭、急性呼吸衰竭、急性肝衰竭、急性DIC等多个器官功能衰竭。

2. 多器官功能障碍综合征患者，护理过程中必须密切监护生命体征的变化，及时发现异常并予以救治。

多器官功能障碍综合征（multiple organ dysfunction syndrome，MODS）指在多种急性致病因素所致机体原发病变的基础上，同时或序贯出现的2个或2个以上器官可逆性功能障碍的临床综合征。该病发病急，进展快，病死率高。在概念上强调：①原发致病因素是急性的；②表现为多发的、进行的、动态的器官功能不全；③器官功能障碍是可逆的，可在其发展的任何阶段进行干预治疗，功能可望恢复。

知识链接

多器官功能障碍综合征的命名

多器官功能障碍综合征是20世纪90年代对20世纪70年代提出的"多器官衰竭""多系统器官衰竭""序贯性系统衰竭"等命名的进一步修订。此病症既不是独立疾病，也不是单一脏器的功能障碍，而是涉及多器官的病理生理变化，是一个复杂的综合征。多器官功能障碍综合征能较准确地反映此病的动态演变全过程，而不过分强调器官衰竭的标准，有利于早期预防和治疗。因此，在1995年全国危重病急救医学学术会议上，中国中西医结合学会急救医学专业委员会、中华医学会急诊医学会决定将该综合征命名为多器官功能障碍综合征。

一、病因与发病机制

（一）病因

导致MODS常见的病因：①严重感染；②休克；③严重创伤；④心肺复苏后；⑤大手术；⑥严重烧（烫、冻）伤；⑦挤压综合征；⑧重症胰腺炎；⑨急性药物或毒物中毒等。诱发MODS的主要高危因素有高龄、慢性疾病、营养不良、大量输血（液）、昏迷、创伤等。

（二）发病机制

发生机制非常复杂，涉及神经、体液、内分泌和免疫等诸多方面，现在主流的看法认为失控的全身炎症反应综合征很可能在多器官功能障碍综合征发生中起主要作用。失控的全身炎症反应的发生机制有缺血-再灌注损伤假说、炎症失控假说，肠道细菌、毒素移位假说，两次打击和双项预激假说以及应激基因假说等。

二、护理评估

（一）健康史

收集患者资料，询问既往史，评估患者是否有较重的原发疾病，如感染、外伤、炎症、窒息、中毒、低氧血症、低灌注和再灌注损伤等可诱发全身性炎症反应综合征的因素存在。

（二）临床表现

根据基础疾病、感染部位、器官代偿能力、治疗措施等的不同而使器官功能障碍的临床表现各异。在受损的最初72h，常首先发生呼吸衰竭，接下来可能会依次发生肝功能衰竭、胃肠道出血和肾衰竭。肾脏是MODS最后衰竭的器官，在原先没有慢性肾功能不全基础上出现急性肾衰竭常意味着病情已进入晚期。

1. 肺和呼吸功能　是MODS发生率最高（占83%～100%）和最早受到损害的器官。轻者出现急性肺损伤，重者发生急性呼吸窘迫综合征。临床上主要表现为进行性低氧血症和呼吸困难或呼吸窘迫，动脉血 PaO_2 < 50mmHg。

2. 心血管功能　心源性休克或休克中、晚期等原发性和继发性因素均可导致心肌细胞损害和心功能障碍。由于机体的内在调节机制和心脏本身较大的储备能力，心功能障碍大多在休克晚期才趋明显。主要表现为循环需求量增高、心率加快、水肿、休克等。

3. 肾功能　主要是肾血流改变导致肾功能不全的表现（占40%～55%）。临床表现为少尿或无尿、氮质血症、血尿素氮和肌酐升高，水、电解质代谢紊乱和酸碱平衡失调如高钾血症或酸中毒等。

4. 肝功能　休克时可引起肠屏障功能减弱和肝功能严重受损，内毒素进入血液后引起肠源性内毒素血症、酸中毒和DIC，这些因素又可加重休克而造成恶性循环，最终导致肝功能不全（占95%）或肝功能衰竭（较少见，发生率<10%）。临床表现主要有黄疸、转氨酶和胆红素升高、肝性脑病和凝血障碍等。

5. 胃肠道功能　休克、严重感染和创伤可导致胃肠道缺血、缺氧，引起胃肠道屏障功能减弱，而酸中毒、DIC等可进一步加重胃肠功能紊乱而出现应激性溃疡。临床上有腹痛、腹胀、消化不良、呕血、黑便、肠梗阻及消化道出血等表现。

6. 其他　血液系统表现有血小板减少、凝血障碍、白细胞增加或减少以及微循环障碍；免疫系统的表现为免疫麻痹和炎症与抗炎失衡；内分泌系统可出现高分解代谢、胰岛素抵抗、脂肪代谢障碍和相对肾上腺皮质功能不全等；神经系统可有精神恍惚、嗜睡、谵妄甚至昏迷等表现。

目前尚无公认的MODS诊断标准，若患者满足下述3个条件，应考虑存在MODS：①具有严重创伤、感染、休克等诱因；②存在SIRS或脓毒症临床表现；③发生2个或2个以上序贯性器官功能障碍。

（三）辅助检查

检查内容及方法可根据累及脏器的性质而定。

三、救 治 措 施

随着对MODS发生机制的研究进展，现在已经认识到MODS的发病基础是全身炎症反应综合征，也可由非感染性疾病诱发。该综合征如果能得到及时合理的治疗，仍有逆转的可能。

（一）纠正休克，防止缺血-再灌注损伤

休克过程中缺血-再灌注损伤是不可避免的现象，也是导致后续病程中发生脓毒症和多器官功能障碍综合征的重要诱因之一。因此，及时补充血容量，保持有效循环血量非常重要。

（二）防治病因，控制感染

合理应用抗生素，尽量减少侵入性诊疗操作，加强病房管理，降低医院感染发生率，提高患者的免疫功能，对有手术指征的患者要尽早外科处理。目前基于肠源性感染对高危患者构成威胁的认识，对创伤或休克复苏后患者、急性重症胰腺炎患者等进行消化道去污染。控制肠道这一人体最大的细菌库，已在一定程度上取得确定的效果。

（三）加强各重要脏器的功能支持

1. 循环支持　维持有效血容量，支持有效心脏功能，在扩容基础上联合使用多巴胺、多巴酚丁胺和酚妥拉明加硝普钠，对血压很低的患者加用间羟胺，对感染性休克早期患者可用去甲肾上腺素。

2. 呼吸支持　保持气道通畅，尽早使用呼吸机辅助呼吸，加用PEEP时寻找最佳值，避免对

心脏、血管、淋巴系统的影响,压力宜渐升缓降。避免使用呼吸兴奋药,合理应用激素、利尿剂、支气管解痉剂和血管扩张剂。

3. 肾功能支持　少尿期要维持内环境的稳定,多尿期应加强支持治疗,恢复期以加强营养为主。

4. 肝功能支持　补充足够的热量及能量合剂、控制感染、肝脏支持疗法,有条件的医院可开展人工肝透析、肝移植。

5. 营养和代谢支持　目前普遍使用的主要是"代谢支持",总的原则和方法:①增加能量总供给:通常需要达到普通患者的 1.5 倍左右,用间接测热仪测量;②提高氮与非氮能量的摄入比;③尽可能地通过胃肠道摄入营养。

四、护 理 诊 断

1. 清理呼吸道无效　与咳痰无力、分泌物蓄积、神志不清、人工气道使用等有关。
2. 体液不足　与大量失血、失液有关。
3. 有皮肤黏膜完整性受损的危险　与长期卧床、免疫功能低下、内环境紊乱有关。
4. 有感染的危险　与免疫功能异常、体液失衡、机体抵抗力下降有关。
5. 潜在并发症: 出血、脑水肿、脑疝等。

五、护 理 措 施

(一)即刻护理
按各器官功能改变时的抢救流程,抢救药物的剂量、用法、注意事项,各种抢救设备的操作方法,密切配合医生进行抢救。

(二)病情观察
1. 监测生命体征　如患者呼吸快、心率快,应警惕发生心、肺功能障碍;血压下降则要考虑周围循环衰竭;如体温高达 40℃以上或低于 35℃,提示病情十分严重,常是危急或临终表现。

2. 心电监护　能很好地观察心率、心律和 ECG 变化并及时处理,尤其注意观察心律失常的ECG 表现。

3. 意识　注意观察意识状况及昏迷程度,昏迷患者给予格拉斯哥昏迷评分。MODS 患者病情危重,时有烦躁,做好安全护理。

4. 肾功能　注意尿量、色、比重、酸碱度和血尿素氮、肌酐的变化,警惕非少尿型肾衰竭。

(三)用药护理
1. 用药原则
(1) 用药过程中应注意药物的副反应,如洋地黄制剂有恶心、呕吐,黄、绿视,心电图的变化等;利尿剂易发生电解质失衡,尤其钾的改变。

(2) 应用血管扩张剂时,必须首先判断血容量是否补足,静脉滴注宜从小剂量开始,根据血压变化调整滴速,防止"首剂综合征"的发生。

2. 常用药物　根据相应脏器出现的功能障碍,选择适当的用药,如强心苷类有毛花苷 C、毒毛花苷 K 等;血管扩张剂有酚妥拉明、酚苄明、阿托品等。

(四)一般护理
1. 病室环境　安排在安静、清洁的重症监护病房中,空气要保持流通,定时消毒,禁止无关人员入内,预防感染。

2. 体位护理　一般采取平卧位,如有心衰应采取半卧位或坐位以减轻心脏负担;有双下肢水肿应抬高患肢；长期卧床的患者要进行适当的床上活动。

3. 营养护理　加强营养支持，补充足够的热量和优质蛋白质。不能进食者如胃肠功能尚好给予肠内营养；如胃肠功能差，可以通过肠外营养补充葡萄糖、氨基酸、脂肪乳、微量元素和维生素等。

4. 对症护理　呼吸困难者要吸氧或者机械通气；尿少的患者要利尿；心衰的患者给予强心治疗；DIC 的患者给予抗凝、降纤、止血等治疗。

（五）心理护理

强调多与患者交流，了解其心理状况和需求后给予相应的护理措施，建立良好的护患关系；护士要具备过硬的业务技术水平和高度的责任心，能获得患者的信任，使患者树立战胜疾病的信心，积极配合治疗和护理。

（六）健康教育

多器官功能障碍综合征是一种危重的全身性疾病，医护人员应及时与患者和家属沟通，向患者和家属告知疾病可能的病因、临床表现和预后，并详细告知病情。患者处于高代谢状态，体内能量消耗很大，因此保证营养甚为重要。患者免疫功能低下，杜绝各种可能感染的机会。经常给患者翻身，防止压疮的发生。

（林建兴）

？　复习思考题

1. ARDS 早期的临床特点有哪些？
2. 简述Ⅲ度房室传导阻滞的临床特点和治疗要点。
3. 简述中心静脉压、血压与补液的关系。
4. 简述 DKA 的救治原则。
5. 简述脑卒中的护理要点。
6. 简述 MODS 的救治要点。

ER-8-3

扫一扫，测一测

PPT 课件

知识导览

第九章　急性中毒救护

第一节　概　　述

　　急性中毒是指有毒的化学物质通过饮食、呼吸、注射或皮肤接触等途径短时间进入人体，达到中毒量后造成组织器官器质性或功能性损害。急性中毒发病急骤、来势凶险、变化迅速，如不及时救治，可危及生命。

　　随着全球工业技术的迅猛发展，人们的生存环境日益恶化，接触的有毒物质日益增多，发生中毒的概率与日俱增。据有关资料介绍，我国每年有十余万人发生各种急性中毒，中毒事件屡见不鲜。急性中毒的救治已成为医务工作者面对的课题之一。因此，医务人员必须尽快作出诊断与急救处理，以提高急救中毒的抢救成功率。

一、病因与中毒机制

（一）病因

　　1. 生活性中毒　误食、用药过量、自杀、谋杀或意外接触有毒物质等，导致过量毒物进入人体而发生中毒。

　　2. 职业性中毒　人们在生产、运输、保管或使用等工作过程中，违反操作规程和安全防护制度，与有毒的生产原料、辅料、中间产物或成品密切接触而发生中毒。

（二）毒物的体内过程

　　1. 毒物的侵入和吸收　毒物主要经消化道、呼吸道或皮肤黏膜等途径进入人体引起中毒，对机体产生毒性作用的快慢、强度和表现与其侵入途径和吸收速度有关。

　　（1）经消化道吸收：液态、固态毒物多经消化道进入人体，如有机磷杀虫药、安眠药、乙醇、毒蕈、河豚等，小肠是主要的吸收部位。影响吸收的主要因素是胃肠道内的 pH 值、毒物的脂溶性及其电离的难易程度、胃内容物的量、排空时间和肠蠕动等。

　　（2）经呼吸道吸收：气体和烟雾、粉尘等气溶胶态的物质大多经呼吸道进入人体，如一氧化碳、砷化氢、硫化氢等。这是毒物进入人体最方便、最迅速、毒性作用发挥最快的一种途径，较经消化道吸收入血的速度快 20 倍，因此，患者中毒症状严重，病情发展快。

　　（3）经皮肤黏膜吸收：皮肤是人体的天然保护屏障，多数毒物不能经健康的皮肤吸收，但以下几种情况除外：①脂溶性毒物，如有机磷杀虫药、苯类。②局部皮肤有损伤。③腐蚀性毒物，如强酸、强碱等造成皮肤直接损伤。④环境高温、高湿或皮肤多汗时,可加速毒物的皮肤吸收;有的毒物也可经球结膜吸收中毒;毒蛇咬伤时,毒液可经伤口入血中毒。

2. 毒物的分布和代谢　毒物被吸收后进入血液,分布于体液和组织中,达到一定的浓度后呈现毒性作用。毒物在体内主要在肝脏进行氧化、还原、水解和结合等几种方式进行代谢。大多数毒物经代谢后毒性降低,但也有少数毒物在代谢后毒性反而增加,如对硫磷(1605)氧化成对氧磷,其毒性可增加数百倍。

3. 毒物的排泄　进入体内的大部分毒物代谢后由肾脏和肠道排出;一部分易挥发毒物以原形由呼吸道排出;一些脂溶性毒物可经皮肤、汗腺、唾液腺、乳腺等排出。

(三)中毒机制

1. 局部刺激、腐蚀作用　强酸、强碱可以吸收组织中的水分,并与蛋白质或脂肪结合,使细胞变性、坏死。

2. 缺氧　刺激性的气体可以引起喉头水肿、喉痉挛、肺炎或肺水肿,使肺泡的气体交换障碍而引起缺氧。窒息性的气体可以阻碍氧的吸收、转运或利用,如一氧化碳、硫化氢、氰化物等。

3. 麻醉作用　有机溶剂和吸入性麻醉剂具有强嗜脂性,脑组织和细胞膜脂类含量高,可以通过血脑屏障,进入脑内从而抑制脑功能。

4. 抑制酶的活力　很多的毒物或者其代谢产物通过抑制酶的活力而产生毒性反应,如氰化物可以抑制细胞色素氧化酶、有机磷杀虫药可以抑制胆碱酯酶等。

5. 干扰细胞膜或细胞器的生理功能　四氯化碳在体内经过代谢可以产生三氯甲烷自由基,其作用于肝细胞膜中的不饱和脂肪酸,产生脂质过氧化,从而导致线粒体和内质网变性,肝细胞死亡。

6. 竞争受体　如阿托品阻断毒蕈碱受体而产生毒性作用。

二、护 理 评 估

(一)健康史

详细询问病史,特别是毒物接触史是诊断急性中毒直接而重要的环节。可向患者本人、亲属或同事及现场目睹者询问。询问内容包括中毒的地点、症状出现的时间、患者的精神状态、患者身边可能盛放毒物的容器和剩余毒物等。对不明原因的中毒患者要仔细询问,询问时应注意:

1. 怀疑食物中毒者　应详细询问进食的种类、来源和同餐的人员有无发病情况。同时搜集剩余食物、胃内容物和呕吐物送检。

2. 怀疑服毒自杀者　应询问患者近期精神状况、有无家庭矛盾和社会矛盾及其发生前后的情绪及举止异常情况,以及自杀现场有无空药瓶、药袋或剩余药物及标签等。

3. 怀疑服药过量者　应询问患者的服药史、服药种类、服药量等。

4. 怀疑气体中毒者　应询问中毒现场空气是否流通,是否有毒气产生或泄漏等。怀疑一氧化碳中毒者要了解室内的火炉、烟囱、煤气及当时室内的其他人员情况。

5. 怀疑职业性中毒者　应询问患者的职业史,包括工种、工龄、接触毒物的种类、接触时间、防护条件等。

(二)临床表现

1. 皮肤黏膜症状

(1)皮肤烧灼伤:如硫酸灼伤呈黑色、硝酸灼伤呈黄色、过氧乙酸灼伤呈无色等。

(2)皮肤颜色改变:①发绀,如亚硝酸盐、麻醉药、磺胺、非那西丁等中毒会导致氧合血红蛋白不足引起发绀;②樱桃红色,如一氧化碳和氰化物中毒;③黄染,如黄曲霉素中毒。

（3）大汗、潮湿：如有机磷中毒。

（4）皮炎：见于沥青、灰菜等中毒。

2. 眼部症状

（1）瞳孔缩小：见于有机磷、吗啡、毒扁豆碱等中毒。

（2）瞳孔扩大：见于阿托品、可卡因、曼陀罗、毒蕈等中毒。

（3）视力障碍：见于甲醇、有机磷、苯丙胺等中毒。

3. 呼吸系统症状

（1）刺激症状：如强酸雾、甲醛溶液等可以直接引起呼吸道黏膜严重的刺激症状，表现为咳嗽、胸痛、呼吸困难，甚至呼吸衰竭。

（2）呼吸气味：①酒味，如乙醇及其醇化合物中毒；②大蒜味，如有机磷杀虫剂、黄磷或铊中毒；③苦杏仁味，如氢化物中毒。

（3）呼吸加快：水杨酸、甲醇等可兴奋呼吸中枢使呼吸加快。

（4）呼吸减慢：如安定药、催眠药、吗啡等中毒。中毒性脑水肿、呼吸中枢过度抑制可导致呼吸麻痹。

4. 循环系统症状

（1）心律失常：洋地黄、拟肾上腺类、三环抗抑郁药、氨茶碱等中毒可以引起心律失常。

（2）休克：奎尼丁可引起血管源性休克；某些化学毒物可引起低血容量性休克；青霉素引起过敏性休克。

（3）心搏骤停、中毒性心肌病变：见于洋地黄、奎尼丁等中毒。

5. 消化系统症状

（1）口腔炎：见于有机汞化合物、汞蒸气的中毒。

（2）呕吐、腹泻甚至胃肠穿孔和出血性坏死性小肠炎：见于细菌性食物中毒。

（3）呕吐物的颜色和气味：高锰酸钾中毒呈现红或紫色；有机磷中毒呈大蒜味。

（4）肝功能异常：黄疸、转氨酶升高、腹水等，见于四氯化碳及某些抗癌药物中毒。

6. 神经系统症状

（1）中毒性脑病：表现为意识障碍、抽搐、精神症状和颅内压增高综合征。

（2）中毒性周围神经病：脑神经麻痹及多发性神经炎等表现。

7. 泌尿系统症状

（1）肾小管坏死：见于四氯化碳及氨基糖苷类抗生素等中毒。

（2）肾小管堵塞：见于砷化氢及磺胺类药物等中毒。

8. 血液系统症状

（1）溶血性贫血：见于砷化氢及硝基苯等的中毒。

（2）白细胞减少或再生障碍性贫血：氯霉素及抗肿瘤药等可以引起。

（3）出血：见于阿司匹林、抗肿瘤药物、肝素及水杨酸钠中毒等。

9. 体温改变

（1）发热：见于抗胆碱药、二硝基酚等中毒。

（2）体温过低：见于氯丙嗪中毒。

（三）辅助检查

1. 毒物检测　是诊断急性中毒最可靠的方法，可确定毒物的性质并估计中毒的严重程度。对于急性中毒的患者，护士要立即采集剩余毒物、食物、药物及含毒标本，如呕吐物、血、尿、大便及其他可疑物品等。采集的标本要注意妥善封存，尽量不放防腐剂，并及时送检。

2. 其他检查　如胆碱酯酶活性、碳氧血红蛋白、高铁血红蛋白测定；血气分析、血糖、肝功能、心电图、超声波等检查。主要目的是鉴别诊断和判断疾病严重程度。

（四）危重病例的判定

急性中毒患者出现下列临床表现之一者，均提示危重病例：①高热或体温过低；②癫痫样发作；③精神激动；④血压很高或很低；⑤呼吸功能衰竭；⑥肺水肿或吸入性肺炎；⑦少尿或肾衰竭；⑧心律失常；⑨深昏迷；⑩抗胆碱能综合征。

三、救 治 措 施

救治原则：立即终止接触毒物，清除尚未吸收的毒物，促进已吸收毒物的排出，尽早应用特效解毒药，支持及对症治疗。

（一）立即终止毒物接触，清除尚未吸收的毒物

1. 气体中毒　应立即撤离中毒现场，迅速撤至上风或侧风向。松解患者衣扣，保持呼吸道通畅，给氧，同时注意保暖。

2. 接触性中毒

（1）皮肤染毒：立即脱去污染的衣物，用大量清水反复冲洗皮肤，冲洗时间一般为15～30min，毒物种类明确者可用特殊清洗液清洗（表9-1）。

（2）眼睛染毒：先用清水冲洗眼球，冲洗时间不少于5min，然后给予眼药水或眼膏，防治继发感染。

（3）伤口染毒：先在伤口上方结扎止血带，再彻底清洗创面。

表9-1　常见毒物的特殊清洗液

常见毒物	特殊清洗液
苯酚、香蕉水、苯胺、硝基苯、溴苯等	10% 乙醇溶液
酸性毒物（如有机磷、汽油、甲醛、四氯化碳、溴等）	弱碱溶液（如苏打水、肥皂水等）
碱性毒物（如氨水、氢氧化钠、碳酸钠等）	弱酸溶液（如 2% 醋酸或食醋、3% 硼酸、酸性果汁等）

3. 食入性中毒　对于胃肠道内尚未吸收的毒物，待患者生命体征稳定后，给予催吐、洗胃、活性炭吸附、导泻、灌肠等方法清除。

（1）催吐：是排空胃内容物最简单、最有效的方法，限于神志清楚且能合作的患者。让患者饮水300～500ml，然后用手指、压舌板或筷子刺激咽后壁或舌根，兴奋迷走神经引起呕吐，如此反复进行，直至呕吐物澄清无味。

需注意以下情况不宜进行催吐：①昏迷、惊厥及口服汽油、煤油者；②婴幼儿不易合作，有误吸造成窒息的危险；③强酸、强碱中毒者多有食管黏膜腐蚀性损伤，呕吐易造成穿孔、破裂；④严重心脏病、消化道出血者。

（2）洗胃：应在催吐后尽早进行，是彻底清除胃内容物、成功抢救口服中毒患者的关键措施。

临床上，可根据毒物类型选用不同的洗胃液：①胃黏膜保护剂。牛奶、蛋清、米汤等，适用于口服腐蚀性毒物，如强酸、强碱中毒。②溶剂。适用于饮入脂溶性毒物者，如汽油、煤油中毒后，可先用液体石蜡150～200ml 溶解，然后进行洗胃。③解毒剂。能改变毒物的理化性质，使其失去毒性，如1∶5 000 高锰酸钾液，能使生物碱、蕈类氧化解毒，但切勿使高锰酸钾结晶直接接触口腔及胃黏膜。④中和剂。吞服强酸后可用弱碱如镁乳、氢氧化铝凝胶等中和，忌用碳酸氢钠，易造成胃肠胀气、穿孔的危险；强碱可用弱酸，如稀醋、果汁等；碘中毒用淀粉溶液如面糊、米汤、1%～10% 淀粉中和。⑤沉淀剂。可与毒物作用后使其变成溶解度低、毒性小的物质，可用作洗胃剂，如乳酸钙或葡萄糖酸钙遇氟化物或草酸盐生成氟化钙或草酸钙沉淀；2%～5% 硫酸钠遇可溶性钡盐生成不溶性硫酸钡；生理盐水遇硝酸银生成氯化银；30%～50% 鞣酸能沉淀藜芦碱、辛

可芬、士的宁、铅、铝和银盐等。⑥吸附剂。活性炭是强有力的吸附剂,具有便宜、便利、无毒的特点,可吸附多种水溶性或脂溶性毒物(氟化物除外),以阻止毒物在消化道内吸收。

(3)导泻:洗胃后可口服或由胃管注入导泻剂,帮助肠道毒物迅速排出体外,并能消除活性炭的致便秘作用。常用盐类泻药如 50% 硫酸镁 40~50ml 或 25% 硫酸钠 30~60ml。注意:昏迷、肾衰竭者不宜用含镁化合物。因镁离子吸收过多,对中枢神经系统有抑制作用。

(4)全肠道灌洗:是一种快速有效的肠道毒物去除法。用高分子聚乙二醇等渗电解质溶液,以 2L/h 的速度灌洗。用于吸收缓慢、中毒严重、中毒时间超过 4h 者。

(二)应用特效解毒药

部分毒物中毒,一旦明确诊断,应及时使用具有特效的解毒药以降低病死率,但毒物未明确或中毒超过限定时间则不宜应用。某些解毒药毒性较大,应用时应注意观察病情变化。以下为常见毒物中毒的解毒药。

表9-2　常见毒物中毒的解毒药

毒物	解毒药
有机磷杀虫药	碘解磷定、阿托品
苯二氮䓬类	氟马西尼
乙醇	纳洛酮
甲醇	乙醇、叶酸
三环类抗抑郁药	碳酸氢钠
抗胆碱药	毒扁豆碱
肝素	鱼精蛋白
地高辛	地高辛抗体 Fab 片段
钙通道阻滞剂	葡萄糖酸钙
铁剂	去铁胺
乙酰氨基酚	乙酰半胱氨酸或蛋氨酸
肉毒毒素	肉毒抗血清 A、B、C 型
阿片类、麻醉性镇痛剂(哌替啶,吗啡,美沙酮,海洛因,芬太尼与二氢埃托啡等过量中毒)	纳洛酮
铅	钙剂
氰化物	亚硝酸钠、亚硝酸异戊酯、硫代硫酸钠
箭毒	新斯的明、阿托品
阿托品类药物	毛果芸香碱、新斯的明、扁豆碱
吩噻嗪类(氯丙嗪,奋乃静等)	利他林
砷、汞、锑	供巯基剂
硫化氢	高铁血红蛋白剂、供硫剂
对乙酰氨基酚	乙酰半胱氨酸
三环类抗抑郁药(阿米替林,丙米嗪,多塞平中毒)	毒扁豆碱
重金属	螯合剂
毒鼠强	抗惊剂
敌鼠钠	维生素 K_1
氟乙酰胺	乙酰胺
高铁血红蛋白形成剂中毒(亚硝酸盐,氮氧化合物,硝基化合物等)	亚甲蓝

（三）促进已吸收毒物的排出

1. 利尿　对于经由肾脏排泄的毒物,加强利尿可促进毒物排出。措施:①补液:大剂量快速输入 5% 葡萄糖生理盐水或 5% 葡萄糖溶液;②使用利尿剂:静脉注射或滴注呋塞米等强利尿剂或 20% 甘露醇等渗透性利尿剂;③碱化尿液:可促进中毒酶的排出和促进酸性毒物的离子化,从而减少肾小管的重吸收。

2. 高压氧疗　是一氧化碳中毒的特效方法,可促进碳氧血红蛋白解离,加速一氧化碳排出,迅速纠正机体缺氧。

3. 透析　适用于中毒量大、血中浓度高、常规治疗无效且伴有肾功能不全及呼吸抑制者。

4. 血液灌注　能吸附脂溶性或与蛋白质结合的化合物,清除毒物,是目前常用的中毒抢救措施。

5. 换血疗法　适用于各种毒物所致的高铁血红蛋白血症及严重的巴比妥类、水杨酸类及一氧化碳中毒。

（四）支持及对症治疗

许多急性中毒至今无特效的治疗方法和药物,支持对症治疗乃是抢救成功的关键:①心搏、呼吸骤停者,应立即采取复苏措施;②脑水肿者,用 20% 甘露醇或地塞米松等脱水治疗;③惊厥者,选用速效巴比妥类、地西泮等药物;④昏迷患者,应保持呼吸道通畅,给予吸氧,定时翻身。治疗过程中必须同时防止各种并发症。

四、护 理 措 施

（一）即刻护理

1. 保持呼吸道通畅,及时清除呼吸道分泌物,并给氧,必要时气管插管。

2. 洗胃　①分清轻重缓急,根据病情及不同毒物、中毒途径采取相应的救护措施,如催吐、洗胃、灌肠、应用解毒剂等;②留取标本做毒物鉴定,包括抽取胃内容物,采集呕吐物、大便、小便、血标本等,各种标本及时送检;③填写特别护理记录单,记录洗胃液的量、颜色及患者的反应,同时记录患者生命体征;④防止洗胃并发症,如心搏骤停、窒息、胃穿孔、上消化道出血、吸入性肺炎、急性胃扩张、虚脱及寒冷反应,中毒加剧等。

（二）病情观察

1. 密切监测生命体征、意识、瞳孔的变化;注意有无肌肉颤动及痉挛;密切观察皮肤色泽、湿润度、弹性等变化,如有皮肤破损时应及时处理,防止感染。详细记录出入量,监测电解质、酸碱平衡的状况。

2. 注意呕吐物、排泄物的性状、颜色、气味、量等的观察,必要时留标本送检。

（三）用药护理

正确使用解毒剂,注意观察用药反应及病情变化。

（四）一般护理

1. 休息及饮食　急性中毒者应卧床休息,保暖;病情允许时,鼓励患者多食高蛋白、高糖、高维生素的无渣饮食。腐蚀性毒物中毒者应早期给予乳类等流质饮食。

2. 口腔护理　吞服腐蚀性毒物者应特别注意其口腔护理,密切观察患者口腔黏膜的变化。

3. 对症护理　昏迷患者应保持头偏向一侧,保持呼吸道通畅,做好皮肤护理,定时翻身,防止压疮发生;高热者给予降温;尿潴留者给予导尿;惊厥时应保护患者避免受伤,应用抗惊厥药物。

（五）心理护理

对于服毒自杀清醒者,不可留其独居一室,室内的锐利器械均需严格保管,以防患者再次自杀。另外，做好家属及相关人员的思想工作，取得他们的支持，以帮助患者重新树立信心，适应社会生活。

（六）健康教育

1. 加强防毒宣传   结合实际情况在农村、城市、厂矿向群众介绍有关中毒的预防和急救相关知识。如冬天农村或部分城镇居民多用煤火炉取暖，宣传如何预防一氧化碳中毒；农村喷洒农药季节应宣传如何防止农药中毒。

2. 预防日常生活中毒   不食有毒或变质的动、植物，对于无法辨认是否有毒的蕈类或者怀疑被有机磷杀虫药毒死的家禽、新鲜腌制的咸菜或变质韭菜、菠菜、河豚、棉籽油等，均不可食用。

3. 加强毒物管理   严格遵守有关毒物的防护和管理制度，加强毒物保管。厂矿中有毒物质的生产设备应密闭化，生产车间和岗位应加强通风，防止毒物聚积等导致中毒；农药中杀虫剂和杀鼠剂毒性很大，要加强保管，标记清楚，防止误食。

第二节　有机磷杀虫药中毒

案例分析

患者，女，25 岁，因突然昏迷半小时急诊入院。家属述其因婚姻问题近期情绪不好，否认药物接触史，未入院前有大汗、呕吐、大小便失禁、肌束颤动、谵语、神志不清等症状。查体：体温 36.5℃，脉搏 68 次/min，呼吸 24 次/min，血压 100/70mmHg。急性病容，皮肤湿冷，面色苍白，双侧瞳孔等大直径约 2mm，对光反射迟钝，呼吸急促，左下肺可闻及少许湿性啰音，心律整齐，无心脏杂音，余（−）。急查全血胆碱酯酶活力（ChE）为 25%，确诊有机磷杀虫药中毒，给予针对性治疗，病情逐渐好转。

分析：

1. 急性有机磷中毒诊断主要依据有机磷接触史、临床表现及实验室检查，该病例尽管家属起初否认接触史，但临床表现和实验室检查非常重要。

2. 治疗上仍坚持急性中毒的基本处理原则，同时采用特效解毒药提高抢救效果。

3. 护理上注意生命体征、瞳孔变化、情绪反应的观察，对于诊断、治疗等均有一定帮助。

有机磷杀虫药是我国目前使用广泛的一类高效杀虫剂，对人畜均有毒性，多呈油状或结晶状，色泽淡黄至棕色，稍有挥发性，且有大蒜臭味，一般难溶于水，在碱性或高温条件下易分解失效（敌百虫除外）。该类杀虫药品种多，根据毒性大小分为四类：剧毒类，如甲拌磷（3911）、对硫磷（1605）、内吸磷（1059）；高毒类，如甲胺磷、氧化乐果、敌敌畏、甲基对硫磷；中度毒类，如乐果、敌百虫、乙硫磷；低毒类，如马拉硫磷等。生产或生活中过量接触均可引起中毒。

一、病因与中毒机制

（一）病因

1. 职业性中毒   在有机磷杀虫药生产、包装、运输、喷洒等过程中，若发生跑、冒、滴、漏，致使药物污染了衣服、口罩、皮肤，或被吸入呼吸道，可经皮肤、黏膜或呼吸道吸收而引起中毒。

2. 生活性中毒   主要是吞服药物自杀或误食被药物污染的蔬菜、水源或食物引起的中毒。

（二）中毒机制

中毒机制主要是抑制体内胆碱酯酶的活性。有机磷毒物进入体内后迅速与体内的胆碱酯酶结合，生成磷酰化胆碱酯酶，使胆碱酯酶丧失了水解乙酰胆碱的功能，导致胆碱能神经递质大量积聚，作用于胆碱受体，引起胆碱能神经先兴奋后抑制的一系列神经肌肉系统中毒症状，严重者可昏迷死亡。

二、护理评估

（一）健康史

询问患者有无口服、喷洒有机磷杀虫药等接触史，了解毒物的种类、剂量、中毒途径和经过，以及患者呼出气、呕吐物中是否可闻及有机磷杀虫药所特有的大蒜臭味。

（二）临床表现

急性中毒发病时间与毒物种类、剂量和侵入途径密切相关。经皮肤吸收者，一般在接触2～6h后发病，口服者在10min至2h内出现症状。

1. 毒蕈碱（M）样表现　该组症状出现最早，主要是副交感神经末梢兴奋所致的平滑肌痉挛和腺体分泌增加。临床表现为恶心、呕吐、腹痛、多汗、流泪、流涕、流涎、腹泻、尿频、二便失禁、心跳减慢和瞳孔缩小、支气管痉挛和分泌物增加、咳嗽、气急，严重患者出现肺水肿。

2. 烟碱（N）样表现　因乙酰胆碱在横纹肌神经肌肉接头处蓄积，使面、舌、眼睑和全身横纹肌发生肌纤维颤动，甚至全身肌肉强直性痉挛。表现为全身有紧缩和压迫感，继而发生肌力减退和瘫痪，呼吸肌麻痹严重者可引起周围性呼吸衰竭。

3. 中枢神经系统表现　可出现头晕、头痛、疲乏、共济失调、烦躁不安、谵妄、抽搐和昏迷等症状。

4. 其他表现

（1）症状复发：中、低毒类有机磷杀虫药口服中毒，经急救后临床症状好转，可在数日至1周后突然病情恶化，重新出现急性中毒的症状，甚至发生肺水肿或突然死亡，临床上称为中毒后"反跳"现象。

（2）迟发性多发性神经病：个别重度中毒者，在症状消失后2～3周可发生迟发性神经损害，出现感觉和运动神经麻痹，表现为四肢末端灼烧感、疼痛、麻木等，严重者可出现四肢肌肉萎缩、手足下垂等。

（3）中间型综合征：少数病例一般在急性中毒后24～96h突然发生肢体近端肌无力、面瘫以及呼吸肌麻痹而死亡，称"中间型综合征"。

（4）局部损害：有机磷杀虫药污染眼部，引起结膜充血，瞳孔缩小；敌敌畏、敌百虫、对硫磷、内吸磷污染皮肤，引起过敏性皮炎、水疱和脱皮。

（三）辅助检查

1. 全血胆碱酯酶（ChE）测定　是诊断有机磷杀虫药中毒的特异性指标，能反映中毒严重程度、判断疗效、估计预后。正常人全血胆碱酯酶活力为100%，有机磷杀虫药中毒时该值下降，见表9-3。

表9-3　有机磷中毒程度分度

分度	全血胆碱酯酶活力（ChE）
轻度	70%～50%
中度	50%～30%
重度	<30%

2. 毒物检测　可取患者胃内容物或呼吸道分泌物做有机磷化合物鉴定,或做尿中有机磷分解产物测定,有助于诊断。

三、救 治 措 施

（一）迅速清除毒物

1. 立即脱离中毒现场,脱去污染的衣服,用清水或肥皂水彻底清洗皮肤、毛发和甲缝等处,禁用热水或酒精擦洗,以防皮肤血管扩张促进毒物吸收。

2. 眼部染毒者,用生理盐水或清水反复冲洗后,滴入抗生素眼药水或眼膏。

3. 口服中毒 6h 以内者,选用清水、生理盐水、2% 碳酸氢钠或 1:5 000 高锰酸钾反复洗胃。由于毒物不易排净,故应保留胃管。注意敌百虫中毒禁用 2% 碳酸氢钠洗胃,因碱性溶液可使其转化为毒性更强的敌敌畏,只能用清水冲洗;对硫磷中毒时忌用 1:5 000 高锰酸钾洗胃。

（二）应用解毒药

针对过量的乙酰胆碱,可给予抗胆碱药;为了使被抑制的胆碱酯酶恢复活性,可给予胆碱酯酶复活药。用药原则为尽早用药、联合用药、首次足量、重复给药。

1. 抗胆碱药　首选阿托品。能阻断乙酰胆碱对副交感神经和中枢神经的 M 受体作用,解除平滑肌痉挛,抑制腺体分泌,防止肺水肿,消除毒蕈碱样症状。严重心动过速和高热者应慎用。阿托品使用剂量可以根据病情而定,每 10～30min 或 1～2h 给药一次,直到症状明显好转或患者出现"阿托品化"表现为止。

新型抗胆碱药盐酸戊乙奎醚(长托宁)具有较强的中枢和外周抗胆碱作用,有效量小,持续时间长,不良反应小,与胆碱酯酶复活药联用,对严重有机磷杀虫药中毒疗效显著。

2. 胆碱酯酶复活药　包括碘解磷定、氯解磷定、双复磷和双解磷。可以通过竞争作用,夺取磷酰化胆碱酯酶中的磷酰基,使被抑制的胆碱酯酶恢复活力,消除烟碱样症状。对毒蕈碱样症状作用较差。在中毒 48～72h 后,胆碱酯酶复活药应用疗效会降低,故应及早足量使用。使用足量的指征是肌颤消失和全血胆碱酯酶活力恢复至正常的 50%～60% 以上。

有机磷杀虫药中毒最理想的治疗是胆碱酯酶复活药与抗胆碱药合用,特别是对中、重度中毒,联用时应减少抗胆碱药用量。

3. 复方制剂　是将生理性拮抗剂与中毒酶重活化剂组成复方制剂。它既能对毒蕈碱样、烟碱样和中枢神经系统症状有较好的对抗作用,又能使被抑制的胆碱酯酶恢复活性。临床广泛应用解磷注射液(每支含阿托品 3mg,苯那辛 3mg,氯解磷定 400mg)肌内注射或静脉注射。

（三）对症治疗

有机磷杀虫药中毒主要死因是肺水肿、呼吸衰竭。以维持正常呼吸功能为重点,保持呼吸道通畅,正确给氧及应用呼吸机辅助、控制呼吸。循环衰竭时,立即进行心肺复苏,同时用大号静脉留置针开放两条静脉通道,以保证抢救的成功。肺水肿用阿托品,脑水肿用脱水剂和糖皮质激素、冬眠疗法等,休克用升压药,危重患者可用输血治疗法。同时加强基础护理,尽量减少各种并发症。

四、护 理 诊 断

1. **气体交换受损**　与呼吸道腺体分泌过多有关。
2. **意识障碍**　与有机磷毒物累及中枢神经系统有关。
3. **有自伤的危险**　与曾有自伤史有关。
4. **知识缺乏**:缺乏对有机磷杀虫药毒性的认识。
5. **潜在并发症**:肺水肿、呼吸衰竭。

五、护理措施

(一)即刻护理

接诊患者后立即进行催吐、洗胃。神志清楚者做好思想工作,使其配合治疗和护理;洗胃时保持患者呼吸道通畅,防止误吸造成窒息和吸入性肺炎,同时记录洗胃液的量和颜色,至洗出的胃液澄清无味为止。如出现血性胃液立即停止洗胃并通知医生,遵医嘱应用胃黏膜保护剂;洗胃后经胃管注入硫酸镁导泻。洗胃后更换清洁衣裤,同时清洗头发、皮肤指甲等,彻底清除毒物。洗胃的同时建立静脉通道,保障解毒药物的应用。

(二)病情观察

1. 观察生命体征、瞳孔、意识的变化　有机磷中毒者呼吸困难较常见,在抢救过程中应严密观察呼吸的变化,必要时做血气分析,如血氧分压低于6.67kPa(50mmHg),则应做气管插管,使用呼吸机。意识在一定程度上反映中毒程度的深浅,随着毒物的吸收,意识障碍的程度逐渐加深。

2. 密切观察解毒药的疗效及不良反应　动态监测全血胆碱酯酶活力;观察阿托品化指标,防止阿托品中毒。

3. 密切观察和预防"反跳"与猝死的发生　"反跳"与猝死多发生于中毒后2~7日,病死率是急性有机磷中毒者的7%~8%。因此,应严密观察病情,一旦发生"反跳"或"反跳"的先兆症状,如胸闷、流涎、出汗、言语不清、吞咽困难、神志模糊等,应争分夺秒地抢救患者。

(三)用药护理

遵医嘱给予阿托品及胆碱酯酶复能药,用药过程要注意其不良反应,对阿托品化、阿托品中毒的表现要区分明确(表9-4)。

表9-4　阿托品化与阿托品中毒的主要区别

内容	阿托品化	阿托品中毒
体温	正常或升高,<39℃	≥39℃
心率	增快,≤120次/min	>120次/min
皮肤	颜面潮红、干燥	紫红、干燥、绯红
瞳孔	散大,≤4.5mm	>4.5mm
神经系统	意识清楚或模糊	谵妄、幻觉、双手抓空、昏迷
尿潴留	无	有

阿托品化可靠标准为:口干和皮肤干燥、面部潮红、心率加快达90~100次/min。达到阿托品化后,应逐渐减少药量或延长用药间隔时间。如患者出现神志恍惚、高热等,提示阿托品中毒,应停用阿托品。

(四)一般护理

1. 病室环境　病室要保持安静,温度、湿度适宜,通风良好,空气新鲜。

2. 体位护理　根据患者的病情选择合理的体位,休克者取中凹卧位,中毒较重者取左侧卧位。

3. 饮食护理　吸入性或皮肤黏膜侵入性中毒者,应鼓励患者早期进食,宜选择清淡、少渣的流质或半流质饮食,逐渐恢复普食;口服中毒者,待病情稳定,神志清楚后可给予米糊、米汤、面糊、藕粉、蛋清等温流质饮食,禁食刺激性、高脂食物;昏迷者应鼻饲。

4. 对症护理　保持呼吸道通畅,及时清除呼吸道分泌物,缺氧者根据呼吸困难程度调节氧流量;昏迷者要加强口腔和皮肤护理,防止坠积性肺炎和压疮的发生;留置导尿时要保持尿道口清洁和引流管的通畅，定时更换贮尿袋，防止泌尿道逆行感染；惊厥者要注意安全，防止发生意外。

（五）心理护理

误服患者易出现恐慌、焦虑、担忧等心理，要做好解释工作，帮助消除其精神紧张和恐惧感；蓄意服毒患者易出现激动、抑郁、矛盾、逃避心理，或有再自杀的念头，应详细了解其心理社会状况，与患者多交流，给予安慰、体贴及疏导，并取得家属的支持，帮助患者提高心理应激能力，使其出院后能尽快适应环境，投入社会。

（六）健康教育

1. 防护指导　告知生产者、使用者特别是农民，有机磷杀虫药的中毒风险，在喷洒农药时应遵守操作规程，加强个人防护，穿长袖衣裤及鞋袜，戴口罩、帽子及手套，下工后用碱水或肥皂洗净手和脸，方能进食。污染衣物要及时脱下洗净。农药盛具要专用，严禁用来盛装食品、牲口饲料等。

2. 疾病知识指导　告知患者出院后需要在家休息2~3周，按时服药，不可单独外出，以防发生迟发性神经症；长期接触有机磷杀虫剂者应定期体检，测定全血胆碱酯酶活力，若全血胆碱酯酶活力在60%以下，应尽早治疗，不宜工作。

第三节　镇静催眠药中毒

案例分析

患者，女，29岁。家属述其有精神病史，3h前一次服用了大量的吩噻嗪类药物，出现了斜颈、吞咽困难、牙关紧闭、震颤麻痹等症状。入院后检查生命体征：体温36.0℃，脉搏112次/min，呼吸12次/min，血压90/60mmHg，进而出现意识不清。

分析：

1. 镇静催眠药中毒诊断主要依据有服药史、临床表现和相关的检查结果。
2. 治疗上坚持镇静催眠药的基本处理原则，同时采用特效解毒药提高抢救效果。
3. 护理上加强生命体征的观察，注意观察意识、瞳孔变化、情绪反应等对诊断、治疗均有一定帮助。

镇静催眠药是中枢神经系统抑制药，具有缓解焦虑和激动、消除躁动和稳定情绪、促进和维持近似生理性睡眠的作用。镇静催眠药为脂溶性药物，分类见表9-5。如服用过量可导致中毒而出现一系列的中枢神经系统抑制症状，表现为嗜睡、情绪不稳定、注意力不集中、共济失调、眼球震颤、呼吸抑制等。镇静催眠药中毒分急性中毒和慢性中毒。急性中毒是指在短期内服用大剂量镇静催眠药而引起的中毒。

表9-5　常用的镇静催眠药分类

类别	常用药物
苯二氮䓬类	地西泮、氯氮䓬、氟西泮、奥沙西泮
巴比妥类	长效类：巴比妥、苯巴比妥 中效类：异戊巴比妥 短效类：司可巴比妥 超短效：硫喷妥钠
非苯二氮䓬非巴比妥类	水合氯醛、甲丙氨酯、格鲁米特、甲喹酮
吩噻嗪类	氯丙嗪、硫利达嗪（甲硫达嗪）、奋乃静、三氟拉嗪

一、病因与中毒机制

（一）病因

多发生于蓄意自杀者，偶尔也可见于儿童误服或药物滥用者的意外中毒。中毒途径绝大多数是口服，少数则通过静脉注射或肌内注射。

（二）中毒机制

1. 苯二氮䓬类中毒机制　苯二氮䓬类药物能够增强 γ- 氨基丁酸（GABA）能神经功能，使神经元的兴奋性降低。主要选择性作用于边缘系统，影响情绪和记忆力。

2. 巴比妥类中毒机制　主要作用于脑干网状结构上行激活系统，阻断其传导功能，使大脑皮质发生弥漫性抑制，且随着剂量增加，其抑制作用越强。

3. 非苯二氮䓬非巴比妥类中毒　对中枢神经系统作用与巴比妥类相似。

4. 吩噻嗪类　过度抗多巴胺作用引起锥体外系兴奋症状；抗肾上腺素能 α- 受体作用引起低血压甚至休克；抗胆碱能作用引起口干和心动过速、过敏反应。

二、护 理 评 估

（一）健康史

有可靠的镇静催眠药应用史　了解患者用药种类、剂量及服用时间，是否经常服用该药，服药前后是否有饮酒史，病前有无情绪激动等。

（二）临床表现

1. 巴比妥类中毒　分为轻度、中度和重度中毒，具体表现如下：

（1）轻度中毒：表现为嗜睡或意识障碍，可唤醒，感觉迟钝、步态不稳、言语不清、眼球震颤。各种反射存在，生命体征正常。轻度中毒无需治疗即可恢复。

（2）中度中毒：表现为沉睡或进入昏迷状态，强烈刺激虽能唤醒，但不能言语，随即又沉睡。腱反射消失，角膜反射、咽反射仍存在；呼吸浅而慢，血压仍正常。中度中毒经精心护理和适当治疗，在 24～48h 内可恢复。

（3）重度中毒：表现为昏迷；呼吸浅而慢到停止；血压下降到休克；体温下降常见；肌张力下降，腱反射消失、胃肠蠕动减慢、皮肤可起大疱。若不及时抢救，最后因呼吸和循环衰竭而死亡。重度中毒患者可能需要 3～5 天才能恢复意识，其病死率低于 5%。

2. 苯二氮䓬类中毒　中枢神经系统抑制较轻，主要症状是嗜睡、头晕、言语含糊不清、意识模糊、共济失调。很少出现长时间深度昏迷和呼吸抑制等严重的症状。

3. 非巴比妥非苯二氮䓬类中毒　药物类型不同，中毒表现也有所不同。

（1）水合氯醛中毒：心、肝、肾损害，可有心律失常；局部刺激性，口服时可有消化道灼烧感。

（2）格鲁米特中毒：意识障碍有周期性波动。有抗胆碱能神经症状，如瞳孔散大等。

（3）甲喹酮中毒：可有明显的呼吸抑制，出现锥体束征，如肌张力增强、腱反射亢进、抽搐等。

（4）甲丙氨酯中毒：常有血压下降。

4. 吩噻嗪类药物中毒　最常见表现为锥体外系反应。

（1）震颤麻痹综合征。

（2）静坐不能。

（3）急性肌张力障碍反应。

（三）辅助检查

1. 毒物检测　血液、尿液、胃液中药物浓度测定，对诊断有参考意义。

2. 血液生化检查　包括血糖、尿素氮、肌酐、电解质等。

3. 动脉血气分析。

三、救 治 措 施

（一）迅速清除毒物

1. 洗胃　口服中毒者早期用 1∶5 000 高锰酸钾溶液或清水或淡盐水洗胃，服药量大者超过 6h 仍需洗胃。

2. 活性炭及导泻剂的应用　首次活性炭剂量为 50～100g，用 2 倍的水制成混悬液口服或胃管注入。应用活性炭同时常给予硫酸钠 250mg/kg 导泻。

3. 碱化尿液、利尿　用 5% 碳酸氢钠碱化尿液，呋塞米利尿。对吩噻嗪类中毒无效。

4. 血液透析、血液灌流　服药剂量大，症状严重者可考虑血液透析和血液灌注，对长效巴比妥中毒效果好，对苯二氮䓬类中毒无效。

（二）应用特效解毒药

氟马西尼是苯二氮䓬类拮抗剂，能通过竞争性抑制苯二氮䓬类受体而阻断苯二氮䓬类药物的中枢神经系统作用。用法为 0.2mg 缓慢静脉注射，需要时重复注射，总量可达 2mg。

（三）应用中枢神经系统兴奋药

对镇静催眠药中毒引起的意识障碍、反射减弱或消失、呼吸抑制，可根据病情轻重选用中枢神经系统兴奋药，常用纳洛酮、贝美格、尼可刹米、洛贝林等。

四、护 理 诊 断

1. 气体交换受损　与镇静催眠药引起呼吸系统抑制、呼吸肌麻痹及肺水肿有关。

2. 急性意识障碍　与镇静催眠药对中枢神经系统的抑制有关。

3. 清理呼吸道无效　与镇静催眠药对呼吸中枢抑制有关。

4. 有皮肤完整性受损的危险　与意识障碍、皮肤长期受压有关。

5. 潜在并发症: 呼吸衰竭、休克、肺部感染等。

五、护 理 措 施

（一）即刻护理

保持呼吸道通畅，仰卧位时头偏向一侧，防气道阻塞；及时吸出痰液，并给予持续氧气吸入以防止患者脑组织因缺氧而加重脑水肿；予心电血压监护，并尽快建立静脉通路。做好洗胃、导泻相应护理。

（二）病情观察

1. 密切观察各项生命体征的变化，及早发现呼吸衰竭和休克征兆。

2. 密切观察意识状态、瞳孔大小、对光反射、角膜反射，若瞳孔散大、血压下降、呼吸变浅或不规则，常提示病情恶化，应及时向医生报告，以便采取紧急处理措施。

（三）用药护理

严格遵医嘱用药，用药过程中耐心向患者解释药物的作用及注意事项，细心观察药物的不良反应，如嗜睡、共济失调、语言不清、低血压、视物模糊、皮肤瘙痒等，若出现中毒反应必须立即报告医生并迅速予以处理,如停药、洗胃、使用解毒剂等。

(四)一般护理

1. 病室环境　病室保持安静,温度、湿度适宜,通风良好,空气清新。

2. 体位护理　根据病情选择体位,取仰卧位、侧卧位或仰卧位时头偏向一侧。

3. 饮食护理　昏迷时间超过3~5天,可由鼻饲补充营养及水分。一般给予高热量、高蛋白的流质饮食,避免刺激性、油腻性食物。

4. 对症护理　保持呼吸道通畅,给予氧疗。呼吸困难者用鼻导管吸氧,必要时行气管内插管或气管切开,呼吸麻痹时可应用呼吸机;血压下降者可补充血容量,必要时用升压药;尿潴留者可行持续导尿并预防泌尿系逆行感染。

(五)心理护理

急性中毒者多因自杀或精神异常,应多与患者沟通,了解中毒的原因,并保守患者的秘密,加以疏导、教育。对服药自杀者,不宜让其单独留在病房内,加强看护,防止再度自杀。

(六)健康教育

1. 失眠调理指导　向失眠者宣教导致睡眠紊乱的原因及避免失眠的常识,指导患者通过日常的途径来调节失眠,而尽量少服或不服催眠类药物,必须用药时要防止产生药物依赖性。特别强调长期服用苯巴比妥的癫痫患者,不能突然停药,应在医生指导下逐渐减量后停药。

2. 严格管理镇静药、催眠药的使用,加强药物的保管,特别是家庭中有情绪不稳定或精神不正常者。

第四节　酒精中毒

案例分析

患者,男,28岁,因饮酒后出现中毒症状被家属送至医院。家属述其晚饭与好友相聚,饮高度白酒600ml,后开始表现出兴奋、健谈,随后言语不清、行动笨拙、步态不稳、恶心、呕吐等症状。既往身体健康。查体:体温37℃,脉搏120次/min,呼吸17次/min,血压90/60mmHg,意识清楚,瞳孔散大,面色苍白,呼出气有酒味。给予10%葡萄糖1000ml,维生素C 1g,维生素B$_6$ 100mg,静脉滴注,病情好转。

分析:

1. 该患者饮酒史明确,醉酒的临床表现典型,静脉输入10%葡萄糖1000ml,维生素C 1g,维生素B$_6$ 100mg,病情好转,提示该患者诊断酒精中毒无误。

2. 酒精中毒后抑制中枢神经系统,代谢异常,给予患者葡萄糖、维生素类以加速乙醇在体内氧化代谢,改善症状。

3. 酒精中毒发生后,应及时治疗、加强护理,注意生命体征及意识的改变,做好健康教育。

酒精即乙醇溶液,是无色、易燃、易挥发的液体,具有醇香气味,能与水和大多数有机溶剂混溶。酒精中毒是指过量饮酒或过多服用醇类导致中枢神经先兴奋后抑制的中毒性疾病。酒精中毒在一些发达国家患病率很高,在我国,居民酒精消费率呈逐年上升趋势,酒精中毒比例也在不断扩大。

酒精中毒按照发病速度可分为急性酒精中毒和慢性酒精中毒。急性酒精中毒指由于短时间过量饮入乙醇或含乙醇饮料后,出现的中枢神经系统功能紊乱状态,患者多表现行为和意识异常,严重者损伤脏器功能,导致呼吸循环衰竭,进而危及生命。

一、病因与中毒机制

（一）病因

常有一次性大量饮入含乙醇高的烈性酒或酒饮料史。也可由误服、误用引起。

（二）中毒机制

1. 中枢神经系统的抑制作用 乙醇具有脂溶性，可迅速透过大脑神经细胞膜，并作用于膜上的某些酶而影响细胞功能。小剂量可产生中枢神经兴奋效应，随着剂量的增加，抑制作用可依次由大脑皮质向下，通过边缘系统、小脑、网状结构到延髓。血中乙醇浓度增高，作用于小脑，引起共济失调，作用于网状结构，引起昏睡和昏迷，极高浓度时抑制延髓中枢引起呼吸衰竭或循环衰竭。

2. 代谢异常 乙醇在肝细胞内代谢生成大量还原型烟酰胺腺嘌呤二核苷酸（NADH），使之与氧化型的比值（NADH/NAD）增高，甚至可高达正常的 $2\sim3$ 倍；相继发生乳酸增高、酮体蓄积导致的代谢性酸中毒以及糖异生受阻所致的低血糖。

二、护理评估

（一）健康史

有一次性大量饮入含乙醇高的烈性酒或酒饮料史。询问饮酒的种类、饮用的量、饮用的时间、饮酒时的心情如何、平时的饮酒量以及是否服用了其他药物。

（二）临床表现

一般情况下，酒精中毒者症状轻重与饮酒量多少、乙醇浓度、饮酒速度、是否空腹以及个体对乙醇的耐受度差异都有关。

临床表现大约可分为三期，各期的界限不明显。

1. 兴奋期 头痛、欣快感、外露、健谈、怒、悲、喜、静都可见，颜面潮红或苍白，呕吐物和呼气中有酒味，驾车易发生车祸。血中乙醇浓度达 11mmol/L（0.5g/L）。

2. 共济失调期 行动笨拙、步履蹒跚、言语不清、视物模糊、眼球震颤等表现，易发生外伤。血中乙醇浓度达 33mmol/L（1.5g/L）。

3. 昏睡期 颜面苍白、皮肤湿冷、口唇微紫、体温下降、瞳孔散大、呼吸慢并有鼾音，严重者可导致呼吸或循环衰竭而死亡。血中乙醇浓度超过 54mmol/L（2.5g/L）。

（三）辅助检查

血清或者呼出气中乙醇浓度测定对诊断、判断中毒轻重及评估预后有重要参考价值。

知识链接

慢性酒精中毒

慢性酒精中毒是由于长期酗酒造成的多系统损害，临床表现以中枢及周围神经系统障碍为主，可伴有心血管及消化系统症状，严重者可致昏迷甚至死亡，又称为乙醇依赖症。慢性酒精中毒患者经常需要饮酒和强迫性体验，一旦停止饮酒就会出现肢体震颤、恶心、呕吐、出汗等戒断症状。治疗上主要是戒酒、补充维生素和对症治疗，调理神经功能紊乱。

三、救治措施

催吐洗胃，促进乙醇氧化，对抗中枢神经系统抑制，对症处理。

（一）轻症患者

无需特殊治疗，嘱其卧床休息，保暖，饮浓茶或咖啡，注意观察。

（二）重症患者

1. 维持生命体征　保证呼吸道通畅、供氧，必要时行气管内插管或呼吸机辅助呼吸；注意血压、脉搏，给予静脉输注 5% 葡萄糖生理盐水以维持有效循环血容量。

2. 清除毒物　清醒者，应迅速催吐（禁用阿扑吗啡，以免加重乙醇的抑制作用）。因乙醇吸收较快，一般洗胃意义不大，中毒后短时间内就诊，可先用胃管将胃内容物抽出，并用 1% 碳酸氢钠溶液或生理盐水等洗胃，操作应慎重。剧烈呕吐者可不洗胃。对昏迷时间长、休克、呼吸抑制等严重病例，应尽早行透析治疗。

3. 对抗中枢神经系统抑制　纳洛酮为纯阿片受体拮抗剂，能解除 β- 内啡肽的中枢神经系统的抑制作用，使血中乙醇含量明显下降，患者快速清醒。用法：0.4～0.8mg 静脉注射，必要时 20min 重复 1 次；或用 1.2～2mg 加入 5%～10% 葡萄糖注射液中持续静脉滴注，直至达到满意效果。

4. 促进乙醇氧化代谢　50% 葡萄糖液 100ml 静脉注射或 10% 葡萄糖液 500～1 000ml 加入大量维生素 C、胰岛素 10～20U 静脉滴注，并肌内注射维生素 B_1、维生素 B_6 及烟酸各 100mg，以加速乙醇在体内氧化代谢。

5. 对症处理　躁狂、惊厥者可酌用镇静剂，勿使用吗啡及巴比妥类药物，防止加重呼吸抑制。必要时加以约束，防止发生外伤。注意补充液体，纠正水、电解质紊乱。

四、护 理 诊 断

1. **急性意识障碍**　与摄入乙醇过量有关。
2. **低效性呼吸型态**　与乙醇抑制呼吸中枢有关。
3. **有受伤的危险**　与感觉减退及运动功能障碍有关。
4. **知识缺乏：** 缺乏酗酒有害的相关知识。
5. **潜在并发症：** 呼吸衰竭、循环衰竭、休克。

五、护 理 措 施

（一）即刻护理

1. 催吐及洗胃　入院前没有吐逆且神志清楚者，采取刺激会厌法催吐；若需洗胃，应注意患者的神志变化及吸出液的颜色，吸引负压不宜过大，防止毁伤胃黏膜致胃出血。重度中毒致晕厥者可行血液透析，促进乙醇排出。

2. 保持呼吸道通畅　昏迷患者置于平卧位，头偏一侧，清除口鼻呕吐物，同时观察呕吐物的颜色和量；给氧，氧气流量 3～4L/min。神志不清者易产生吐逆物反流，有窒息可能，故患者床旁应备吸痰器、气管插管、呼吸机等。

3. 尽快建立静脉通路　遵医嘱静脉输液，并密切观察药物作用、不良反应及患者的反应。

（二）病情观察

1. 对神志不清者要细心观察意识状态、瞳孔及生命体征的变化，并做好记录，特别是有外伤史的患者，必要时行颅脑 CT 检查。

2. 密切观察有无消化道出血、急性肾衰竭等并发症的发生。

（三）用药护理

按医嘱用药，若患者应用纳洛酮后清醒的时间超过平均清醒时间，或用后昏迷程度加深，要追问病史，是否存在其他情况（如颅内血肿等），并及时对症处理。

（四）一般护理

1. 病室环境　病室保持安静，温度、湿度适宜，通风良好，空气清新。

2. 体位护理　卧床休息，注意保暖，避免受凉，根据病情选择适当体位，如仰卧位、侧卧位，昏迷者取仰卧位时头应偏向一侧。

3. 对症护理　遵医嘱给予烦躁不安者应用地西泮或水合氯醛，呼吸抑制、严重昏迷者应用呼吸兴奋剂并吸氧，低血压、休克者给予扩容和应用血管活性药物，纠正酸中毒；脑水肿者限制液体摄入量并注射利尿剂；兴奋躁动者适当地约束；共济失调患者应严格限制活动，以免摔伤或撞伤；昏迷者应定时翻身、按摩，预防压疮的发生。

（五）心理护理

大多数患者清醒后常表现后悔，怕家人埋怨。护理人员应根据患者不同的心理情况及时与患者陪护人员进行思想交流，同时做好健康教育。

（六）健康教育

患者病情稳定后对其宣传过度饮酒的危害，指导适量饮酒：即每日饮酒不超过 15ml 乙醇量，同时教会患者解酒的一般常识。对有心、肺、肝、肾脏器疾病的患者，或严重酗酒者，家属应配合监督其戒酒。

第五节　一氧化碳中毒

案例分析

患者，女，18 岁。2h 前被家属发现晕倒在浴室内，意识模糊，送入医院急诊科。查体：体温 36.0℃，脉搏 112 次/min，呼吸 32 次/min，血压 92/56mmHg，昏迷，皮肤湿冷，口唇樱桃红色，尿失禁，对光反射消失，角膜反射迟钝，拟诊断为急性一氧化碳中毒。经高压氧每天 1 次治疗，2 天后患者病情好转，能进食和解二便，但 2 天后又出现昏迷，二便失禁，CT 提示缺血缺氧性脑病，改高压氧每天 2 次治疗，7 天后清醒，改每天 1 次治疗，连续治疗 5 个疗程后，恢复正常，随访半年未复发。

分析：

1. 结合燃气热水器洗澡过程中出现昏迷及二便失禁，高压氧治疗后病情痊愈，提示该患者一氧化碳中毒诊断无误。

2. 急性一氧化碳中毒后，大脑半球广泛缺血缺氧，可最终造成迟发性脑病。高压氧能使脑组织血氧含量增加，纠正脑组织的缺氧状态，改善血管的营养状况，使因缺氧受到损害的脑细胞、脑血管恢复而达到治疗目的。

3. 一氧化碳中毒发生后，应及时治疗、加强护理，注意生命体征及意识的改变。

一氧化碳（CO）俗称煤气，为无色、无臭、无味、无刺激性的气体。凡含碳物质燃烧不完全均可产生。比重为 0.967，几乎不溶于水，易溶于氨水。人体经呼吸道吸入空气中 CO 含量超过 0.01% 时，即有急性缺氧，严重者可因为心、肺、脑缺氧衰竭而死亡，临床上称为急性一氧化碳中毒。

一、病因与中毒机制

（一）病因

1. 煤气外漏　煤气外漏而又通风不畅引起中毒最常见。多发生于室内 CO 浓度过高，而室内门窗紧闭、火炉无烟囱或烟囱堵塞、漏气、倒风等情况。

2. 工伤事故　矿井采掘、金属冶炼、炼焦等。

3. 其他　汽车尾气、失火现场等。

（二）中毒机制

CO 吸入肺后，迅速与血红蛋白（Hb）结合形成稳定的碳氧血红蛋白（COHb），不易解离，而 COHb 不能携带氧，血液的携氧能力降低，造成组织缺氧。其中对缺氧最敏感的脑和心肌首先受累，出现中毒性脑水肿、心肌损害和心律失常等。

二、护 理 评 估

（一）健康史

1. 工业中毒　炼钢、炼焦、烧窑等工业生产中，炉门关闭不严或管道泄漏及煤矿瓦斯爆炸时都有大量 CO 产生，容易发生一氧化碳中毒。

2. 生活中毒　室内使用煤炉取暖未安装烟囱、室内炭火烧烤、使用燃气热水器洗澡，且未注意室内通风；长久待在开放空调且未通风的车内；燃气灶具或皮管老化、忘记关燃气开关，都容易导致一氧化碳中毒。

（二）临床表现

一氧化碳中毒后主要表现为中枢神经系统功能障碍，轻重程度与空气中 CO、血中 COHb 浓度有关，也与患者中毒前的健康状况以及中毒时的体力活动有关。临床参考血中 COHb 测定值进行分度，见表 9-6。

表 9-6　一氧化碳中毒分度

分度	血液 COHb 浓度	临床表现	预后
轻度	10%～20%	患者表现为头痛、头晕、乏力、恶心、呕吐、心悸、四肢无力，甚至短暂性晕厥等。原有冠心病患者可出现心绞痛	如果能够及时脱离中毒环境，吸入新鲜空气或氧疗，症状很快消失
中度	30%～40%	除上述症状外，可出现皮肤黏膜樱桃红色，神志不清、呼吸困难、烦躁、谵妄、昏迷，对疼痛刺激可有反应，瞳孔对光反射、角膜反射可迟钝，腱反射减弱，脉快、多汗等	经积极治疗可以恢复正常，且无明显并发症和后遗症
重度	40%～60%	患者深昏迷，各种反射消失，可呈去大脑皮质状态。可以睁眼，但呼之不应、推之不动，并有肌张力增强。还可发生脑水肿，伴惊厥、呼吸抑制、休克、心律失常、上消化道出血等危象	患者清醒后，可有遗忘症，一般可痊愈，少数患者清醒后数天、数周后出现迟发性脑病症状

（三）迟发性脑病

急性一氧化碳中毒患者在意识障碍恢复后，经过 2～60 天的"假愈期"，再出现中枢神经系统损害症状者称迟发性脑病。常有下列表现：①大脑皮质局灶性功能障碍，如失语、失明、不能站立及继发性癫痫；②意识障碍，谵妄、痴呆或呈现去大脑皮质状态；③锥体系神经损害，如偏瘫、病理反射阳性或大、小便失禁等；④锥体外系神经障碍，出现帕金森病；⑤周围神经炎，皮肤感觉障碍或缺失、水肿、色素减退等。

患者出现以下情况提示病情危重：①持续昏迷、抽搐达 8h 以上；② PaO_2 低于 4.8kPa（36mmHg），$PaCO_2$ 高于 6.66kPa（50mmHg）；③昏迷，伴严重的心律失常或心力衰竭；④并发肺水肿。

（四）辅助检查

1. 血液 COHb 测定　是诊断一氧化碳中毒的特异性指标，离开中毒现场 8h 内取血检测，具有检测意义。

2. 脑电图检查　可见弥漫性不规则性慢波、双额低幅慢波及平坦波。

3. 头部 CT 检查　可发现大脑皮质下白质，包括半卵圆形中心与脑室周围白质密度减低或苍白球对称型密度减低。

4. 血气分析　动脉血中 PaO_2 和 SaO_2 降低。

三、救治措施

（一）现场急救

立即将患者移至空气新鲜处；解开衣领、裤带；呼吸心搏骤停者，立即行心肺复苏。

（二）纠正缺氧

目前氧疗是治疗一氧化碳中毒最有效的方法，氧气能加速 COHb 解离和 CO 排出。

（三）防治脑水肿和促进脑细胞代谢

重度中毒后 2～4h，即可显现脑水肿，24～48h 达高峰，并可持续数天。应尽快应用脱水剂，如 20% 甘露醇，可与呋塞米联合或交替使用。肾上腺糖皮质激素有助于缓解脑水肿，常用地塞米松或氢化可的松静滴。也可适量补充促进脑细胞代谢药物。

四、护理诊断

1. 气体交换受损　与血红蛋白携氧能力减弱有关。

2. 疼痛：头痛　与一氧化碳中毒致脑缺氧有关。

3. 急性意识障碍　与脑缺氧致组织细胞与神经细胞坏死有关。

4. 知识缺乏： 缺乏对一氧化碳毒性的认识和预防措施。

5. 潜在并发症： 脑水肿、肾衰竭。

五、护理措施

（一）即刻护理

1. 进入中毒现场迅速断绝煤气来源，打开门窗进行通风换气，迅速将患者移至空气清新的地方。

2. 轻症患者予以呼吸新鲜空气、对症处理，可迅速恢复。

3. 重症患者采取平卧位，松解衣扣、腰带，保持呼吸道通畅。如发生呼吸、心搏骤停，立即进行心、肺、脑复苏。

（二）氧气吸入

患者脱离现场后应立即采用面罩或鼻导管高浓度给氧（8～10L/min）。给氧时间一般不应超过 24h，以防发生氧中毒和二氧化碳潴留。

重症患者及轻症有条件者宜及早采用高压氧治疗，可以减少神经、精神后遗症和降低病死率。最好在中毒后 4h 进行，中毒后 36h 再用高压氧治疗，收效不大。

（三）病情观察

1. 生命体征的观察　重点是呼吸和体温，高热伴抽搐者应密切观察，防止坠床和自伤。

2. 神经系统功能的观察　如瞳孔大小，有无急性痴呆性木僵、癫痫、失语、惊厥、肢体瘫痪等表现。

3. 其他损害。

（四）一般护理

1. 重度昏迷伴有高热和抽搐患者应给予以头部降温为主的冬眠疗法。降温和解痉的同时注意保暖。

2. 准确记录出入量，注意液体的选择与滴速。防治脑水肿、肺水肿及水、电解质代谢紊乱等并发症。

（五）心理护理

一氧化碳家庭中毒者多有自责、恐慌、焦虑等心理，应耐心为其讲解病情，引导患者科学地理解疾病的预后，消除心理压力，使患者在精神上得到安慰。

（六）健康教育

1. 防护指导　居室内煤炉要安装烟囱，定期开窗通风；使用煤气灶要注意防止漏气，不用时及时关闭开关；厂矿要加强劳动保护，煤气发生炉和管道要经常维修，定期测定空气中 CO 浓度。

2. 康复指导　出院时留有后遗症者应鼓励其继续康复，并教会家属帮助患者康复训练的方法。

第六节　百草枯中毒

> ### 案例分析
>
> 患者，女，26 岁，急诊入院。家属述其与家人争吵后自服 20% 百草枯原液 25ml，出现恶心、呕吐、腹部不适，30min 后来院。查体：体温 36.5℃，脉搏 108 次/min，呼吸 24 次/min，血压 100/80mmHg，神志清楚，心律齐，未闻及病理性杂音，双肺未闻及干、湿啰音，剑突下轻度压痛，肝、脾肋下未触及。
>
> 分析：
>
> 1. 初步诊断为急性百草枯中毒。
>
> 2. 结合患者病史可作出初步诊断，但为了判断中毒程度及中毒对脏器的影响，可以做有关的检查，如 CT、尿百草枯浓度半定量检测等检查。
>
> 3. 百草枯中毒后大多有肺和消化道损伤，因此应立即排出胃内毒物、迅速建立静脉通道、观察呼吸，定时监测血气分析、血氧饱和度，必要时行气管插管，给予呼吸机辅助呼吸。定期行影像学检查了解肺部情况，同时注意观察肝、肾等脏器损害情况。

百草枯是一种快速灭生型除草剂，经消化道和黏膜吸收时对人、畜均有很强的毒性作用，且无特效解毒药，目前已被 20 多个国家禁止或者严格限制使用。在我国，百草枯中毒数量仅次于有机磷农药中毒，但中毒死亡绝对数量位居第一位。

急性百草枯中毒是指接触大剂量或高浓度百草枯后出现的以急性肺损伤为主，伴有严重肝肾损伤的全身中毒性疾病。口服患者多伴有消化道损伤，重症患者多死于呼吸衰竭或多脏器功能衰竭。

一、病因与中毒机制

（一）病因

常为口服自杀或者误服中毒，也可经皮肤、呼吸道吸收及静脉注射中毒。

（二）中毒机制

中毒机制目前尚不完全清楚，比较公认的主要毒理机制为氧化损伤：即百草枯具有与多胺相似的化学成分，可参与体内细胞氧化还原反应，形成大量活性氧自由基及过氧化物离子，引起组织细胞膜脂质过氧化，导致多器官功能障碍综合征（MODS）。因肺组织对百草枯的主动摄取和蓄积特性，损伤破坏严重，服毒者4～15天渐进性出现不可逆性肺纤维化和呼吸衰竭，最终可死于顽固性低氧血症。

二、护 理 评 估

（一）健康史

患者有误服或自服百草枯的病史。

（二）临床表现

百草枯中毒患者的临床表现和毒物摄入途径、量、速度及患者身体基础健康状态有关。

1. 呼吸系统　吞入百草枯后主要损伤肺，2～4天逐渐出现咳嗽、呼吸急促及肺水肿，也可发生纵隔气肿及气胸。肺损伤者多于2～3周死于弥漫性肺纤维化所导致的呼吸衰竭，迅速出现发绀和昏迷者，死亡较快。

2. 消化系统　服毒后胸骨后烧灼感，有恶心、呕吐、腹痛、腹泻、胃肠道穿孔和出血等症状，1～3天出现肝损伤和肝坏死。

3. 泌尿系统　中毒后1～3天可出现蛋白尿、管型尿、血尿、少尿，血肌酐及尿素氮升高。严重者发生急性肾衰竭。早期肾损害预示预后不良。

4. 中枢神经系统　可表现为头晕、头痛、幻觉、昏迷、抽搐。

5. 皮肤黏膜　皮肤接触百草枯后，局部可出现红斑、水疱、糜烂、溃疡和坏死。口服中毒者，消化道黏膜灼伤及溃烂。

6. 其他　可有心悸、胸闷、气短、中毒性心肌炎症状，也可出现溶血性贫血或DIC、休克。

（三）辅助检查

1. 毒物测定　取患者胃液或者血液标本检测百草枯。服毒6h后，尿液也可测出百草枯。

2. 影像学检查　肺X线或CT检查可协助诊断。早期呈现下肺野散在细斑点状阴影，可迅速发展为肺水肿样表现。

三、救 治 措 施

目前，对百草枯中毒的患者尚无特效解毒药，尽早采取措施清除进入体内的毒物是成功救治百草枯中毒的基础。

（一）复苏

1. 保持呼吸道通畅、监测血氧饱和度或动脉血气　轻、中度低氧血症不宜常规供氧，吸氧会加速氧自由基形成，增强百草枯毒性和病死率。$PaO_2<40mmHg$或出现ARDS时，可吸入21%以上浓度氧气，维持$PaO_2 \geqslant 70mmHg$。严重呼吸衰竭患者，机械通气治疗效果也不理想。

2. 维持血容量　低血压、休克者，快速静脉补液恢复有效血容量。

3. 器官功能支持　上消化道出血者，应用质子泵抑制药，如奥美拉唑、兰索拉唑或泮托拉唑；急性肾衰竭者，可考虑血液透析。

（二）阻断毒物吸收、促进毒物排出

主要采取清洗、催吐、洗胃与吸附、导泻、补液利尿、血液净化等措施。

（三）防止肺纤维化

常用药物包括糖皮质激素、免疫抑制剂、抗氧化与抗纤维化药物等。

（四）支持与对症治疗

氧疗及机械通气、保护重要脏器功能、维持口腔黏膜完整性、营养支持、应用抗生素、放射治疗、肺移植等。

（五）监测与随访

就诊时立即抽血送检百草枯浓度，以后每 3 日监测一次，至无百草枯可停止检测。每日测尿百草枯半定量，晨起尿检，每日一次，直到阴性。同时查血尿常规、肝肾功能、心肌标记物、动脉血气分析、胸部 X 线检查（或肺部 CT）等，应在就诊后 12h 内完成，必要时随时监测，直到病情好转。

四、护 理 诊 断

1. **低效性呼吸型态** 与百草枯引起肺功能下降有关。
2. **疼痛** 与百草枯中毒造成消化道灼伤有关系。
3. **组织完整性受损** 与百草枯的腐蚀性有关。
4. **有感染的危险** 与百草枯腐蚀皮肤导致黏膜破损有关。
5. **潜在并发症**：多器官功能障碍综合征。

五、护 理 措 施

（一）即刻护理

1. 阻断毒物吸收

（1）清洗：皮肤接触者，应立即脱去污染的衣服，用清水或肥皂水彻底清洗皮肤、毛发，勿造成皮肤损伤，防止增加毒物的吸收。口服者，用复方硼砂漱口液或氯己定漱口。眼接触者，须用流动的清水冲洗 15～20min，再转至专科处理。

（2）催吐、洗胃与吸附：刺激咽后壁催吐，争分夺秒洗胃。插管和洗胃时动作轻柔。洗胃液可选清水、肥皂水或 1%～2% 碳酸氢钠溶液，量不少于 5L，洗至无色无味。伴有上消化道出血时可用去甲肾上腺素冰盐水洗胃。服毒 1h 内用白陶土或活性炭吸附。

（3）导泻：用 20% 甘露醇、硫酸钠、硫酸镁或大黄等导泻，促进肠道毒物排出，减少吸收。

2. 促进毒物排出

（1）补液利尿：百草枯急性中毒者都存在脱水，适当补液联合应用利尿剂有利于维持循环血量与尿量，维护肾功能及促进百草枯的排泄。

（2）血液净化：是清除血液循环中毒物的常用方法。口服百草枯中毒后应尽快行血液灌流，2～4h 内开展效果好。

（二）病情观察

1. 密切观察患者的生命体征、意识变化，尤其注意观察呼吸频率、节律、深浅程度及四肢、口唇颜色。

2. 密切观察监测中心静脉压、血气分析和水、电解质平衡情况，及时准确记录出入量，发现异常及时报告医生处理。

3. 观察患者有无黄疸、肝区疼痛、腹胀、消化道出血等情况。若有严重消化道出血穿孔时禁用导泻剂。

（三）用药护理

遵医嘱给予糖皮质激素、免疫抑制剂、抗生素、抗氧化与抗纤维化药物等，按时补液，观察药物疗效和不良反应，避免使用对肝脏有损害的药物，监测肝肾功能、电解质、血气分析等情况，并随时调整治疗方案。

（四）一般护理

1. 病室环境   保持病房内安静、空气新鲜，温湿度适宜。

2. 饮食护理   消化道不出血或出血停止后，可进无渣流质饮食，进食困难者可行鼻饲。

3. 预防感染   严格无菌操作，做好各导管的护理；定时翻身、拍背，促进痰液排出，预防呼吸道感染。用生理盐水每天 2 次口腔护理，并用 5% 碳酸氢钠或口腔含漱液每日 3 次漱口，以预防口腔感染。

4. 加强重要脏器保护   百草枯中毒易造成肝、肾、心肌功能损害，注意加强保护，以免造成多器官功能衰竭。

5. 其他   加强防护，24h 专人护理，床旁加护栏，必要时用约束带加以固定。

（五）心理护理

做好探视者的工作，切忌对服毒原因寻根问底；医务人员及家属尽量不要在患者面前谈论病情和预后，及时将良性信息反馈给患者，使其树立对生活的信念和战胜疾病的信心，积极配合治疗和护理。

（六）健康教育

1. 防护指导   开展安全使用农药教育，提高防毒能力。遵守安全操作规程，如站在上风向退行喷洒，穿长衣长裤，戴防护眼镜，使用塑料薄膜围裙，一旦皮肤受到污染应及时清洗。改进生产工艺和喷洒装备，防止跑、冒、滴、漏。

2. 疾病知识指导   加强百草枯中毒的宣教工作，通过看录像、讲座、知识问答等方式让居民了解百草枯中毒后的急救方法。

（彭玉勃）

扫一扫，测一测

？ 复习思考题

1. 简述急性中毒的救治原则。
2. 简述有机磷杀虫药中毒的主要临床表现、救治原则和护理要点。
3. 简述常用镇静催眠药中毒的临床表现。
4. 简述针对酒精中毒重症患者的救治措施。
5. 如何对急性一氧化碳中毒的患者进行紧急救护？
6. 百草枯中毒的用药护理措施有哪些？

第十章 环境危害救护

ER-10-1

PPT 课件

ER-10-2

知识导览

学习目标

掌握中暑、淹溺、电击伤、急性高原病的概念、救护措施;熟悉中暑、淹溺、电击伤、高原病的发病机制及临床表现;了解中暑、淹溺、电击伤、高原病的病因。

人类所处的环境中存在许多危害身心健康的因素,包括物理、化学、生物损伤因素。环境因素损伤是院前急救和临床急诊中的常见病和多发病。环境及理化因素损伤涉及疾病种类多,病情危急,既往健康的人遭遇此类损伤也很快会出现危及生命的病理生理变化。因此,要求施救者必须对病情做出快速反应、准确判断和有效救治。本章将介绍中暑、淹溺、电击伤及高原病四种常见的环境因素损伤。

第一节 中　暑

案例分析

患者,男,18 岁,夏季军训进行队列演练过程中突然晕倒,遂送入医院急诊科。既往体健,否认药物服用或慢性病史。查体:患者昏迷,体温 40.0℃,脉搏 155 次 /min,呼吸 30 次 /min,血压 90/40mmHg,双侧瞳孔等大等圆,直径 3mm,双肺呼吸音清,未闻及干、湿啰音,心律齐,腹软,双下肢不肿。裸露处皮肤发红,无皮疹及蚊虫叮咬痕,神经系统查体未见阳性体征。

分析:

1. 初步诊断为热衰竭。

2. 患者在夏季军训过程中,突然晕倒,体温 40.0℃,脉搏 155 次 /min,呼吸 30 次 /min,血压 90/40mmHg,双侧瞳孔等大等圆,直径约为 3mm。病情危重,需迅速脱离高温环境,立即降温、及时补充血容量,纠正水电解质和酸碱平衡紊乱,积极防治循环衰竭、休克和并发症。若救治不及时,可迅速发展为热射病,危及生命。

3. 护理内容是尽早降温、遵医嘱给予药物治疗,密切观察生命体征及用药反应,防治并发症。

中暑(heat illness)是指因高温环境而引起的人体体温调节中枢障碍、汗腺功能衰竭和 / 或水、电解质丢失过多为主要表现的急性热损伤性疾病。它是一种威胁生命的急症,可因中枢神经系统和循环功能障碍导致永久性脑损害或肾衰竭,甚至导致死亡。临床上依据症状轻重,分为先兆中暑、轻症中暑和重症中暑。根据发病机制和临床表现不同,重症中暑又可分为热痉挛、热衰竭及热射病,但临床上难以严格区分,常多种类型混合存在。

一、病因与发病机制

（一）病因

1. 环境因素　环境温度过高,达到或超过人体的皮肤温度或虽然环境温度不高但湿度过大,机体在此种环境中从事一定时间的活动而无足够的防暑降温措施容易发生中暑。

2. 产热和散热失衡

（1）机体产热增加:孕妇及肥胖者,高温环境中长时间强体力劳动者,如建筑工人,病理状态如发热、甲状腺功能亢进等,均可使机体的产热增加,而防暑降温措施不够,则易发生中暑。

（2）机体散热减少:环境湿度较大、衣服透气性不良以及汗腺功能障碍等均可使机体散热减少而发生中暑。

（3）热适应能力下降:如老年人、产妇、久病卧床者、糖尿病患者、心血管疾病患者、常年在恒温条件下工作者等,对热适应能力下降,容易发生中暑。

（二）发病机制

1. 体温调节　在下丘脑体温调节中枢作用下,正常人的体温一般恒定在37℃左右,这是产热和散热平衡的结果。人体的产热主要来自体内代谢过程中产生的基础热量及肌肉收缩产生的热量。通常室温在35℃以下时,人体散热主要通过辐射、传导与对流来完成,占人体总散热量的70%;当周围环境温度超过皮肤温度时,人体主要依靠汗液蒸发来散热。若机体产热大于散热或散热受阻,体内热量过度蓄积,产生高热,引起组织损害和器官功能障碍。

2. 损害机制　当周围环境温度升高时,机体大量出汗,引起失水、失盐。当机体以失盐为主或仅补充大量水而补盐不足,则造成低钠、低氯血症,导致肌肉痉挛,发生热痉挛;大量液体丧失会导致失水、血液浓缩、血容量不足,若同时发生血管舒缩功能障碍,则易发生外周循环衰竭,导致热衰竭;当周围环境温度继续升高,机体散热绝对或相对不足,汗腺疲劳,引起体温调节中枢功能障碍,致体温急剧增高,产生严重的生理、生化异常,发生热射病。体温达42℃以上可使蛋白质变形,体温超过50℃数分钟,细胞即死亡。

思政元素

防护服下的白衣天使

新型冠状病毒疫情席卷中华大地的这几年。作为白衣天使,医护人员总是冲在抗疫的第一线。每一轮疫情来袭,核酸采集工作都是抗击疫情不可或缺的一环。此时,医护人员均需要身穿医用防护服。目前,市面上的医用防护服大多是由高性能防粘无纺布和抗静电医用透视膜复合制作而成。其结构紧密,可以有效地阻隔体液、病毒等的穿透,但其透气性却很差。长时间身着这种防护服并暴露在太阳下,医护人员很容易出现呼吸困难、过度脱水、面部肿胀等症状,大大增加了中暑的风险。然而,这并没有吓退我们的白衣天使。夏季高温环境下,白衣天使们仍然穿着密不透风的医用防护服、戴着N95口罩,顶着近40℃的高温,秩序井然地进行核酸采集。防护服内汗流浃背,但他们没有一丝抱怨,默默地坚守着。长时间的高温,医护人员有的胸闷、呕吐,有的中暑晕倒……一人倒下,又会有千千万万的医护人员顶上,继续有条不紊地完成核酸采集工作,站好自己的一班岗。白衣天使们用自己坚毅的身躯,彰显着"甘于奉献、大爱无疆"的崇高精神,承担起"敬佑生命、救死扶伤"的神圣使命,为人民群众筑起护佑生命健康的钢铁长城。这些都生动地诠释了新时代医务人员伟大的职业精神。

二、护 理 评 估

（一）健康史

重点询问患者有无引起机体产热增加、散热减少或热适应不良原因存在,如有无在高温环境中长时间工作或劳动,未补充水分等病因存在。

（二）临床表现

1. 先兆中暑　在高温环境下工作一段时间后,出现大汗、口渴、头昏、头痛、耳鸣、心悸、全身疲乏等症状,体温正常或略有升高,不超过 38℃。

2. 轻症中暑　除了上述先兆中暑症状加重外,还出现面色潮红、皮肤灼热、体温升高至38℃以上等,或出现面色苍白、皮肤四肢湿冷、脉搏细速、血压下降等。

3. 重症中暑　重症中暑包括热痉挛、热衰竭和热射病三种类型。

（1）热痉挛:是一种短暂、间歇发作的肌肉痉挛,可能与钠盐丢失有关。热痉挛常发生在高温环境下强体力劳动而大量出汗者,或者运动量过大,大量出汗且仅补水时。痉挛多发生在四肢肌肉、咀嚼肌、腹直肌、肠道平滑肌等,其中以腓肠肌最常见。一般发病时,患者神志清楚,无明显体温升高。热痉挛可为热射病早期表现。

（2）热衰竭:指热应激后,以血容量不足为特征的一组临床综合征。常发生在年老体弱、儿童和慢性疾病患者。在严重热应激时,由于体液与钠盐丢失过多而补充不足所致。表现为头痛、头晕、口渴多汗、恶心呕吐、疲乏无力、心悸、血压下降、昏厥等。可有明显的脱水体征,如心动过速、直立性低血压或晕厥。体温正常或略高,一般不超过 40℃,无明显中枢神经系统损害表现。热衰竭如得不到及时治疗,可发展为热射病。

（3）热射病:是中暑最严重的类型,又称中暑高热,是一种致命性急症。临床上,热射病根据患者所处状态及发病机制分为劳力型热射病和经典型热射病。在高温、高湿或强烈太阳照射环境中作业或运动数小时（劳力型热射病）或年老体弱及有慢性病者在高温和通风不良环境中维持数日（经典型热射病）,热应激机制失代偿,中心体温骤升,中枢神经系统和循环系统功能障碍。典型表现为高热（直肠温度≥41℃）、无汗、意识障碍。可出现皮肤干燥、灼热、谵妄、昏迷、抽搐、心动过速、瞳孔缩小、脑膜刺激征等表现,严重者可出现休克、心力衰竭、脑水肿、急性肾损伤、多器官功能衰竭,甚至死亡。

知识链接

日 射 病

日射病为热射病的特殊类型,当强烈的日光直接照射头部时,日光可穿透皮肤及颅骨造成脑组织温度过高,进而引起脑组织的充血、水肿。临床表现为剧烈头痛、恶心呕吐、烦躁不安,可出现昏迷及抽搐。

（三）辅助检查

1. 血常规检查　外周血白细胞总数增高,以中性粒细胞增高为主,其增高程度与中暑的严重程度相关。

2. 肾功能检查　血尿素氮、血肌酐可升高,提示肾功能损害。

3. 血清电解质检查　可有高钾血症、低氯血症、低钠血症。

4. 尿常规检查　可有不同程度的蛋白尿、血尿、管型尿改变。

三、救治措施

中暑的急救原则是立即使患者脱离高温环境,迅速采取有效的降温措施,纠正水、电解质紊乱,防治休克和脑水肿等多种并发症。

(一)现场救治

1. 脱离高温环境 迅速将患者转移至阴凉、通风处或20~25℃的房间内休息,解开或脱去外衣。

2. 降温 轻症者,可反复用冷水擦拭全身,直至体温低于38℃;可用扇子、空调等帮助降温。口服含盐清凉饮料或淡盐水。降温以患者感到凉爽舒适为宜。对有循环功能紊乱者,可经静脉补充5%葡萄糖盐水,但滴速不宜太快,并加强观察直至恢复。

一般先兆中暑和轻症中暑经现场救护后均可恢复正常,但对疑为重症中暑者,应立即转送医院。转院指征:①体温>40℃;②行降温措施(抬至阴凉处、洒水、扇风等持续15min)后体温仍>40℃;③意识障碍无改善;④缺乏必要的救治条件。

(二)院内救治

1. 热痉挛 轻症者可口服补液盐,脱水者应静脉输注生理盐水。

2. 热衰竭 及时补充血容量,防止血压下降。可用5%葡萄糖盐水或生理盐水静脉滴注,适当补充血浆。如血压随体位波动,应继续补充直到血流动力学稳定。必要时,监测中心静脉压指导补液。

3. 热射病 早期有效治疗是决定预后的关键。有效治疗的关键点:一是迅速降低体核温度,二是血液净化,三是防治DIC。具体救治措施为"九早一禁",即早降温、早扩容、早血液净化、早镇静、早气管插管、早纠正凝血功能紊乱、早抗感染、早肠内营养、早免疫调理,在凝血功能紊乱期禁止手术。

(1)降温:快速降温是治疗的首要措施,病死率与体温过高及持续时间密切相关。当患者脱离高温环境后立即开始降温,并持续监测体温。降温目标:使体核温度在10~40min内迅速降至39℃以下,2h降至38.5℃以下,当体核温度降至38.5℃时,即停止降温措施或降低降温强度,维持直肠温度在37.0~38.5℃。

(2)液体复苏:①首选晶体液,如生理盐水、葡萄糖液、林格液,输液速度控制在使尿量保持200~300ml/h;②第一个24h输液总量可达6~10L左右,动态监测血压、脉搏和尿量,调整输液速度;③利尿:充分补液扩容后,如尿量仍不达标,可给予呋塞米10~20mg静脉注射,之后可根据尿量追加剂量。同时注意监测电解质,及时补钾;④碱化尿液:补充碳酸氢钠使尿pH>6.5。

(3)血液净化:体温持续高于40℃、持续无尿、高血钾、尿毒症、严重感染和多器官功能衰竭者,可采用床旁血液透析治疗。

(4)对症治疗:保持呼吸道通畅,昏迷或呼吸衰竭者行气管插管,呼吸机辅助通气;脑水肿时给予脱水、激素及头部降温等治疗;防治多脏器功能不全;适当应用抗生素预防感染等。

四、护理诊断

1. 体温过高 与机体产热增加、散热不足和热适应能力下降,出现热蓄积有关。
2. 体液不足 与中暑引起水、电解质大量丢失有关。

3. 意识障碍　与高热抑制中枢神经系统,引起脑组织充血、水肿有关。

4. 疼痛　与中暑后补充钠、氯不足引起中暑痉挛有关。

5. 潜在并发症: 水、电解质平衡失调;脑水肿、休克、肾功能不全等。

五、护 理 措 施

(一)即刻护理

1. 保证呼吸道通畅　昏迷者取去枕仰卧位,头偏向一侧,清除口鼻分泌物,充分供氧,必要时行人工机械通气。

2. 有效降温

(1)现场降温:迅速脱离高温环境,采取降温措施,如凉水喷洒或用湿毛巾擦拭全身等,监测体温。

(2)途中降温:打开救护车空调或开窗通风,建立静脉通道,持续监测体温。

(3)院内降温:①病房室温调节在 20~25℃;②快速静脉输液;③冰袋置于散热较快区域(双侧颈部、腋下、腹股沟);④降温毯降温;⑤ 4℃生理盐水 200~500ml 胃灌洗和 / 或直肠灌肠;⑥联合使用冬眠合剂等。

(二)病情观察

1. 降温过程中密切观察生命体征变化,每 15~30min 测量一次肛温,根据肛温变化调整降温措施,血压应维持收缩压 90mmHg 以上,注意有无心律失常等。

2. 观察末梢循环,确保降温效果。如患者高热而四肢末梢湿冷、发绀,多提示病情加重;经治疗后,患者体温下降、四肢末梢转暖、发绀减轻或消失,则提示治疗有效。无论何种降温方法,只要体温降至肛温 38℃左右即考虑终止降温。

(三)用药护理

遵医嘱正确使用氯丙嗪、异丙嗪、哌替啶等药物,并注意观察用药反应。因这些药物均可降低体温及新陈代谢作用,若用量过大则可引起应激性溃疡、神经抑制,且有成瘾作用,所以应严格控制药物剂量并密切关注用药反应。

(四)一般护理

将患者安置于抢救室,对神志不清、躁动不安者加床栏,防止坠床;惊厥者加强约束,防止碰伤;高热大汗者应及时更换衣服及被褥,注意保持皮肤清洁,定时翻身,防止压疮;高热者加强口腔护理,预防感染和溃疡发生。

(五)心理护理

患者及家属对突然中暑多会恐惧、害怕,护士应耐心加以安慰,并告知其中暑原因、抢救措施及预后,解除其焦虑和恐惧心理,使患者能积极配合各项治疗和护理。

(六)健康教育

1. 生活指导　尽量避免长时间在高温环境下强体力劳动等,外出时应带上防暑工具,如遮阳伞、遮阳帽等。保证充足的休息与睡眠,适当补充水分和盐类。高温天气尽量在室内活动,若需要在高温环境下进行体力劳动或剧烈运动,至少每小时喝 2~4 杯凉水(500~1 000ml),不饮用含乙醇或大量糖分的饮料,避免饮用冰冻饮料。

2. 疾病知识指导　宣传中暑基本常识,高温环境下加强自我保护,注意防暑降温。一旦出现先兆中暑症状,应及时采取措施。高温作业部门应按规定改善劳动条件,实施劳动安全保护措施。个人应注意清洁卫生,勤洗澡、勤擦身,保持汗腺的排汗功能正常。

第二节　淹　溺

案例分析

　　患者,女,22岁,因溺水后意识模糊30min急诊收治入院。患者于入院前30min被人发现跳入河中,"110"巡警将其救出,并由"120"送入医院急诊科。入院时,患者持续性呛咳,咳粉红色泡沫样痰。查体:体温36℃,脉搏160次/min,呼吸26次/min,血压92/53mmHg,浅昏迷状,双侧瞳孔等大等圆,光反射存在,口唇发绀,双肺呼吸音急促,布满湿啰音,腹软,肝、脾未触及,肠鸣音存在,手足发凉,四肢活动尚可,病理反射未引出。

　　分析:

　　1. 初步诊断:淡水淹溺。

　　2. 患者入院时,浅昏迷状,持续性呛咳,咳粉红色泡沫痰,双肺呼吸音急促,布满湿啰音,说明此时患者出现了急性肺水肿,应尽快给予气管插管和呼吸机辅助呼吸,迅速建立静脉通道,给予适当补液,并积极防治脑水肿、急性肾衰竭等并发症。

　　3. 护理的关键是密切观察生命体征、神志及尿量的变化,注意保暖,确保呼吸道通畅,遵医嘱合理补充电解质及血容量。

　　淹溺(drowning),又称溺水,是指人淹没于水或其他液体中,呼吸道被液体、污泥、杂草等阻塞或因反射性喉、气管、支气管痉挛引起通气障碍而窒息。国际复苏联络委员会将淹溺定义为一种淹没或浸润于液态介质中而导致呼吸障碍的过程。淹溺是意外死亡的常见原因之一。在我国,淹溺通常在湖泊或河流多的水域及夏季发生,是儿童意外伤害死亡的首位原因。

一、病因与发病机制

(一)病因

1. 意外落水或自杀　不会游泳者意外落入水中或因情感等问题而投水自杀。

2. 游泳意外　潜水用具故障;游泳过程中腓肠肌痉挛或肢体被异物缠绕而致浮力下降;在浅水区跳水时,头部撞击硬物导致颅脑外伤而致淹溺;入水前过量饮酒;使用过量的镇静药物;游泳时疾病急性发作等。

3. 自然灾害　如洪水、海啸、泥石流等。

(二)发病机制

　　人突然淹没于水中,由于紧张、惊恐、骤然寒冷等因素的强烈刺激,本能地屏气,以避免水进入呼吸道。但由于缺氧,被迫深呼吸,从而使大量水进入呼吸道和肺泡,阻碍气体交换,引起严重缺氧、二氧化碳潴留及代谢性酸中毒。根据淹溺的介质不同,可分为淡水淹溺和海水淹溺两类(表10-1)。

表10-1　淡水淹溺与海水淹溺病理特点比较

病理特点	淡水淹溺	海水淹溺
水源性质	江河湖泊,属于低渗	海水,属于高渗
血容量	增加	减少

续表

病理特点	淡水淹溺	海水淹溺
血液性状	血液稀释	血液浓缩
红细胞损害	大量	很少
血液渗透压	降低	增加
电解质变化	低钠、低氯、低蛋白、高钾	高钠、高氯、高镁、高钙
心室颤动	多见	极少发生
主要致死原因	急性肺水肿、脑水肿、心力衰竭、心室颤动	急性肺水肿、脑水肿、心力衰竭

二、护理评估

淹溺最重要的表现是窒息导致的全身缺氧，可引起心搏、呼吸骤停，脑水肿等；肺部吸入污水可引起肺部感染、肺损伤。随着病程演变，将发生低氧血症、弥散性血管内凝血、急性肾损伤、多器官功能障碍综合征等，甚至死亡。如淹溺于粪坑、污水池等处，还会伴有皮肤、黏膜损伤和全身中毒症状。

（一）健康史

应向淹溺者的陪同人员详细了解淹溺发生的时间、地点和水源性质以及现场施救情况，以指导急救。

（二）临床表现

1. 症状 淹溺者常表现为窒息、神志丧失，呼吸、心跳停止。在复苏过程中可出现各种心律失常、肺水肿等表现，甚至心室颤动、心力衰竭、脑水肿、溶血性贫血、急性肾衰竭等各种临床表现，肺部感染较常见。如淹溺在冷水中，患者可发生低温综合征。

2. 体征 皮肤发绀、颜面肿胀、球结膜充血，口鼻充满泡沫或泥污。常出现精神状态改变，烦躁不安、抽搐、昏迷和肌张力增加。呼吸表浅、急促或停止。肺部可闻及干、湿啰音，偶尔有喘鸣音。心律失常、心音微弱或消失。腹部膨隆，四肢厥冷。有时可伴有头颈部损伤。

（三）辅助检查

1. 血、尿检查 淹溺者常有白细胞轻度增高，淡水淹溺者可出现血液稀释或红细胞溶解，出现低钠、低氯血症，血钾升高，血和尿中出现游离的血红蛋白；海水淹溺者可出现血液浓缩，出现高钠、高氯血症，并可伴有血钙、血镁升高。

2. 动脉血气分析 可呈现混合性酸中毒，以及不同程度的低氧血症。

3. 心电图检查 可见窦性心动过速、ST 段和 T 波改变、室性心律失常、心脏传导阻滞等表现。

4. X 线检查 可见斑片状浸润，有时出现典型肺水肿征象。约 20% 病例胸片无异常发现。疑有颈椎损伤时，应进行颈椎 X 线检查。

三、救治措施

（一）现场救治

淹溺所致死亡主要原因是缺氧。缺氧的时间和程度是决定淹溺预后最重要的因素。因此，快速、有效的现场急救，尽快对淹溺者进行通气和供氧是最重要的紧急抢救措施。2015 年欧洲

《特殊场合的心肺复苏指南》的淹溺生存链(图10-1)包括五个关键环节,分别为:①预防淹溺;②识别与急救;③提供漂浮救援物;④救离水中;⑤提供医疗救护。以下主要介绍水中营救和救离后的复苏。

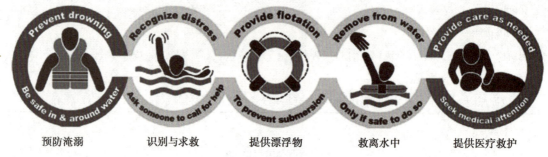

预防淹溺　　　　识别与求救　　　　提供漂浮物　　　　救离水中　　　　提供医疗救护

图 10-1　淹溺生存链

1. 水中营救　现场目击者在初步营救和复苏中发挥关键作用。但目击者在尝试营救时也易发生危险,因此,除非必要,千万不要盲目下水。可将木棍或衣服等作为救援设施递给淹溺者,并让其尽量抓住。如果淹溺者离岸不远,可扔绳索或漂浮物等救援设施。如果不得不下水营救,可借助浮力救援设备或乘船接近淹溺者。切忌一头扎进水里,因为这样使施救者无法与淹溺者保证视线接触,并且可能造成脊柱损伤。施救者应镇静,尽可能脱去衣裤,尤其要脱去鞋靴,迅速游至淹溺者附近,从背后接近淹溺者,一手托其头颈,将面部托出水面,或抓住腋窝仰游,将淹溺者救上岸。救护时应防止被淹溺者紧紧抱住。

2. 水中复苏　接受过训练的施救人员在漂浮救援设施的支持下可实施水上人工呼吸。

3. 移离水中　立即将淹溺者移离水中。淹溺者发生颈椎损伤的可能性非常小。除非是有浅水区跳水、驾驶、创伤或酒精中毒等迹象,否则,不进行常规的颈椎制动,以免干扰气道开放,延迟人工呼吸和胸外心脏按压。

4. 初期复苏　淹溺者一旦被救离水中,即应遵循标准的基础生命支持顺序进行。首先检查患者意识、脉搏及呼吸,若无意识、无脉搏、无呼吸或呈濒死叹息样呼吸,应立即开放气道并进行2～5次人工呼吸,每次通气持续约1s,若淹溺者对初次通气无反应,则应立即将其置于坚硬的平面上进行胸外心脏按压,按压通气比为30:2,尽快获取并使用AED,有条件者迅速将患者转运至医院做进一步生命支持。淹溺的现场急救流程见图10-2。

5. 迅速转运　迅速转送医院,途中不中断抢救。搬运患者过程中注意有无头、颈部损伤和其他严重创伤,怀疑有颈部损伤者给予颈托保护。

（二）院内救治

1. 维持呼吸功能　保持呼吸道通畅是维持呼吸功能的前提。给予高流量氧疗,根据情况进行气管插管,呼吸机辅助呼吸,必要时行气管切开。

2. 维持循环功能　患者心跳恢复后,常出现血压不稳或低血压状态,应注意监测中心静脉压、动脉压,根据监测结果调整输液速度,预防低血容量。

3. 防治低体温　溺水后体温一般低于30℃,需要给淹溺者复温。为减少脑及肺组织再灌注损伤,建议初始复温到32～35℃。

4. 补充血容量　淡水淹溺时适当限制补液量,可积极补充2%～3%氯化钠溶液、血浆和白蛋白;海水淹溺时,血容量低,不宜过分限制液体补充,切忌选择氯化钠溶液,可给予5%葡萄糖溶液、低分子右旋糖酐、血浆等。

5. 对症治疗　积极防治脑水肿、急性肾衰竭等并发症。体外膜氧合器(ECMO)对救治淹溺后的心搏骤停有一定效果。

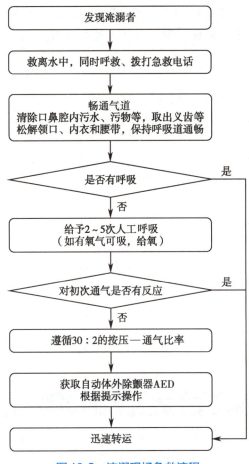

图 10-2　淹溺现场急救流程

四、护理诊断

1. 清理呼吸道无效　与呼吸道内残留液体或异物有关。

2. 体液过多　与淹溺者吸入的水迅速经肺泡进入血液循环，使血容量增加有关。

3. 意识障碍　与低氧血症、脑组织缺氧、肺水肿、脑水肿有关。

4. 恐惧　与淹溺所致的濒死感有关。

5. 潜在并发症：心律失常、心脏停搏、肺水肿、脑水肿、急性肾衰竭、溶血反应等。

五、护理措施

（一）即刻护理

1. 心力衰竭者立即给予半坐卧位。

2. 保持呼吸道通畅，给予高流量氧气吸入，根据病情配合气管插管并做好机械通气准备。

（二）病情观察

1. 严密观察患者生命体征变化，判断呼吸困难的程度，观察有无咳痰，记录痰的颜色、性质和量，听诊双肺呼吸音，随时采取应急措施。

2. 注意患者神志变化，昏迷者需观察瞳孔大小、对光反射，注意有无散大、固定。

3. 监测每小时尿量变化，严格记录液体出入量。

（三）用药护理

遵医嘱合理补充电解质和血容量。淡水淹溺时因需要限制补液量，所以应注意控制输液速度,从小剂量、低速度开始,防止短时间内进入大量液体,加重血液稀释和肺水肿;海水淹溺时,不宜过分限制液体摄入量,应遵医嘱及时给予 5% 葡萄糖溶液、低分子右旋糖酐等纠正低血容量,切忌选择氯化钠溶液。

(四)一般护理

1. 将患者安置于抢救室内,换下湿衣裤,注意保暖。

2. 建立静脉通道,根据患者病情、年龄及药物性质调整输液量、速度。

(五)心理护理

解释治疗措施及目的,消除患者焦虑和恐惧心理,使其能积极配合治疗。对于投水自杀的患者应尊重其隐私权,耐心做好劝说和心理疏导工作,使其对今后的生活充满信心。

(六)健康教育

1. 生活指导　危险水域应设置明显警示牌;在公共游泳场必须设置深、浅水域的醒目标志;设置救生员、救生设备;儿童、残疾人不可单独在水边游泳或玩耍;熟悉水性者应避免酒后下水游泳。

2. 疾病知识指导　加强游泳安全知识宣传;向公众普及水中救援知识,避免因救助他人发生意外;对公众开展防溺水知识讲座,宣传溺水的急救相关知识,并做好心肺复苏术的普及及培训。

第三节　电　击　伤

案例分析

患者,女,45 岁,2h 前被闪电击中,昏迷倒地,急诊送入医院。入院查体:神志已清醒,脉搏 130 次 /min,呼吸 30~40 次 /min,血压 90/60mmHg,面颈部、胸部、双下肢、臀部、会阴部等部位可见烧伤创面,其中会阴部创面深达肌层以下,肛门括约肌坏死,阴阜、大阴唇、小阴唇、阴道前部、尿道口呈灰白色,触、痛觉消失,肛周开裂,可见深部臀肌呈熟肉样改变。左大腿内侧、双侧腹股沟、左下肢后外侧、右大腿后外侧等处创面可见焦痂,触、痛觉消失。面颈部及胸部的烧伤创面呈电弧烧伤样改变,表皮呈焦褐色,无渗出,但皮肤弹性存在,触痛敏锐。

分析:

1. 本案患者为电击伤,造成其多处烧灼损伤。处理原则是立即清创、修复创面、预防感染、防治并发症。

2. 护理内容是加强生命体征观察,注意神志、尿色、尿量等的变化,以便尽早发现并发症并得到及时救治。

电击伤(electrical injury)俗称触电,是指超过一定强度的电流通过人体,引起全身或局部组织损伤和功能障碍,严重者可导致心搏骤停。电击伤通常分为超高压电击伤或雷击、低电压电击伤、高电压电击伤三种类型。

一、病因与发病机制

(一)病因

电击伤常见原因是人体直接接触电源,或在高压电和超高压电场中,电流或静电电荷经空气或其他介质击中人体。

1. 主观因素　缺乏安全用电知识;违反操作规程,如私拉乱接电线、用湿手接触电器;修剪高压电线附近树木而意外接触高压电线;雷雨时树下躲雨或用铁柄伞而被闪电击中等。

2. 客观因素　居住或工作环境较差,如电器或电线年久失修造成电线老化、破损、电器漏电,绝缘性能降低等。

3. 意外事故　电线折断落到人体;抢救触电者时用手直接去拉触电者。

(二)发病机制

电击时,电流通过人体,可使人体造成一定程度的损伤,轻者仅造成局部皮肤损伤,严重者可伤及皮下组织、肌肉、骨骼等甚至导致休克和死亡。低电压电流可抑制心脏活动,引起心室颤动;高电压电流多为致命性损伤,严重影响中枢神经系统活动,导致循环、呼吸功能障碍。

电击损伤程度与电流种类、电流强度、电压高低、电阻大小、接触时间、通电途径有关。一般而言,交流电比直流电危险,低频率比高频率危险,电流强度越大、电压越高、接触时间越长越危险。

1. 电流种类　交流电能使肌肉持续抽搐,使其无法脱离电源,因而危害性较直流电大。家用低频(50～60Hz)交流电较高频电流危险,人体对交流电的敏感性为直流电的3～4倍。小于250V的直流电很少引起死亡,而交流电在50V以上即可产生危险。同样500V以下的电流,交流电比直流电危险性大3倍。50～60Hz低压交流电最易产生致命性的心室颤动。

2. 电流强度　不同强度的交流电,可产生不同的生理效应。一般而言,通过人体的电流越强,对人体造成的损害越重,危险越大。

3. 电压高低　电压越高,流经人体的电流量越大,机体受到的损害也越严重。低压电击伤伴心搏、呼吸停止的情况大多不能有效复苏,未到达医院,患者多已死亡。高电压易引起深部灼伤,而低电压则易导致接触肢体被"固定"于电路。电压在220V可造成心室颤动,1 000V以上电流可使呼吸中枢麻痹而致死,220～1 000V之间的致死原因两者兼有。

4. 电阻大小　在一定电压下,皮肤电阻越低,通过的电流越大,造成的损伤越大。人体不同组织的电阻不同,由大到小依次为骨骼>脂肪>皮肤>肌腱>肌肉>血管>神经。皮肤电阻冬季干燥时高,出汗、潮湿时降低。电流在体内一般沿电阻小的组织前行,引起损伤。

5. 接触时间　电流对人体的损害程度与接触电流的时间成正比,通电时间越长,能量蓄积越多,电击危害性越大,心室颤动的可能性越大。

6. 通电途径　流经人体的途径不同,对人体造成的伤害也不同。例如电流从头顶或上肢流入体内,纵贯身体由下肢流出,或由一手进入,另一手流出,可致心室颤动或心搏骤停,危险性较大。如电流从一侧下肢进入,由另一侧下肢流出,则危险性相对较小。

二、护理评估

(一)健康史

评估患者是否具有直接或间接接触带电物体的病史。

(二)临床表现

1. 全身表现　轻者,仅出现痛性肌肉收缩、惊恐、面色苍白、头痛、头晕、心悸等;重者可导致意识丧失、休克、心搏骤停。电休克恢复后,患者在短期内尚可遗留有头晕、心悸、耳鸣等,但多能自行恢复。少数患者以后可发生白内障,多见于电流通过头部者。

2. 局部表现

(1)低压电击伤:常见于电流进入点与流出点,损伤面积较小,呈椭圆形或圆形,焦黄色或灰白色,较干燥,偶有水疱形成,边缘整齐,与正常皮肤分界清楚。一般不损伤内脏,致残率较低。

（2）高压电击伤：常有一处进口和多处出口，损伤面积不大，但可深达肌肉、神经、血管甚至骨骼，创面呈黑色炭化，并伴组织坏死。常有"口小底大，外浅内深"的特征。电流可造成血管壁变性，血栓形成，继发组织坏死、出血，甚至造成肢体广泛性坏死，后果严重，致残率高。

3. 并发症　电击伤可引起短期精神异常、心律失常、肢体瘫痪、继发性出血或血供障碍、局部组织坏死继发感染、高钾血症、酸中毒、急性肾衰竭、永久性失明或耳聋、内脏破裂或穿孔等。

（三）辅助检查

1. 实验室检查

（1）血、尿常规检查：早期可有血清肌酸磷酸激酶（CPK）及其同工酶（CK-MB）、乳酸脱氢酶（LDH）等活性增高；尿检可呈血红蛋白尿或肌红蛋白尿。

（2）血气分析：表现为低氧血症和代谢性酸中毒。

2. X 线检查　可了解电击伤后有无骨折、关节脱位和内脏损伤。

3. 心电图检查　心电图检查常表现为心室颤动、房室传导阻滞或房性、室性期前收缩、非特异性 ST-T 改变等。

三、救 治 措 施

救治原则为迅速脱离电源，分秒必争地实施有效的心肺复苏及心电监护。

（一）现场救治

1. 迅速脱离电源　根据触电现场情况，选择最安全、迅速的方法。

（1）关闭电源：迅速拔掉插座或拉下电源闸刀。

（2）挑开电线：应用干燥的木棒、竹竿等绝缘物挑开触及触电者的电线，并将挑开的电线妥当放置，避免再伤及他人。

（3）切断电线：如在抢救者不能接近触电者或不便将电线挑开的现场，可用绝缘的钳子、干燥的木柄刀、斧头等切断电线，使电流中断，并妥善处理电线断端。

（4）拉开触电者：若触电者俯卧在电线或漏电的电器上，上述方法均不易使用时，可用干木棒将触电者拨离触电处或用干燥绝缘的绳索套在触电者身上，将其拉离电源，但应做好自身绝缘保护，可在脚下垫干燥木板或厚塑料板等，使自己与地面绝缘。救助者施救时，必须注意自身安全，严格保持自己与触电者间的绝缘状态，在未断电源前，不能用手直接牵拉触电者。

2. 紧急复苏

（1）轻型：就地观察及休息 1～2h，以减轻心脏负荷，促进恢复。

（2）重型：当电击伤者脱离电源后，如果呼吸不规则或停止、脉搏摸不到，应立即行心肺复苏术。

（3）避免合并伤：如在高处电击，应采取适当的安全措施，防止患者脱离电源后，从高处坠落造成骨折、创伤甚至死亡。

（二）院内救治

1. 维持呼吸功能　呼吸停止者应立即气管插管，给予呼吸机辅助通气。

2. 维持循环功能　电击伤常引起心肌损害和心律失常。最严重的心律失常是心室颤动。心室颤动者应尽早给予电除颤。

3. 补液　低血容量性休克和组织严重电烧伤者应迅速予以静脉补液，补液量较同等面积烧伤者要多。

4. 创面处理 积极清除创面坏死组织,预防感染及创面污染。深部组织的损伤、坏死,伤口常需开放治疗,并注射破伤风抗毒素。

5. 筋膜松解术和截肢 高压电击伤后,深部组织灼伤,大量液体渗出,软组织水肿、坏死和小血管内血栓形成,可使其远端肢体发生缺血性坏死,需要进行筋膜松解术以减轻周围组织压力,改善肢体远端血液循环,严重时则需进行截肢处理。

6. 对症处理 抗休克,预防感染,纠正水和电解质紊乱,防治脑水肿、急性肾衰竭、应激性溃疡等。

四、护 理 诊 断

1. 意识障碍 与电击引起的神经系统病变有关。

2. 低效性呼吸型态 与电击停止有关。

3. 皮肤完整性受损 与电击引起的皮肤烧伤有关。

4. 焦虑、恐惧 与缺乏电击伤相关知识有关。

5. 潜在并发症:心律失常等。

五、护 理 措 施

(一)即刻护理

1. 心肺复苏 心搏骤停者立即行心肺复苏术,配合医生做好抢救工作。

2. 保持气道通畅 尽早建立人工气道及机械通气,充分供氧。

(二)病情观察

1. 生命体征监测 密切关注生命体征变化,注意其有无呼吸抑制及窒息的发生。

2. 肾功能监测 注意观察尿的颜色、尿比重的变化,准确记录24h尿量。

3. 心律失常监测 动态观察心电图变化,及时发现心律失常。

(三)用药护理

迅速建立静脉通道,遵医嘱给药,恢复血容量。应用抗生素预防和控制电击伤损害深部组织后所造成的厌氧菌感染,注射破伤风抗毒素预防破伤风发生。

(四)一般护理

1. 休息和卧位 部分患者电击伤清醒后出现性格及精神异常,此时应遵医嘱给予镇静剂,昏迷者取去枕仰卧位,头偏向一侧。

2. 保持呼吸道通畅 及时清除呼吸道分泌物,行气管插管或气管切开者按相应的护理常规实施护理。

(五)心理护理

患者因受到极大的刺激,可能会有遗忘、惊恐等症状,并可出现白内障或视神经萎缩,甚至可能导致残疾。对清醒者给予心理安慰,使其保持良好的心理状态,同时做好营养支持,使患者逐步康复。

(六)健康教育

1. 生活指导 加强安全用电教育,熟知预防措施和安全抢救方法;遇到火灾等意外事故,首先切断电源;房屋安装避雷针或防雷设施,并定期检测;雷雨天气避免外出,并切断电源和外接天线;不可在大树、高压线下躲雨或使用金属柄的雨伞在空旷地带行走。

2. 疾病知识指导 对公众开展防触电知识讲座,普及触电的急救相关知识并做好心肺复苏术的宣传及培训。

第四节　高　原　病

案例分析

　　患者,男,50 岁,既往无高血压、心脏病、哮喘、肺部疾病病史,今晨乘车前往海拔 4 000m 地区旅游,途中突然出现进行性心慌、气短,胸闷、憋气 1h 来诊,伴有咳嗽、咳痰,痰为白色黏痰,不能平卧。入院查体:脉搏 110 次 /min,血压 110/80mmHg,SpO₂ 76%,急性面容,口唇发绀,端坐呼吸,双肺可闻及明显痰鸣音及湿啰音,心律齐,双下肢轻度水肿。

　　分析:

　　1. 患者突然进入海拔 4 000m 地区,出现心慌气短、胸闷、不能平卧,口唇发绀,端坐呼吸,双肺可闻及明显湿啰音,可诊断为高原肺水肿。处理原则是停止活动,休息、吸氧,尽快转运至低海拔地区,避免病情加重。

　　2. 护理内容是加强生命体征及神志观察,注意痰的性质、颜色、量及肺部啰音的变化,并关注尿色、尿量等变化,准确记录出入量。

　　高原病(altitude sickness),又称高山病(mountain sickness),是指人到达一定海拔高度后,在低氧环境下发生的一种轻重不一、或急或缓的缺氧综合征。可表现为急性或慢性高原病。慢性高原病较少见,不在此赘述。急性高原病是人体突然进入海拔>3 000m 以上的地区,因机体不能适应高原低氧环境而引发的一系列高原特有的地区性疾病,严重者可致高原肺水肿和高原脑水肿,危及生命。高原病的发生率和严重程度与海拔上升的速度和高度直接相关,从平原快速到达海拔 3 000m 以上时,50%~75% 的人会出现急性高原病。

一、病因与发病机制

(一)病因

　　高原气候特点为随海拔高度增加,大气压及氧分压逐渐降低,表现为低气压、低氧分压、寒冷干燥、辐射强、温差大等。其中最关键的始发性影响和损伤作用是低氧。每个人对高原缺氧的适应能力有限,过度缺氧可导致适应不良。疲劳、寒冷、失眠、精神紧张、饥饿、妊娠等或患有基础疾病者易诱发高原病。

(二)发病机制

　　急性高原病分为三类,分别为急性高原反应,高原肺水肿、高原脑水肿。①急性高原反应:指由平原进入高原或由高原进入更高海拔地区后,机体在短时间(数小时或 1~2 天)发生的一系列高原性缺氧应激反应;②高原肺水肿:是因缺氧引起急性肺动脉高压、肺毛细血管压力增加、肺血管扩张及渗漏,发生肺泡和间质水肿,多数在抵达高原后 2~4 天发病,是高原病死亡的主要原因;③高原脑水肿:是由于低氧血症导致脑血流及脑血容量增加出现血管源性脑水肿,同时低氧应激导致多种炎症因子、自由基产生,增加血管通透性,进一步加重脑水肿。虽然高原脑水肿在急性高原病中最少见,但预后最差。

二、护　理　评　估

(一)健康史

　　评估患者接触高原的状况,进入高原到发病经过的时间,进入高原前或发病前有无类似症状发作,发病有无明显的诱因,如寒冷或气候改变、饥饿、失眠、晕车、情绪紧张、上呼吸道感染或登高速度过急、体力活动过大等因素;发病后有无经吸氧或转往低处(3 000m 以下)病情自然好转史。

(二)临床表现

高原病多发生于初登山时,特别是最初几天内,称为急性反应。急性高原病包括急性高原反应、高原肺水肿、高原脑水肿,后两者属重型高原病。三种类型的高原病可彼此交叉或并存。

1. 急性高原反应 急性高原反应很常见,未适应者进入高原地区后数小时即可发病,常见症状有头痛、头晕、恶心、呕吐、心悸、气短、食欲减退、腹胀、手足麻木等。休息时,仅表现为轻度症状,但活动后症状加重,出现脉搏增快,血压改变,口唇及手指发绀,颜面水肿等。

2. 高原肺水肿 安静状态下出现呼吸困难、咳嗽、咳痰、头痛、发绀、肺部啰音、呼吸急促、心动过速等表现。其特点为夜间加重,休息亦无缓解。

3. 高原脑水肿 出现共济失调、剧烈头痛、精神状态改变、癫痫发作、昏迷等表现。其中意识改变和小脑共济失调是最早出现的特异性症状,可以帮助早期诊断高原脑水肿。

(三)辅助检查

1. 实验室检查 急性高原病者可有轻度白细胞增多。高原肺水肿者,动脉血气分析显示低氧血症、低碳酸血症和呼吸性碱中毒。

2. 心电图检查 心电图检查慢性高原病者可显示电轴右偏、肺型 P 波、右心室肥大劳损、T波倒置和 / 或束支阻滞。

3. X 线检查 胸部 X 线检查显示双侧肺野有弥漫性斑片或云絮状模糊阴影,在肺门旁明显,右侧常较左侧明显。

4. 脑脊液检查 高原脑水肿者,脑脊液生化正常,压力可稍偏高。

5. 眼底镜检查 严重高原肺水肿和脑水肿者可通过眼底镜检查发现视网膜出血。

三、救 治 措 施

急救原则是停止活动,休息、吸氧,转移至低海拔地区,避免发展为严重的高原病。

(一)现场救治

1. 立即休息 休息是最重要的治疗措施,过度活动可增加氧耗量,降低血氧饱和度,加重症状。轻症者应尽量减少活动,适当休息,重症者应绝对卧床休息。

2. 积极氧疗 有条件者应尽早氧疗,纠正缺氧状态。高原脑水肿时,应早期使用高压氧治疗,缓解脑水肿。

(二)院内救治

1. 急性高原反应 急性高原反应者一般休息、吸氧后多可缓解。一般经鼻导管或面罩吸氧(1~2L/min),必要时返回平原即可自愈。

2. 高原肺水肿 增加肺泡和动脉氧供是高原肺水肿的最佳治疗手段。确诊后立即转至低海拔地区,转运过程中,避免寒冷或过度活动。尽早充分吸氧(6~12L/min),甚至高压氧治疗。可给予利尿剂、硝苯地平、皮质醇降低肺动脉压、肺血管阻力并治疗其他并发症。

3. 高原脑水肿 高原脑水肿早诊断、早治疗很关键,越早干预,预后越好。确诊后立即转至低海拔地区,并注意保暖和休息,给予高流量氧疗(6~12L/min),有条件者尽早给予高压氧治疗,运用利尿剂及高渗溶液降低颅内压。昏迷后再治疗,病死率将超过 60%。认知障碍和共济失调等神经后遗症可能会持续一段时间。

四、护 理 诊 断

1. **气体交换受损**　与高原地区氧分压过低有关。
2. **活动无耐力**　与呼吸功能受损导致机体缺氧状态有关。
3. **急性意识障碍**　与突然进入高原地区，严重缺氧导致高原脑水肿有关。
4. **焦虑、恐惧**　与缺乏高原病相关知识有关。
5. **潜在并发症**　肺水肿、脑水肿等。

五、护 理 措 施

（一）即刻护理

高原肺水肿者予坐位或半卧位，双腿下垂，以减少回心血量；高原脑水肿者宜平卧，床头抬高15°～30°，以利颅内静脉回流。保持气道通畅，充分吸氧，必要时给予机械通气。

（二）病情观察

1. **生命体征监测**　测量呼吸、脉搏、血压及体温的变化。
2. **神志变化监测**　注意患者神志、瞳孔的变化，必要时行颅内压监测。
3. **肺功能监测**　注意痰的性质、颜色和量及肺部啰音的变化，发现异常及时报告医生并协助处理。
4. **肾功能监测**　观察尿的颜色和量的变化，准确记录尿量。

（三）用药护理

高原肺水肿者使用血管扩张剂时宜在严密的血流动力学监护下进行，使用时从小剂量、慢速度开始，避免用药过量导致血管过度扩张、血压下降；当有效循环血量减少、肺动脉楔压（PCWP）低于15mmHg时，不应单独使用血管扩张剂，否则可因心脏充盈不足致使血压下降，心率增快，心功能恶化；硝普钠应现配现用，遮光滴注。吗啡用药过程中注意血压和呼吸的变化，若发生呼吸抑制，可用纳洛酮拮抗。高原脑水肿者应用20%甘露醇快速静脉滴注，注意观察尿量，检查肾功能和尿常规。

（四）一般护理

1. **休息与体位**　①急性高原反应者，症状未改善前应停止剧烈活动，以休息为主；②高原肺水肿者应绝对休息，采取坐位或半卧位；③高原脑水肿者绝对卧床休息，并宜平卧。昏迷者应保持呼吸道通畅，头偏向一侧，防止误吸。
2. **氧疗护理**　①急性高原反应者，一般经鼻导管或面罩吸氧（氧流量1～2L/min）后，症状基本可缓解；②高原肺水肿者早期充分氧疗（氧流量6～12L/min），有条件者可采用高压氧治疗；③高原脑水肿者应早期高流量氧疗（氧流量1～2L/min），尽早给予高压氧治疗。

（五）心理护理

患者可能会产生惊恐、焦虑等情绪。给予患者心理疏导，使其保持良好的心理状态，直面疾病。

（六）健康指导

1. **生活指导**　进入高原前体检，有基础疾病者，应谨慎进入高原，存在诱发高原病的基础状态时，应禁止进入高原；对于刚入高原者进行防护知识教育，注意保暖，预防感冒及冻伤；加强对高原适应性锻炼，进入高原后体力活动应循序渐进。
2. **疾病知识指导**　对公众开展高原病知识讲座，普及高原病急救相关知识。

（郭金凤）

扫一扫，测一测

? 复习思考题

1. 中暑的急救原则有哪些？
2. 简述淡水淹溺与海水淹溺的区别要点。
3. 简述电击伤的治疗要点。
4. 高原病的现场救护要点有哪些？

第三篇　危重症救护

PPT课件

知识导览

第十一章 危重症患者评估与系统功能监测

ER-11-1

ER-11-2

学习目标

　　掌握危重症患者常用系统监测的主要内容；熟悉危重症患者入科后需要评估的内容，无创动脉血压监测、心电图监测、CVP 监测及胃肠黏膜内 pH 监测的方法；了解危重症患者常用系统监测的目的。

第一节 危重症患者的评估

案例分析

　　患者，男性，26 岁，车祸导致头部受伤被送入医院。入院时患者双眼紧闭，皱眉；呼唤其名字能睁眼，回答问题错误，查体：心率 86 次 /min，体温 35.8℃，BP102/58mmHg，对刺痛能正确定位。护士可运用哪种评估工具协助评估？

　　分析：

　　1. 该患者因车祸致头部损伤。

　　2. 根据患者症状、体征，护士可运用格拉斯哥昏迷量表对患者进行评分，睁眼反应为呼唤睁眼，评分为 3 分；言语反应为回答问题错误，评分为 4 分；运动反应为对刺痛能正确定位，评分为 5 分。该患者格拉斯哥昏迷量表评分为 12 分。9～12 分为中度意识障碍。

　　3. 该患者意识障碍严重程度为中度意识障碍。

一、意识障碍的评估

　　危重症患者病情复杂、变化快，常存在不同程度的意识障碍。格拉斯哥昏迷量表（Glasgow coma scale，GCS）（表 11-1）是判断意识障碍及其严重程度的常用工具，按照患者的睁眼反应、语言反应和运动反应进行评分，总分为 3～15 分，得分越低，意识障碍程度越重。3～8 分为昏迷状态（3 分为深昏迷），9～12 分为中度意识障碍，13～14 分为轻度意识障碍，15 分为正常。通过动态观察或记录 GCS 动态评分曲线可了解意识障碍的进展情况。

表 11-1 格拉斯哥昏迷量表

运动反应	记分	语言反应	记分	睁眼反应	记分
按指令动作	6	正确回答问题	5	自动睁眼	4
刺痛定位	5	回答问题错误	4	言语呼唤后睁眼	3
刺痛躲避	4	胡言乱语	3	刺痛后睁眼	2

续表

运动反应	记分	语言反应	记分	睁眼反应	记分
疼痛刺激时肢体过屈	3	言语含混不清	2	无反应	1
疼痛刺激时肢体过伸	2	无言语反应	1		
无反应	1				

二、疼痛程度的评估

疼痛评估是疼痛管理的第一步,有效评估和监测疼痛,准确指导止痛药物使用剂量,能改善 ICU 患者预后。

(一)数字评分量表

患者主诉是疼痛评估的"金标准"。数字评分量表(numerical rating scale, NRS)是 ICU 患者中能够进行自我报告的患者进行疼痛自我报告的可靠评估工具。由 0 到 10 共 11 个数字组成,患者用这 11 个数字描述疼痛程度,数字越大疼痛程度越严重。无法语言(插管)的患者可以选择量表上的数字,或用 10 个手指表示。0 分为无疼痛,1~3 分为轻度疼痛,4~6 分为中度疼痛,7~10 分为重度疼痛。

(二)重症监护疼痛观察工具

ICU 患者由于意识障碍或深度镇静或精神错乱等原因,无法对疼痛进行自我报告或表达,疼痛评估多基于对患者疼痛行为的观察,如重症监护疼痛观察工具(CPOT)。重症监护疼痛观察工具(表 11-2)共有 4 个观察条目:面部表情、肢体活动、肌肉紧张度、呼吸机顺应性(插管患者)或发声(非插管患者)。每个条目 0~2 分,总分 0~8 分,0 分为无痛,8 分为最痛,分数越高,患者的疼痛程度越严重。

表 11-2 重症监护疼痛观察工具

指标	条目	描述	得分
面部表情	放松、自然	无肌肉紧张表现	0
	表情紧张	皱眉、眉毛下垂、眼窝紧缩、轻微的面肌收缩,或其他改变(如侵入性操作中睁眼或流泪)	1
	脸部扭曲、表情痛苦	出现上述所有面部运动,并有眼睑紧闭(可以表现出张口或紧咬气管插管)	2
身体活动	没有活动或正常体位	根本不动或正常体位	0
	防卫活动	缓慢、小心地活动,触摸或摩擦痛处,通过活动寻求关注	1
	躁动不安	拔管,试图坐起,肢体乱动/翻滚,不听指令,攻击医务人员,试图爬离床	2
肌肉紧张度	放松	被动运动时无抵抗	0
	紧张、僵硬	被动运动时有抵抗	1
	非常紧张或僵硬	强烈抵抗,无法完成被动运动	2
机械通气顺应性(插管患者)或发声(无插管患者)	耐受呼吸机或活动	无报警,通气顺畅	0
	咳嗽但可耐受	咳嗽,可触发报警但自动停止报警	1

续表

指标	条目	描述	得分
机械通气顺应性（插管患者）或发声（无插管患者）	人机对抗	不同步：人机对抗，频繁引起报警	2
	言语正常或不发声	说话音调正常或不发声	0
	叹息，呻吟	叹息，呻吟	1
	喊叫，哭泣	喊叫，哭泣	2

三、营养状况的评估

了解危重症患者的营养状态，对入住 ICU 且预计营养不足的患者进行营养风险和营养状况的评估是至关重要的。常用的营养风险评估工具是危重症营养风险评分（NUTRIC 评分）（表 11-3）。NUTRIC 评分是专门为危重患者开发的，是目前最佳的危重症患者营养评分系统，评分范围 0～10 分，≥5 分，说明患者存在营养不良风险。

表 11-3　危重症营养风险评分（NUTRIC 评分）

参数	范围	评分值
年龄 / 岁	<50	0
	50～74	1
	≥75	2
APACHEⅡ评分 / 分	<15	0
	15～19	1
	20～27	2
	≥28	3
SOFA（序贯性器官衰竭评估量表）评分	<6	0
	6～9	1
	≥10	2
引发器官功能不全 / 个	0～1	0
	≥2	1
入 ICU 前的住院天数（天）	0	0
	≥1	1
白细胞介素 -6（IF-6）/（pg/ml）	<400	0
	≥400	1

四、护理风险的评估

危重症患者由于病情重、复杂多变，长期卧床，在护理过程中存在压疮、下肢深静脉血栓、肺部感染、泌尿系统感染的风险。下面主要介绍压疮、深静脉血栓的风险评估工具。

（一）压疮风险评估

目前有 Braden 量表、Norton 量表、Waterlow 量表等多种成熟的压疮风险评估工具，其中 Braden 量表在全球应用较广泛，但在国内 Waterlow 量表（表 11-4）对住院患者压疮的预测效果更好，风险评估特异性高。

表 11-4　Waterlow 量表

体重指数(BMI)		皮肤类型		性别和年龄		营养状况评估工具			
中等(BMI=20～24.9)	0	健康	0	男	1	A- 近期体重下降		B- 体重下降评分	
高于中等(BMI=25～29.9)	1	薄如纸	1	女	2	是　到 B		0.5～5kg	=1
肥胖(BMI≥30)	2	干燥	1	14～49 岁	1	否　到 C		5.1～10kg	=2
低于中等(BMI≤20)	3	水肿	1	50～64 岁	2	不确定到 C 并计 2 分		10.1～15kg	=3
		潮湿	2	65～74 岁	3	C- 患者进食少或食欲差		>15kg	=4
		颜色异常	2	75～80 岁	4	否 =0, 是 =1		不确定	=2
		破溃	3	>81 岁	5				

失禁		运动能力		特殊因素					
完全控制 / 导尿	0	完全	0	组织营养状况		神经系统缺陷		大手术或创伤	
偶尔失禁	1	躁动不安	1	恶病质	8	糖尿病	4～6	骨 / 脊柱手术	5
大 / 小便失禁	2	冷漠的	2	多器官衰竭	8	运动 / 感觉异常	4～6	手术时间>2h	5
大 / 小便失禁	3	限制的	3	单器官衰竭	5				
		卧床	4	外周血管病	5	截瘫	4～6	手术时间>6h	8
		轮椅	5	贫血(Hb<80g/L)	2				
评分结果:				吸烟	1				
总分 10～15 分: 危险				药物					
总分 15～20 分: 高度危险				长期应用细胞毒性药物 / 大剂量类固醇、抗生素					4
总分>20 分: 非常危险									

(二)深静脉血栓的风险评估

目前,国内普遍使用的静脉血栓风险评估工具是 Caprini 血栓风险评估表(表 11-5)。0～1 分为低危,建议采取基本预防;2 分为中危,建议采取基本预防和物理预防,并根据病情需要遵医嘱采取药物预防;3～4 分为高危,≥5 分为极高危。病情允许情况下三种预防方法联合使用。医院对所有卧床患者,在入院后 24h 内,以及住院期间发生转科、治疗方案或病情变化时,均需要进行静脉血栓风险评估。

表 11-5　Caprini 血栓风险评估表

高危评分	病史	实验室检查	手术
5分 / 项	脑卒中(1 个月内)		选择性下肢关节置换术
	急性脊髓损伤(瘫痪)(1 个月内)		髋关节、骨盆或下肢骨折
	多发性创伤(1 个月内)		大手术(超过 3h)
3分 / 项	年龄≥75 岁	抗心磷脂抗体阳性	大手术持续 2～3h
	浅静脉、深静脉血栓或肺栓塞病史	蛋白 C 阳性	

续表

高危评分	病史	实验室检查	手术
3 分 / 项	血栓家族史	蛋白 S 阳性	
	肝素引起的血小板减少	凝血酶原 20210A 阳性；因子 Vleiden 阳性	
	现患恶性肿瘤或化疗	狼疮抗凝物阳性	
	未列出的先天或后天血栓形成	血清同型半胱氨酸酶升高	
2 分 / 项	年龄 60～74 岁		关节镜手术（>60min）
	既往恶性肿瘤		腹腔镜手术（>60min）
			大手术（<60min）
1 分 / 项	年龄 40～59 岁		计划小手术
	肥胖（BMI>25kg/m^2）		近期大手术（1～3 个月）
	口服避孕药或激素替代治疗		下肢石膏或肢具固定
	妊娠期或者产后（1 个月内）		中心静脉置管
	原因不明的死胎史，复发性自然流产（≥3 次），有毒血症或发育受限原因早产		
	卧床的内科患者		
	炎症性肠病史		
	下肢水肿		
	静脉曲张		
	严重的肺部疾病，含肺炎（1 个月内）		
	肺功能异常（慢性阻塞性肺疾病）		
	急性心肌梗死（1 个月内）		
	充血性心力衰竭（1 个月内）		
	败血症（1 个月内）		
	输血（1 个月内）		
	其他高危因素		

第二节 危重症患者各系统功能监测

一、呼吸系统功能监测

案例分析

患者，男性，72 岁，3 天前无明显诱因出现发热，体温 40.1℃，咳嗽，咳黄白黏痰，伴有胸闷、气促，当地医院给予抗感染治疗后仍高热，咳嗽咳痰加重，血气分析示低氧血症，为进一步诊治转院。入院诊断：重症肺炎。

分析：

1. 患者因 3 天前无明显诱因出现发热，体温 40.1℃，咳嗽，伴有胸闷、气促等症状，血气分析示低氧血症。诊断：重症肺炎。

2. 针对这些情况应进行呼吸系统功能监测，如呼吸频率、节律监测，脉搏氧饱和度监测、动脉血气分析监测等。

呼吸系统功能监测是危重症患者系统功能监测中极为重要的监测内容，主要是对患者的呼吸运动、呼吸容量、脉搏血氧饱和度、呼气末二氧化碳、动脉血气及酸碱状态、呼吸力学等方面进行动态监测，评估患者的通气与换气功能，为患者的病情观察和呼吸相关治疗护理方案提供依据。

（一）呼吸运动监测

1. 呼吸频率　呼吸频率（respiratory rate，RR）是指每分钟呼吸的次数，是呼吸功能监测中最简单、最基本的监测项目。正常成人呼吸频率为 12~20 次 /min，婴幼儿稍快。一般成人 RR<12 次 /min 为呼吸过慢（呼吸过缓），RR>24 次 /min 为呼吸过快（呼吸过速），当 RR<6 次 /min 或>35 次 /min 提示严重呼吸功能障碍。

2. 呼吸方式、呼吸幅度　一般男性及儿童呼吸方式以腹式呼吸为主，女性以胸式呼吸为主。呼吸幅度是指呼吸运动时患者胸腹部的起伏大小。胸部创伤、胸腔积液、气胸、血胸等疾病常导致胸式呼吸减弱或消失；吸气三凹征（胸骨上窝、锁骨上窝、肋间隙明显凹陷）提示上呼吸道阻塞；呼气时呼吸困难，呼气时间延长提示下呼吸道阻塞。

3. 吸呼比　是指一个呼吸周期中吸气时间和呼气时间之比。正常情况下呼气时间略长，吸呼比为 1:（1.5~2），吸呼比可反映肺通气与换气功能，通过呼吸功能监测能够获得精确的吸呼比。

4. 呼吸节律　正常呼吸自然而有规律，当患者出现疾病、创伤等状态时，呼吸节律发生变化，出现异常呼吸类型。常见的异常呼吸类型有哮喘性呼吸、紧促式呼吸、深浅不规则呼吸、叹息式呼吸、蝉鸣样呼吸、鼾式呼吸、潮式呼吸、间停呼吸、点头样呼吸等。

（1）哮喘性呼吸：发生在哮喘、肺气肿及喉部以下有阻塞者，呼气期较吸气期延长，并伴有哮鸣音。

（2）紧促式呼吸：呼吸运动表浅且快，多见于胸膜炎、胸腔肿瘤、肋骨骨折、胸背部剧烈扭伤、颈胸椎疾病引起疼痛者。

（3）深浅不规则呼吸：呼吸有深有浅，无规律性，多见于周围循环衰竭、脑膜炎或因各种因素引起的神志丧失者。

（4）叹息式呼吸：多见于神经质、过度紧张等患者，多在正常呼吸的间歇夹杂有大的叹气。

（5）蝉鸣性呼吸：多见于会厌部部分阻塞或者喉头水肿患者，吸气时大量气流通过狭窄的气道，产生高音调啼鸣音，伴随出现胸骨上窝、锁骨上窝和肋间隙的凹陷。

（6）鼾式呼吸：多见于昏迷或咳嗽反射无力者，主要因上呼吸道内有大量分泌物潴留所致。

（7）点头呼吸：多见于垂危患者。因胸锁乳突肌收缩，在吸气时，下颌向上移动，而在呼气时下颌重返原位，呼吸时伴有点头动作，故此得名。

（8）潮式呼吸：见于严重的心脏病、心功能不全、肾病、哮喘、脑炎、颅内压增高及中毒者等。呼吸像潮水一样，由浅慢到深快，再到浅慢，此后出现一段时间的呼吸暂停，周而复始。

（9）间停呼吸：见于临终患者。患者有规律地呼吸几次，出现一段时间的呼吸暂停。

（二）呼吸容量监测

1. 潮气量　潮气量（tidal volume，V_T）是指平静呼吸时每次吸入或呼出的气量，可以用肺功能监测仪或呼吸机进行监测，是呼吸容量监测中常用的测定项目之一。正常自主呼吸时潮气量为 8～12ml/kg，平均 10ml/kg，男性略大于女性。发热、疼痛、酸中毒、中枢神经系统疾病等均可使 V_T 增加，肺炎、肺萎缩、气胸等可使 V_T 降低。

2. 每分通气量　是指静息状态下每分钟吸入或呼出的气量，是呼吸容量监测中常用的测定项目之一。$VE=V_T×RR$，正常值为 6～8L/min，男性略大于女性。成人 VE>10～12L/min 提示通气增量；VE<3～4L/min 提示通气不足。

3. 生理无效腔　生理无效腔（volume of physiological dead space，V_D）是解剖无效腔和肺泡无效腔的容积之和。肺泡之前的口、鼻、气管到细支气管之间的呼吸道，仅有气体通道的作用，不参与气体交换，称为解剖无效腔。肺泡中未参与气体交换的肺泡空间，称为肺泡无效腔。一般生理无效腔大约为 150ml。V_D/V_T 的比值反映通气的效率，正常为 0.2～0.35。V_D/V_T 比值增大，提示肺泡通气/血流比例失调，无效通气量增加。

4. 肺泡通气量　肺泡通气量（alveolar ventilation，V_A）是指静息状态下每分钟吸入气量中能到达肺泡进行气体交换的有效通气量。$V_A=(V_T-V_D)×RR$，正常值为 4.2L/min，能够反映真正的气体交换量。潮气量增高的疾病可引起肺泡通气量增高。

（三）脉搏血氧饱和度监测

脉搏 SpO_2 监测是通过动脉脉搏波动分析的无创方法，测定血液中的氧合血红蛋白占全部血红蛋白的百分比。

1. 正常值及临床意义　正常值为 96%～100%。监测 SpO_2 可以间接判断患者的氧供情况，反映组织氧供。SpO_2 测量简单方便，被广泛用于各种危重症的监护，被称为第五生命体征。SpO_2<90% 常提示有低氧血症。

2. 监测原理及方法　利用氧合血红蛋白和脱氧血红蛋白吸收不同波长光线的特征（氧合血红蛋白吸收可见红光，脱氧血红蛋白吸收红外光），经光线分度计比色可监测到氧合血红蛋白和脱氧血红蛋白的量，从而间接了解患者 SpO_2 的高低，判断氧供情况。成人多采用指夹法，如果患者指甲较厚或末梢循环较差时应选耳夹法。

3. 影响因素　温度、血液 pH 值、$PaCO_2$、2,3-DPG、COHb、蓝色指甲油、血压等因素均可影响到 SpO_2 的测量结果（图 11-1）。

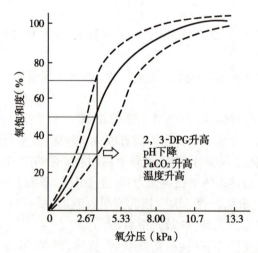

图 11-1　氧合解离曲线

随着温度的升高、pH 值的下降、$PaCO_2$ 升高、2,3-DPG 升高，氧合解离曲线右移，即同样氧分压情况下，随着温度升高、pH 值下降、$PaCO_2$ 升高、2,3-DPG 升高，脉搏氧饱和度下降。COHb 和氧合血红蛋白一样吸收可见红光，所以一氧化碳中毒的时候测得的脉搏 SpO_2 错误性偏高。蓝色指甲油同样吸收可见红光，影响 SpO_2 的测量结果，所以临床监测时，都会告知患者不能涂指甲油，以免影响测量结果的准确性。

（四）呼气末二氧化碳监测

呼气末二氧化碳监测（end-tidal carbon dioxide，ETCO$_2$）是使用无创技术连续监测呼气末二氧化碳分压（P$_{ET}$CO$_2$）、呼出气体二氧化碳波形及趋势图的一项临床监测项目，能够反映肺功能。在手术室、ICU 和急诊科广泛应用。

1. 正常值及监测原理

（1）正常值：P$_{ET}$CO$_2$ 的正常值为 35～45mmHg。

（2）监测原理：临床常采用红外线吸收光谱原理来测定呼气末 CO$_2$。红外线 CO$_2$ 测量仪发出的红外线穿过呼出的气体，CO$_2$ 能吸收波长为 4.3μm 的红外线，使红外线光束强度减弱，其减弱程度与呼出气中 CO$_2$ 浓度成正比，红外线 CO$_2$ 测量仪可根据余下的红外线强度计算患者呼气末 CO$_2$。

2. 临床意义

（1）判断通气功能：测定 P$_{ET}$CO$_2$ 可以帮助判断患者的通气功能，为重症患者的呼吸支持和呼吸管理提供指导。CO$_2$ 在呼吸膜中的弥散速度非常快，可以认为 P$_{ET}$CO$_2$ 与 P$_a$CO$_2$ 几乎相等。P$_{ET}$CO$_2$<35mmHg，常提示通气增量；P$_{ET}$CO$_2$>45mmHg，常提示通气不足。

（2）反映肺循环功能：低血压、休克及心力衰竭时，随着肺血流量减少 P$_{ET}$CO$_2$ 也降低；心搏骤停患者无肺循环 P$_{ET}$CO$_2$ 为零。

（3）判断人工气道的位置与通畅状况：通过监测 P$_{ET}$CO$_2$ 可以帮助判断气管插管是否在气管内以及气管 - 食管导管的位置。若测得 P$_{ET}$CO$_2$ 接近零，说明气管插管误入食管或移位出气管；若测得 P$_{ET}$CO$_2$ 升高，常提示人工气道发生阻塞致通气不足或二氧化碳重复吸入。

（五）动脉血气分析及酸碱监测

动脉血气分析反映肺泡气与肺循环之间的交换情况，是危重症患者特别是机械通气患者常用的监测指标之一。血气分析采集的血液标本是动脉血。常选用的动脉为桡动脉、股动脉、足背动脉。

1. 正常值及临床意义　动脉血气分析常用的监测指标有 pH 值、动脉血氧分压（P$_a$O$_2$）、动脉血二氧化碳分压（P$_a$CO$_2$）、HCO$_3^-$、动脉血氧饱和度（S$_a$O$_2$）、碱剩余（BE）等。

（1）pH 值：反映血液的酸碱度，正常值为 7.35～7.45，平均 7.40。若 pH<7.35，提示失代偿性酸中毒或酸血症；若 pH>7.45，提示失代偿性碱中毒或碱血症；pH 值在 7.35～7.45 之间，存在三种情况：①正常、无酸碱失衡；②代偿了的酸碱失衡；③相互抵消的酸碱失衡。

（2）动脉血氧分压：P$_a$O$_2$ 是指物理溶解在动脉血中的氧气所产生的张力，正常值为 80～100mmHg。P$_a$O$_2$ 的临床意义：①衡量有无缺氧及缺氧程度。P$_a$O$_2$ 在 60～80mmHg，为轻度缺氧；P$_a$O$_2$ 在 40～60mmHg，为中度缺氧；P$_a$O$_2$ 在 20～40mmHg，为重度缺氧；P$_a$O$_2$<20mmHg，大脑细胞不能从血液中摄取氧气，生命终止。②判断呼吸衰竭的重要指标。呼吸功能衰竭的标准为海平面、1 个标准大气压、静息状态、呼吸室内空气的情况下，测得的 P$_a$O$_2$<60mmHg，伴或不伴有 P$_a$CO$_2$ 升高，且排除心脏右向左的分流、肺动 - 静脉瘘等。③诊断酸碱失衡的间接指标。P$_a$O$_2$ 下降，机体通气不足，缺氧，出现呼吸性酸中毒或代谢性酸中毒。

（3）动脉血二氧化碳分压：P$_a$CO$_2$ 是指物理溶解在动脉血中的二氧化碳所产生的张力，是反映酸碱平衡呼吸性因素的监测指标。正常值为 35～45mmHg，平均 40mmHg。P$_a$CO$_2$ 的临床意义：

1）判断肺泡通气量：P$_a$CO$_2$<35mmHg，常提示通气过度；P$_a$CO$_2$>45mmHg，常提示通气不足；P$_a$CO$_2$ 正常，表示肺泡通气正常。

2）判断呼吸性酸碱失衡：P$_a$CO$_2$<35mmHg 且是原发性改变，常提示呼吸性碱中毒；P$_a$CO$_2$>45mmHg 且是原发性改变，常提示呼吸性酸中毒。

3）诊断Ⅱ型呼吸衰竭：呼吸衰竭有两种类型：Ⅰ型和Ⅱ型。Ⅱ型呼吸衰竭诊断时需要 P$_a$O$_2$<60mmHg 和 P$_a$CO$_2$>50mmHg 同时存在。

4）判断代谢性酸碱失衡有无代偿：代谢性酸中毒若有 P$_a$CO$_2$ 下降，则可能有呼吸性碱中毒代偿；代谢性碱中毒若有 P_aCO_2 升高，则可能有呼吸性酸中毒代偿。

5）其他方面作用：①估计脑血流量。P_aCO_2 升高到 80mmHg，脑血流量增加一倍，升高到 120mmHg，脑血流量增加 2.4 倍。②指导治疗。P_aCO_2 升高且 <70mmHg 时，兴奋呼吸中枢；$P_aCO_2>70mmHg$ 时，抑制呼吸中枢。故Ⅱ型呼吸衰竭时采取低浓度低流量吸氧原则。因为此时 P_aCO_2 过高，抑制呼吸中枢，主要靠低氧刺激呼吸中枢来维持患者呼吸。

（4）动脉血氧饱和度：是指动脉血中氧合血红蛋白占所有血红蛋白的百分比，正常值为 96%～100%。SaO_2 与 SpO_2 正常值相同，都可以反映组织氧供，但 SpO_2 为无创监测，SaO_2 为有创监测，且准确性较 SpO_2 要高。

（5）HCO_3^- 浓度

1）标准 HCO_3^- 浓度（SB）：是指标准状态下（P_aCO_2 为 40mmHg，体温 37℃，血红蛋白 100% 氧合）测得的 HCO_3^- 浓度，正常值为（25±3）mmol/L。因为标准状态排除了呼吸性因素的影响，故 SB 是代谢性因素的监测指标。SB 升高提示代谢性碱中毒，SB 降低提示代谢性酸中毒。AB-SB 为呼吸性因素的监测指标，AB-SB>0 提示二氧化碳有潴留，出现呼吸性酸中毒；AB-SB<0，表明二氧化碳排出过多，出现呼吸性酸碱中毒。

2）实际 HCO_3^- 浓度（AB）：是指实际测得的动脉血中 HCO_3^- 浓度，正常值为（25±3）mmol/L。AB 受呼吸和代谢双重因素的影响，AB 升高提示代谢性碱中毒或呼吸性酸中毒代偿；AB 降低提示代谢性酸中毒或呼吸性碱中毒代偿，AB 正常时碱平衡不一定正常，需要具体情况具体分析。

（6）碱剩余（BE）：是指标准状态下，将每升动脉血中的 pH 值滴定到 7.40 时所用的酸或碱的 mmol 数，正常值为 ±3mmol/L。如果用酸滴定，说明碱剩余，用正值表示。如果用碱滴定，说明酸剩余，用负值表示。

2. 酸碱平衡判断　对患者酸碱平衡状态的判断通常是通过血气分析结果、患者病史、临床表现等多方面的综合分析。其中血气分析结果中，pH 值、P_aCO_2、HCO_3^- 是最常用的三个监测指标，pH 值判断血液的酸碱度，P_aCO_2 判断呼吸性酸碱失衡，HCO_3^- 判断代谢性酸碱失衡。

（1）根据 pH 值判断酸中毒或碱中毒。

（2）监测 P_aCO_2 与 HCO_3^- 浓度两个变量的变化方向。若 P_aCO_2 与 HCO_3^- 浓度两个变量的变化方向相反，即一个升高、另一个降低，可立即判断出为复合型酸碱失衡。若 P_aCO_2 与 HCO_3^- 浓度两个变量的变化方向相同，则需要判断原发变量。pH 值变化方向与原发变量应相一致（即酸、碱变化一致），代偿不会过度。

（3）监测代偿时间和代偿限度。代偿时间为肺快肾慢。肺的代偿始于代谢分量变化后的 30～60min，24h 达到高峰；肾脏的代偿始于呼吸分量变化后的 12～48h，5～7 天达到高峰。代偿限度：肾的代偿限度为 HCO_3^- 15～40mmol/L，肺的代偿限度为 P_aCO_2 15～55mmHg。超出代偿限度或代偿时间时，应考虑为复合型酸碱失衡。

（4）结合患者临床情况进一步分析和判断，并持续动态监测。

知识链接

酸碱失衡的类型

酸碱失衡的类型有单纯性酸碱失衡、复合型酸碱失衡。单纯性酸碱失衡有代谢性酸中毒、代谢性碱中毒、呼吸性酸中毒和呼吸性碱中毒四种类型。复合型酸碱失衡有二重性的酸碱失衡和三重性的酸碱失衡。二重性酸碱失衡有代谢性酸中毒合并代谢性碱中毒、代谢性酸中毒合并呼吸性酸中毒、代谢性酸中毒合并呼吸性碱中毒、代谢性碱中毒合并呼吸性酸中毒、代谢性碱中毒合并呼吸性碱中毒五种类型。三重性酸碱失衡包括代谢性酸中毒、代谢性碱中毒合并呼吸性酸中毒，代谢性酸中毒、代谢性碱中毒合并呼吸性碱中毒两种类型。

（六）呼吸力学监测

呼吸力学监测包括与呼吸运动有关的压力、阻力、顺应性、容量和流量以及呼吸做功等参数的监测。通过呼吸力学监测，有助于疾病的诊断和指导呼吸机的合理应用。

1. 呼吸压力监测 气道压力是呼吸压力监测中最常用的监测指标，机械通气过程中，每个呼吸周期内气道压力不断变化，需要监测的气道压力包括气道峰压、平均气道压、平台压、呼气末压力等。气道峰压是指吸气过程中气道压的最高值，平均气道压是指呼吸周期中气道压的平均值，平台压是指吸气末停顿时的压力，呼气末压力是指呼气末的气道压力。

2. 气道阻力监测 气道阻力是指气流通过气道进出肺泡所消耗的压力，用单位流量所需要的压力差来表示。通常用（气道口腔压 – 肺泡压）/流量来计算，能较好地反映气道的阻塞情况。

3. 顺应性监测 顺应性是指单位压力改变所产生的容量变化，是反映弹性回缩力的指标。呼吸系统的顺应性包括肺的顺应性和胸廓的顺应性；根据检测方法不同，顺应性可分为静态顺应性和动态顺应性。静态顺应性是指在呼吸周期中，气道阻断使气流量为零时测得的顺应性。动态顺应性是指在呼吸周期中，不阻断气流的条件下，通过寻找吸气末与呼气末的零流量点而测得的顺应性。

二、心血管系统功能监测

案例分析

患者，男，15 岁，3h 前不慎从 3m 高的树上坠落，臀部及左季肋部着地，受伤部位疼痛，可行走。入院时查体：体温 36.8℃，脉搏 84 次/min，呼吸 22 次/min，血压 108/80mmHg，胸部 X 线检查未见异常。1h 前大便后突然心慌、出虚汗。脉搏 123 次/min，血压 82/62mmHg，神志清，面色苍白，四肢发冷，左上腹压痛，伴有轻度肌紧张、反跳痛，移动性浊音（+）。血常规：血红蛋白 84g/L。

分析：

1. 患者因 3h 前不慎从 3m 高的树上坠落，臀部及左季肋部着地。根据患者出现的症状、体征及血常规检查。诊断：脾损伤导致失血性休克。

2. 针对休克患者，需要做心血管系统功能监测，包括心率、血压、中心静脉压。休克时可以帮助诊断并指导治疗的是中心静脉压。

心血管系统功能监测主要通过无创监测和有创监测的方法监测心血管系统的功能状况，为危重患者的病情观察、临床救治与护理提供重要依据。无创监测包括心率监测、无创动脉血压监测、心电图监测、无创心排血量监测等，有创监测包括有创血压监测、中心静脉压监测、肺动脉楔压监测等。

（一）心率监测

正常成人静息状态下心率（heart rate，HR）为 60～100 次/min，小儿较快，老年人较慢。心率的监测可通过 ECG、脉搏和听诊心音等方式进行监测，以 ECG 最准确。心率监测的临床意义如下。

1. 判断心排血量 心排血量（CO）= 每搏输出量（SV）× 心率（HR），在一定范围内（<160 次/min），心排血量随着心率的增快而增加。但当心率过快（>160 次/min）时，心排血量不但不随着心率的增加而增加，反而下降。因为心率太快时，心动周期缩短，其中心室舒张期缩短明显，心室充盈不足，每搏输出量下降，即使心率增快，但每搏输出量下降明显，心排血量仍然下降。

2. 计算休克指数　休克指数 = 心率 / 收缩压,正常值为 0.5。失血时,心率在早期即出现增快,对早期发现失血有重要意义。当休克指数 =1 时,提示失血量达到血容量的 20%～30%;当休克指数>1 时,提示失血量达到血容量的 30%～50%。

3. 估计心肌耗氧量　心率 × 收缩压可反映心肌耗氧量。正常<12 000,若>12 000,提示心肌耗氧增加。

(二)动脉血压监测

动脉血压是指血管内的血液对单位面积血管壁的侧压力。

1. 监测方法　动脉血压监测有无创动脉血压监测和有创动脉血压监测两种方法。

(1)无创动脉血压监测:有手动测压和自动测压法。普通的水银血压计、电子血压计等测量血压时均需手动操作,属于手动测压法。自动测压法又有自动间断测压和自动连续测压之分。自动间断测压法是应用心电监护仪进行血压测量的无创方法,是临床应用最为广泛的一种动脉血压监测方法。操作时将血压测量袖带置于患者上臂肱动脉处,并与心电监护仪连接,在心电监护仪设置测量的时间间隔,点击开始按钮即会测量一次血压,并按设定的时间间隔自动测量血压。自动连续测压法需要特定的技术和仪器设备,临床不常用。

(2)有创动脉血压监测:是将动脉导管穿刺置入动脉内,通过压力监测仪器进行连续动态监测动脉血压的方法,是一种常用的有创血流动力学监测项目,测量结果比无创测压法要准确。

1)测压途径及测压方法:动脉导管置入部位常选用桡动脉、股动脉、肱动脉、足背动脉,首选桡动脉。将动脉导管穿刺置入桡动脉内,并与压力转换器、监护仪相连接。压力转换器与桡动脉测压点在同一水平面上。在监护仪上进行零点校正,后可测量收缩压、舒张压、平均动脉压等血压指标(图 11-2)。

穿刺置管前先做 Allen 试验,术者用双手同时按压患者桡动脉和尺动脉;嘱患者反复用力握拳和张开手指 5～7 次至手掌变白;松开对尺动脉的压迫,继续保持压迫桡动脉,观察手掌颜色变化。若手掌颜色 5s 之内迅速变红或恢复正常,表明尺动脉和桡动脉间存在良好的侧支循环,可以行动脉穿刺;相反,若 5s 手掌颜色仍为苍白,表明手掌侧支循环不良,禁止做介入、动静脉内瘘等手术。

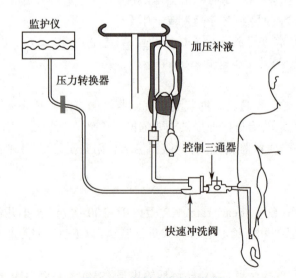

图 11-2　有创动脉血压监测

2)并发症及防治:感染是有创动脉血压监测常见的并发症,防治措施有:①严格遵循无菌操作原则;②每 24～48h 换药一次;③出现发红、疼痛等异常表现时考虑感染,立即拔管。动脉导管作为异物置入动脉内,还可引起血栓形成和栓塞,防治措施有:①应用肝素生理盐水进行冲管；②观察穿刺肢体有无疼痛、麻木、皮肤苍白、皮温下降等缺血症状，出现时及时报告医生进行处理。若动脉穿刺过程中刺穿血管操作不熟练，可导致局部血肿，应立即压迫止血。

2. 正常值及临床意义

（1）收缩压（systolic blood pressure，SBP）：正常值为 90～140mmHg。SBP 主要克服各脏器的临界关闭压，保证各脏器的正常血供。

（2）舒张压（diastolic blood pressure，DBP）：正常值为 60～90mmHg。DBP 主要维持冠状动脉的灌注压，保证心脏的血供。

（3）脉压：收缩压与舒张压的差值，正常为 30～40mmHg。

（4）平均动脉压（mean arterial pressure，MAP）：MAP=DBP+1/3× 脉压 =DBP+1/3×（SBP−DBP）=1/3SBP+2/3DBP。正常值为 60～100mmHg。MAP 是一个心动周期中动脉血压的平均值，反映各脏器的组织灌注。

（三）心电图监测

心电图监测是持续监测心脏电生理活动的一种无创监测方法，是 ICU 患者的常规监测项目。

1. 心电图监测的临床意义

（1）监测心率、心律：通过监测心电图波形变化可及时发现和识别各种常见的心律失常，如窦性心动过缓、窦性心动过速、室性期前收缩、室性心动过速、房性期前收缩、心房扑动、心房颤动、心室扑动、心室颤动、房室传导阻滞等。

（2）诊断心肌缺血或心肌梗死：心肌缺血患者心电图出现 S-T 段压低超过 0.1mv，心肌梗死患者心电图出现病理性 Q 波、S-T 段弓背向上抬高、T 波倒置等特征性改变。

（3）监测电解质改变：危重患者出现低钾血症时，在心电图上可出现 U 波。

（4）观察起搏器的功能：起搏器的起搏脉冲电活动信号可在 ECG 上显示，通过监测 ECG 上起搏脉冲电活动信号可观察起搏器是否功能良好。

2. 心电图监测的方法

（1）心电图机监测：通过心电图机进行描记可获得 12 导联或 18 导联的心电图，对心律失常、心肌缺血或心肌梗死等疾病的诊断有重要作用。常用的是 12 导联心电图，即 I、II、III、aVR、aVL、aVF、V_1、V_2、V_3、V_4、V_5、V_6。如需要，可加上 V_{3R}、V_{4R}、V_{5R}、V_7、V_8、V_9，构成 18 导联心电图。

（2）心电监护仪监测：通过心电监护仪对模拟心电图进行动态、连续的监测，及时发现心电图变化及异常，是 ICU 最常用的心电图监测方法。常用的心电监护仪有 3 电极、4 电极和 5 电极三种类型，以 5 电极的心电监护仪比较多见。心电监护仪的电极放置位置应注意避开肌肉、关节等活动剧烈的部位，以免影响监测结果。5 电极心电监护仪常用的电极放置位置为：RA 右锁骨中线第一肋间；LA 左锁骨中线第一肋间；RL 右锁骨中线平剑突水平；LL 左锁骨中线平剑突水平；V（C）胸骨左缘第四肋间。

（3）Holter 心电监护仪动态监测：应用 Holter 心电监护仪可以进行 24～48h 动态连续监测，对于观察心脏起搏器功能、无症状性心肌缺血等既可以不限制患者活动，又能完成心电图监测，找出疾病或问题所在。但动态心电图监测一般通过回顾性分析发现心电图异常，不能反映出即时的心电图情况，不能用于实时心电图监测。

（四）中心静脉压监测

中心静脉压（central venous pressure，CVP）是指胸腔内上、下腔静脉和右心房处的压力。中心静脉压监测在临床应用广泛，主要用于评估循环血容量和右心功能。

1. 测压途径和测量方法　中心静脉置管常选用的静脉有右颈内静脉、锁骨下静脉、股静脉，首选锁骨下静脉。中心静脉导管由锁骨下静脉或颈内静脉插入上腔静脉，或由股静脉插入下腔静脉。中心静脉压监测方法包括简易 CVP 监测法和压力测量仪监测法。

（1）简易 CVP 监测法：中心静脉导管置管成功后，将导管尾端连接延长管、三通开关、输液装置（输液液体为生理盐水，且使输液管道里充满生理盐水）。测量时，输液管与大气相通，将标尺零点置于右心房水平（坐位时平第 4 肋，卧位时平腋中线），测量零点与输液管液面之间的垂直距离（cm）即为 CVP 数值（cmH_2O）（图 11-3）。

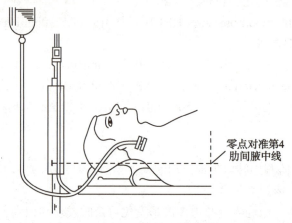

图 11-3　中心静脉压简易测量

（2）压力测量仪监测法：中心静脉导管置管成功后，将导管尾端连接延长管、压力转换器、监护仪，压力转换器位置平右心房水平（坐位时平第 4 肋，卧位时平腋中线）。在监护仪上进行零点校正，然后可测量中心静脉压。

2. 正常值　CVP 正常值为 5～12cmH_2O（1cmH_2O=0.098kPa）。

3. 临床意义

（1）监测循环血容量和右心功能：CVP<5cmH_2O 表示循环血容量不足，CVP>12cmH_2O 表示容量负荷过多或右心功能不全，>15～20cmH_2O 往往表示右心功能不全。

（2）指导输液量及输液速度：对于休克、失血、失液等患者进行输液治疗时，通过测量 CVP 评估循环血容量，可用于指导补液。

（3）紧急情况下可作为输液通道或插入肺动脉导管、起搏导管等。

4. 注意事项

（1）零点的位置要正确，平右心房水平，即坐位时平第 4 肋，卧位时平腋中线。

（2）测量时确保管道通畅，避免受压、扭曲、折叠、堵塞等使管道不通畅，引起测量错误。

（3）加强管理，严格遵守无菌操作，防止感染。

5. 并发症及防治

（1）感染：主要是由于病原微生物侵入伤口所致，是侵入性操作常见的并发症，发生率较高。根据美国中心静脉导管相关血流感染预防策略指南（central line-associated bloodstream infection, CLABSI）的防治措施有：①置管首选锁骨下静脉以减少感染并发症。②插管前执行手卫生，使用含乙醇的无水产品或肥皂和水进行手部清洁；使用含乙醇的氯己定消毒皮肤，并等到消毒液挥发干净后再进行皮肤穿刺。③插入时，使用全套的静脉穿刺和导管包；严格遵循无菌操作原则；使用最大限度的消毒隔离防护措施，如操作人员都应穿戴面具、帽子、无菌手术衣、无菌手套，并给患者全身覆盖无菌洞巾。④插入后，在连接导管前，对导管的交换器，无针连接器以及注射端口用氯己定、70% 乙醇冲洗消毒；透明敷料每 5～7 天更换一次，纱布敷料每 2 天或更早更换一次，如有弄脏、松散或潮湿，应立即更换并使用氯己定进行消毒；观察穿刺部位是否有伤口红肿、疼痛等感染征象。

（2）出血和血肿：见于穿刺不熟练反复穿刺者，应立即局部压迫进行止血。熟悉局部解剖结构和熟练操作可降低此并发症的发生率。

（3）其他：如气栓、血栓、气胸、血胸、心脏压塞和神经损伤等。中心静脉导管作为异物置入静脉内，易引起血栓形成，血栓脱落可造成栓塞。锁骨下静脉距离肺尖很近，穿刺时若操作不熟练，可出现气胸、血胸。

（五）Swan-Ganz 导管监测

Swan-Ganz 导管监测又称肺动脉漂浮导管（pulmonary artery catheter，PAC）监测或肺动脉压监测，可测量中心静脉压、右心房压、肺动脉压、肺动脉楔压和心排血量。

1. 测压途径和测量方法

（1）Swan-Ganz 导管简介：Swan-Ganz 导管有三腔、四腔、五腔三种，成人常用的是 7F 四腔导管（图 11-4），长约 100～110cm，有四个相互隔离的管腔分布开口于导管不同的部位：远端腔开口于导管末端，用于测量 PAP、PAWP 和肺动脉血标本采集；近端腔开口于距离导管末端 30cm 的导管侧壁，用于测量 RAP（右房压）、CVP 或测量心排血量时注射生理盐水；气囊位于距离导管末端 1cm 处，充气后导管可随血流漂移至肺部小动脉；热敏电阻位于距离导管末端 3.5～4cm 处，用于心排血量的测量。

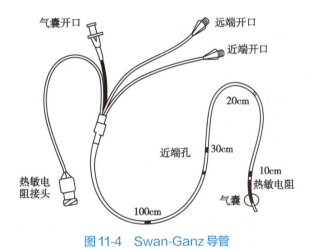

图 11-4　Swan-Ganz 导管

（2）测压途径和测量方法：Swan-Ganz 导管置管常选用右颈内静脉、股静脉，首选右颈内静脉。导管经右颈内静脉、股静脉插入上腔或下腔静脉，进入右心房，气囊部分充气，将导管向前推进进入右心室，气囊完全充气，随血液漂移推进至肺动脉，然后继续进入肺小动脉嵌入。外接压力传感器、示波器可显示不同部位的压力波形（图 11-5）。

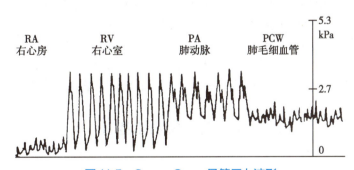

图 11-5　Swan-Ganz 导管压力波形

置管成功后，连接冲洗装置（肝素稀释液和压力袋组成），通过三通活塞管，再与压力转换器、监护仪相连接。拍胸片确认导管尖端与左心房同一水平。在监护仪上进行零点校正，后可测量肺动脉楔压等。

2. 正常值

（1）肺动脉舒张压（PADP）：正常值为7～12mmHg。

（2）肺动脉楔压：正常值为2～10mmHg。

（3）肺毛细血管楔压：正常值为5～12mmHg。

3. 并发症及护理

（1）肺动脉破裂、肺出血：是Swan-Ganz导管使用过程中最严重的并发症，见于导管插入过深、气囊过度充气和血管变性等因素。故气囊充气不要过度，充气量<1.5ml，测量PAWP的时间间隔要缩短。

（2）心律失常：Swan-Ganz导管在置入过程中要通过右心房、三尖瓣、右心室、肺动脉瓣和肺动脉，途经路径较长，有可能触及上述结构，造成心律失常、传导阻滞等。故导管置入或拔出时，应操作熟练，并注意观察心电图监测情况。

（3）气囊破裂：Swan-Ganz导管使用过程中气囊多次充气放气，或单次气囊充气量过大，易导致气囊破裂。故导管不宜重复多次使用，每次充其量应<1.5ml且缓慢充气，导管应存放在温度低于20℃的地方。如怀疑气囊破裂，应立即抽出气体，拔出导管，避免气囊碎片形成栓子造成栓塞。

（4）血栓形成、栓塞：导管作为异物置入静脉内，易引起血小板的黏附聚集，且休克、低血压等患者血液处于高凝状态，更易形成血栓。血栓脱落可造成栓塞。故应定期用肝素生理盐水冲管，注意观察患者有无肢体水肿、疼痛、静脉扩张等血栓形成的表现。

（5）肺栓塞：血栓脱落或气囊栓子等可导致肺栓塞。故应注意观察患者有无呼吸困难、胸痛、咳嗽等表现，及时发现并通知医生处理。

（6）导管扭曲、打结或损伤心肌、瓣膜：因导管插入较深，可引起导管扭曲、打结。此时应抽出气囊内气体，轻轻拔出导管。如气囊充气状态下拔管，有可能损伤三尖瓣、肺动脉瓣、右心房、右心室等结构。

（7）感染：侵入性操作常见的并发症之一。在穿刺部位可发生感染，或少数发生细菌性心内膜炎。故操作中严格遵循无菌操作原则；定期消毒、更换敷料；观察穿刺部位情况，出现伤口发红、疼痛等异常表现时应考虑感染，立即处理。

（六）心排血量监测

心排血量（cardiac output，CO）是指一侧心室每分钟射出的血液总量。心排血量是反映心肌收缩力、心脏前后负荷和心率的综合指标，主要反映心脏的泵血功能。心排血量的正常值为4～8L/min。

1. Swan-Ganz导管心排血量监测　Swan-Ganz导管心排血量监测是一种比较经典的心排量监测方法，通过置入Swan-Ganz导管，利用热稀释法进行CO监测。

2. 多普勒心排血量监测　通过多普勒超声技术测量红细胞的移动速度来计算主动脉血流，从而计算出CO，实现CO的连续性无创监测。根据多普勒超声探头放置的位置不同可分为经气管和经食管两种。有气管或食管疾病或严重出血倾向的患者不宜行多普勒心排血量监测。

三、神经系统功能监测

（一）常见体征动态监测

1. 意识状态　意识状态是神经系统功能监测中最常用、最简单、最直接的监测项目。正常人意识清楚，由于疾病的影响可出现意识障碍，一般将意识障碍分为嗜睡、昏睡、浅昏迷、中度昏迷、深昏迷五个等级。监测中可应用格拉斯哥昏迷量表（GCS）准确判断患者意识状态及其意识障碍的严重程度。

2. 眼部体征

（1）瞳孔：主要是对两侧瞳孔的大小、是否对称及对光反射的观察。正常瞳孔等大等圆，直径约 3～4mm，对光反射灵敏。瞳孔直径<2mm 为瞳孔缩小，瞳孔直径>5mm 为瞳孔扩大。出现两侧瞳孔不等大，提示可能出现脑疝；双侧瞳孔扩大，且不再发生变化，常提示动眼神经损伤；双侧瞳孔散大，多见于颅脑损伤、颅内压增高或濒死状态。瞳孔对光反射的灵敏程度与昏迷程度成反相关，深昏迷患者瞳孔对光反射消失。

（2）眼球：主要观察眼球的运动情况，有无运动障碍、斜视、偏视或自发性震颤等，帮助判断神经系统尤其是脑干功能情况。眼球震颤提示脑干或小脑病变；两眼迅速向下运动，后缓慢回到正常位置，提示脑桥病变。

3. 神经反射　包括正常的生理反射和异常的病理反射。生理反射包括膝反射、腱反射、角膜反射、腹壁反射等，临床常见的病理反射有 Babinski 征、Oppenheim 征、Hoffmann 征、Gordon 征。检查反射时通常要两侧对比，两侧反射不对称更能帮助判断患者病情。

4. 运动系统

（1）运动功能：主要观察患者的肢体自主活动能力和小脑的共济协调能力。

（2）肌力：临床上一般将肌力分为 0～5 级 6 个等级，检查时令患者作肢体伸缩动作，检查者从相反方向给予阻力，测试患者对阻力的克服力量，并注意两侧比较。

（3）体位和肌张力：观察患者出现的特定体位及肌张力情况，可反映患者的神经受损情况。如去大脑强直时四肢呈过伸位，甚至角弓反张。

5. 感觉系统　感觉包括浅感觉（痛觉、温度觉等）和深感觉（位置觉等）。检查时常用痛觉，且从感觉缺失或减退区开始，逐渐到正常区域。检查时注意身体对称区域对比。

（二）颅内压监测

颅内压（intracranial pressure，ICP）是指颅腔内容物对颅腔壁所产生的压力。ICP 监测常用于颅内高压、颅脑外伤、颅脑手术等患者，是观察危重患者病情变化、指导临床治疗并判断预后的重要监测项目。

1. 颅内压的形成及正常值　正常成人颅腔是由颅底骨和颅盖骨组成的腔体，除出入颅腔的血管系统及颅底孔与外界相通外，颅腔可以被看作是密闭的腔隙且容积相对固定。颅腔内的脑组织、脑血流和脑脊液在容积相对固定的颅腔内对颅腔壁产生的压力称为颅内压。

ICP 的正常值，成人平卧时 70～200mmH$_2$O（0.7～2.0kPa），儿童为 50～100mmH$_2$O（0.5～1.0kPa）。成人 ICP 超过 200mmH$_2$O 或儿童超过 100mmH$_2$O 为颅内压增高。

2. 颅内压的测量方法　ICP 监测的方法包括有创颅内压监测法和无创颅内压监测法。有创颅内压监测法是通过颅骨钻孔或开颅手术，将压力传感器置于颅内，并将传感器与监护仪相连接的监测方法。压力传感器可以置于颅内不同位置，其中置于脑室内监测颅内压测量结果最准确，其次是硬膜下腔，硬膜外腔最差。无创颅内压监测法是通过经颅多普勒超声、脑电图等技术实现，虽然具备安全、可重复等优点，但测量数据准确性不够，故不常用。

3. 影响颅内压的因素　任何能够改变颅腔容积大小或影响颅内三种内容物的因素，均可能会影响颅内压。

（1）脑脊液（CSF）：脑脊液生产增多或吸收障碍时，可导致颅内脑脊液增多，颅内压增高。

（2）血压：平均动脉压在 50～150mmHg 之间波动时，脑血管的自我调节功能可以使脑部血流处于稳定水平，ICP 不变。但超出此范围时，随着血压升高，脑灌注压[CPP=（MAP－ICP）/ 脑血管阻力]升高，脑血流增多，ICP 升高；同样，随着血压下降，ICP 下降。

（3）PaCO$_2$：脑血管对 CO$_2$ 引起的脑血管周围细胞外液 pH 值变化很敏感。随着 PaCO$_2$ 升高，脑血管周围细胞外液 pH 值下降，脑血流增多，ICP 升高。反之随着 PaCO$_2$ 下降，ICP 下降。

（4）PaO$_2$：当 PaO$_2$<50mmHg 时，随着 PaO$_2$ 下降，脑血管代偿性扩张，脑血流增多，同时，由

于缺氧导致脑细胞水肿,脑组织体积增大,ICP升高。若PaO_2升高,则ICP下降。

(5) CVP:CVP升高,颅内静脉回流减少,脑血流增多,ICP增高。反之,CVP下降,ICP下降。

(6) 其他:咳嗽、喷嚏、便秘等使腹内压增高的因素均可引起ICP升高;体温下降,ICP下降,体温每下降1℃,ICP降低5.5%～6.7%;麻醉药可使脑血流减少,降低ICP。

(三)脑电图监测

脑电图(electroencephalogram,EEG)监测是一种借助电子放大技术,将大脑神经元的自发性生物电活动放大并记录,从而反映脑功能状态的方法。具有无创性、价格低等特点。国际上通常采用10～20导联系统安放记录电极,电极数量根据目的不同而定,但通常不少于8个,推荐使用16～18导联脑电图仪进行常规记录。

脑电图监测的适应证包括中枢神经系统疾病(特别是癫痫)、危重患者监测、睡眠障碍和脑死亡的判定等。

四、泌尿系统功能监测

(一)尿液监测

1. 尿量　尿量是反映肾功能改变的最简单、最直接的指标。临床通常记录24h尿量或每小时尿量。24h尿量超过2 500ml称为多尿,可见于生理状况下患者输液过多、应用利尿药物等,或病理状况下的内分泌性疾病如糖尿病、尿崩症等,也可见于肾脏疾病;24h尿量少于400ml或每小时尿量少于17ml称为少尿,见于休克、低血容量等病理状况,也可见于肾脏疾病等;24h尿量少于100ml称为无尿,一般见于肾衰竭等严重肾脏疾病。

2. 尿比重　尿比重是指在4℃时,同体积尿和纯水的重量比。尿比重可以反映肾脏的浓缩功能。正常情况下尿比重为1.015～1.025。尿比重>1.025为高比重尿,尿液浓缩,肾功能尚好;尿比重<1.010为低比重尿,提示肾脏浓缩功能下降,见于肾功能不全恢复期、慢性肾炎等;若尿比重固定在1.010左右,称为等张尿,提示肾功能严重障碍,见于慢性肾炎、高血压肾病、肾动脉硬化等。

3. 尿蛋白　正常人尿中蛋白质含量很少,蛋白质定性检查为阴性。当尿中蛋白质含量超过150mg/d或尿蛋白定性阳性,称为蛋白尿。尿蛋白量<1.0g/d为轻度蛋白尿,1.0～3.5g/d为中度蛋白尿,>3.5g/d为重度蛋白尿。

4. 尿糖　正常人尿中存在微量葡萄糖(<2.78mmol/d),定性试验为阴性。当血浆葡萄糖浓度增高,糖从肾小球滤出增加,超过肾小管重吸收阈值;或肾小管重吸收葡萄糖阈值降低,尿中葡萄糖检查为阳性,出现糖尿。

5. 其他　尿常规检查尿中是否出现红细胞、白细胞等,有助于评估患者肾损伤或泌尿系统感染等情况。

(二)肾小球滤过功能的监测

1. 血尿素氮　血尿素氮(blood urea nitrogen,BUN)是体内蛋白质代谢的产物,经肾小球滤过,随着尿排泄,正常值为2.9～6.4mmol/L。血尿素氮增加程度与肾功能损害程度成正比,通过血尿素氮的监测可以帮助诊断肾功能不全或肾衰竭。血尿素氮升高并不具备肾脏特异性,肾前性因素(脱水、循环衰竭等)和肾后性因素(如前列腺肥大等)引起尿量减少,血尿素氮排出减少,血尿素氮增高。体内蛋白质分解过度(如大面积烧伤、上消化道大出血等)也可引起血尿素氮增高。

2. 内生肌酐清除率　内生肌酐清除率(endogenous creatinine clearance rate,Ccr)是指肾脏在单位时间内把若干毫升血浆中的内生肌酐全部清除出去,称为内生肌酐清除率。人体血肌酐的来源有内源性和外源性两种,内源性肌酐是体内肌肉代谢的产物,外源性肌酐是肉类食物在体内代谢的产物,均经肾小球滤过,随着尿排泄。内源性肌酐生成相对恒定,在控制饮食、排除外源性肌酐来源的前提下,即可测量内生肌酐清除率。内生肌酐清除率能够准确可靠的反映肾小球的滤过功能,是临床常用的监测指标,正常值为80~120ml/min,50~70ml/min 为肾小球功能轻度损害,30~50ml/min 为肾小球功能中度损害,<30ml/min 为肾小球功能重度损害。

3. 血肌酐 血肌酐(serum creatinine,SCr)与内生肌酐清除率临床意义相似,但其敏感性和可靠性要低于内生肌酐清除率。血肌酐正常值83~177μmol/L。肌酐浓度可反映肾小球的滤过功能,且具有肾脏特异性,血肌酐浓度升高提示肾功能不全。

(三)反映肾小管浓缩、稀释功能的监测

肾小管的主要功能包括重吸收、分泌和排泄、浓缩和稀释功能。

1. 尿渗透压 尿渗透压是反映单位容积尿中溶质分子和离子的颗粒数的一项监测指标。尿渗透压和尿比重均反映尿中溶质的含量,但蛋白质、葡萄糖等分子量较大,对尿比重的影响比尿渗透压大,故判断肾小管浓缩、稀释功能时,监测尿渗透压更有意义。尿渗透压正常值为600~1 000mOsm/L。临床上血渗透压、尿渗透压同时测量,计算二者的比值,也可反映肾小管的浓缩、稀释功能。血渗透压正常值为280~310mOsm/L。正常尿渗量/血浆渗量比值为(3~4.5):1,若比值降低,提示肾小管浓缩功能障碍。

2. 夜尿量 正常成人 24h 尿量约 1 000~2 000ml,其中夜尿量(晚8时到晨8时)<750ml。夜尿量增加,常提示肾小管浓缩功能障碍。

五、消化系统功能监测

(一)肝功能监测

知识链接

肝脏的功能

肝脏是人体重要的代谢器官,具有代谢、解毒、排泄、合成等功能。肝脏除参与蛋白质、脂肪和糖等物质的代谢外,还参与胆红素和氨的代谢、凝血因子和蛋白质的合成。

1. 临床症状监测

(1)精神症状与意识状态监测:肝性脑病患者早期会出现性格改变、行为异常等精神症状,后期会出现意识障碍甚至肝性脑病。监测精神症状与意识状态是监测肝功能的一项简单而方便的内容。

(2)黄疸监测:胆红素在肝脏代谢,肝功能障碍时体内胆红素升高,导致皮肤黏膜黄染,出现黄疸。黄疸是肝功能障碍的主要临床表现之一。

2. 实验室检查指标监测

(1)血清胆红素监测:黄疸是肝功能障碍的主要临床表现之一,而血清胆红素测定常用于黄疸的诊断。胆红素分为直接胆红素、间接胆红素两种。间接胆红素不溶于水,且与血浆蛋白结合,不能被肾脏排出。直接胆红素是间接胆红素经肝细胞处理后,与葡糖醛酸结合而成的水溶性胆红素,可通过肾脏随尿排出。正常血清中绝大部分胆红素为间接胆红素,直接胆红素含量极少。血清总胆红素正常值为 3.4~17.1μmol/L。黄疸时,血清总胆红素升高。

(2)血清酶学监测:肝功能障碍时,某些酶从受损的肝细胞内释放出来,血清酶的浓度升高。常用的血清酶学监测有丙氨酸氨基转移酶、门冬氨酸氨基转移酶、碱性磷酸酶等。

（3）血清蛋白监测：血清总蛋白是血清白蛋白和血清球蛋白的总称。肝功能障碍时，肝脏合成蛋白质的功能减退，血清蛋白质水平下降。血清总蛋白、白蛋白和球蛋白的正常值分别为60～80g/L、40～50g/L和20～30g/L。血清白蛋白和球蛋白的比值为（1.5～2.5）:1，当血清白蛋白下降时，白/球比例下降甚至倒置，常提示肝功能障碍。

（4）凝血功能监测：肝细胞能够合成凝血因子，当肝功能障碍时，凝血因子合成障碍，患者出现凝血功能障碍。因此凝血酶原时间（PT）、活化部分凝血活酶时间（APTT）、凝血酶凝固时间、肝促凝血酶原激酶试验等凝血功能监测可以反映肝功能状态。

（5）血氨监测：肝脏能够将体内产生的氨经鸟氨酸循环合成尿素，经肾脏随着尿排出体外。血氨正常值为18～72μmol/L，肝功能障碍时，血氨水平升高，易诱发肝性脑病。

（二）胃肠黏膜内pH监测

胃肠黏膜内pH监测（intramucosal pH, pHi）是测量胃肠黏膜组织内的酸碱度。

1. 监测方法

（1）直接测量法：采用pH微电极直接进行测量，是一种有创性的监测方法，操作复杂，临床很少应用。

（2）间接测量法：有生理盐水张力法和空气张力法两种。鼻咽部阻塞、食管狭窄阻塞、食管静脉曲张、食管胃底出血、严重凝血障碍等情况下禁忌用间接测量法。

2. 正常值　胃肠pHi的正常值为7.35～7.45，平均7.40。

3. 临床意义

（1）休克患者器官灌注状态评估：休克等应激状态下，机体为维持心脑等重要器官的灌注和氧供，使身体其他组织器官的血管收缩，心脑等重要器官血管舒张，保证其血供。胃肠道在休克或严重感染等情况下发生病理性血流再分布时，缺血缺氧发生最早恢复最晚。"隐性代偿性休克"是指器官组织存在缺血缺氧的状态，但机体尚未出现休克的临床表现。监测pHi可及早发现组织缺血缺氧，及时补液等治疗，防止"显性失代偿性休克"发生；"显性失代偿性休克"时经过早期、快速补液，全身监测指标均已恢复正常，但pHi仍然较低，组织缺血缺氧仍然存在，pHi监测可及时发现胃肠黏膜的缺血缺氧状态，指导彻底、完全补液。

（2）危重患者预后评估：有关研究表明，pHi>7.320者大部分存活，而pHi较低者死亡率较高。pHi可以独立预测MODS的发生和患者死亡。pHi低的患者还容易发生脓毒症和MODS等并发症。

（孙　霞）

扫一扫，测一测

？ 复习思考题

1. 患者，男性，76岁，因ARDS收入ICU，医嘱给予呼吸机机械通气、监测呼气末二氧化碳分压等。请简述呼气末二氧化碳分压监测的正常值及临床意义。

2. 患者，男性，24岁，车祸伤失血性休克急诊入院，立即开放静脉通路补液并应用血管活性药物治疗。治疗中能够指导补液的有创血流动力学监测项目有哪些？其正常值及监测的临床意义是什么？

3. 患者，女性，35岁，因"病毒性脑炎，意识障碍"进入ICU监护治疗。对该患者病情观察时可进行哪些常见体征动态监测？

4. 患者，男性，42岁，乙型肝炎、肝硬化入院。对该患者可以进行哪些肝功能监测项目？

第十二章　危重症患者的营养支持

知识导览

学习目标

　　掌握危重症患者代谢特点、状态评估方法及营养支持方式；熟悉肠内、肠外营养支持的供给方法、并发症及其护理；了解肠内、肠外营养支持的适应证、禁忌证。

　　危重症患者由于高分解代谢和营养物质长期摄入不足，容易发生营养不良。临床研究显示，重症患者营养不良的发生率超过 50%。营养不良往往导致患者胃肠道功能受损，呼吸动力受损，伤口愈合延迟，压疮发生率增加，感染并发症发生率增加，使疾病恶化，病程延长，医疗费用增高，病死率增加。因此，对危重症患者进行正确营养评估并做好营养支持，对减少患者并发症发生率与病死率，促进患者康复发挥着重要作用。

第一节　概　　述

一、危重症患者的代谢特点

　　危重症患者机体处于应激状态，交感神经系统兴奋性增强，体内促进分解代谢的激素分泌增加，而胰岛素的分泌减少或正常。基本代谢变化包括内分泌改变与糖代谢紊乱、能量代谢增高、蛋白质分解代谢加速、脂肪代谢紊乱、维生素代谢变化、电解质紊乱和胃肠功能改变。

（一）内分泌改变与糖代谢紊乱

　　机体在创伤、手术、感染等情况下发生应激反应。一方面，应激反应使体内儿茶酚胺、糖皮质激素、胰高血糖素、甲状腺素的分泌增加，糖原分解加强，糖异生明显活跃，葡萄糖生成增加；另一方面，和饥饿时的代谢紊乱情况不同，危重症患者糖的产生成倍增加，而胰岛素分泌减少或相对不足，机体对胰岛素的反应性降低，使胰岛素不能发挥正常作用，刺激组织对葡萄糖的摄取和利用，这种现象称为胰岛素抵抗。出现胰岛素抵抗现象，即无论血浆胰岛素水平如何，原先对胰岛素敏感的组织变为不敏感，使细胞膜对葡萄糖的通透性降低，组织对葡萄糖的利用减少，进一步促成高血糖反应。机体呈高血糖状态。在 MODS 的早期血糖明显升高，而高糖血症又加重机体的应激反应，形成恶性循环。

（二）能量代谢增高

　　静息能量消耗（REE）增加，是危重症患者能量代谢的基本特征。REE 是患者卧床时热量需要的基数。

　　基础能量消耗（BEE）指人体在清醒而极度安静的状态下，不受肌肉活动、环境温度、食物和精神紧张等因素影响时的能量代谢。REE 约为 BEE 的 1.1 倍。高代谢是指 BEE 在正常值的110% 以上。创伤后，基础代谢率可增加 50%～150%，最高可达正常时的 2 倍。Wilmore（1980）的研究表明，BEE 增高的程度因创伤 / 感染的原因及程度而异。烧伤面积达 60% 时，能量需要量增加到原正常值的 210%；腹腔感染时，增加到 150% 左右。机体呈高代谢状态，其程度与危重患者创伤／感染的严重程度成正比。

（三）蛋白质分解代谢加强，肌肉组织释放氨基酸

蛋白质作为功能和结构组织存在于人体，和饥饿时不同，创伤／感染后蛋白质丢失及分解代谢呈进行性增加。此消耗用于维持急性应激反应所需的蛋白质与能量。而总体上蛋白质合成代谢降低，这种分解代谢的持续难以被一般外源性营养所纠正，称为自身相食现象。

血中氨基酸谱发生变化，氨基酸谱紊乱。芳香族氨基酸（AAA）和含硫氨基酸的浓度明显升高，支链氨基酸（BCAA）的血浆水平正常或降低。BCAA/AAE 比值明显下降。

研究发现，当机体氮丢失量达到 150～320g（占蛋白质的 8%～17%），与机体衰弱和病死率升高呈正相关。支链氨基酸在肝外器官氧化功能、尿氮排出量增加，机体出现负氮平衡。

（四）脂肪动员、分解代谢增强

在创伤／感染等应激状态下体内的儿茶酚胺分泌增加，促使体内脂肪被动员分解。脂肪分解加速，周围组织利用脂肪的能力受损，即脂肪分解产物不能得到充分利用，血中游离脂肪酸、三酰甘油及甘油浓度增高，常出现高三酰甘油血症。但酮体的形成则根据创伤的种类和严重程度而有所变化。通常严重休克、创伤和感染后，酮体生成降低或缺乏。轻度创伤或感染时，酮体生成则稍增加，但往往低于非应激的饥饿状态时的酮体水平。

（五）严重创伤或感染可导致水、电解质与酸碱平衡失调

应激反应时血管升压素和醛固酮分泌增多，有水钠潴留的倾向。严重的可导致水中毒。

（六）维生素代谢改变

创伤或感染后常伴有维生素 C 缺乏，可导致伤口愈合延迟和白细胞数量下降。

（七）胃肠道功能改变

有研究称肠道是创伤应激反应的中心器官。危重患者的胃肠功能发生许多改变，如消化腺分泌功能受抑制，胃肠功能障碍，蠕动减慢，患者出现食欲下降、厌食、腹胀等情况；危重患者常并发应激性溃疡；因禁食和使用广谱抗生素，导致肠道菌群失调，肠道屏障功能障碍和肠源性细菌移位。此外，肠黏膜急性损伤后细胞因子的产生可导致 SIRS 和 MODS。对肠道黏膜屏障损伤与肠道细菌移位的防治效果研究，成为目前危重症患者营养支持领域探讨的核心问题之一。

二、营养状态的评估

营养状态评估是通过人体组成测定、人体测量、生化检查、临床检查及多项综合营养评定方法等手段，判定人体营养状态，确定营养不良的类型及程度，评估营养不良所致后果的危险性，并监测营养支持疗效的方法。

完整的营养评估：①测量身高、体重、体重指数。②与营养不良相关的体征。如脸色苍白、水肿、腹水等。③实验室检查：包括血清蛋白、胆固醇、三酰甘油、低密度脂蛋白（low density lipoprotein, LDL），以及血红蛋白、血细胞比容、MCV、淋巴细胞计数、测量氮平衡等指标。④询问饮食习惯、酗酒、体重变化等。

（一）营养状态的测定方法

1. 人体测量　包括身高、体重、体重指数、皮褶厚度、上臂围等指标的测量。

（1）体重测量（BW）：体重是营养评定中最简单、直接而可靠的测量指标，它可代表脂肪和蛋白质这两大类储能物质的总体情况，体重改变可从总体上反映人体营养状况。测定体重时须保持时间、衣着、姿势等方面的一致，应选择晨起空腹，排空大、小便后测定。同时，应注意水肿、腹水、应用利尿剂等因素的影响。体重的常用指标：①实际体重占理想体重（IBW）百分比：即

实际体重/IBW × 100%，该值在 ± 10% 之间为正常。②体重改变(%)：体重改变(%)=[通常体重(kg) − 实测体重(kg)] ÷ 通常体重(kg) × 100%。若 3 个月内减少 10% 的体重，或一个月内减少 5% 体重，提示负氮平衡，患者处于营养不良的风险中；若患者的体重比标准体重低 20%，提示营养不良。体重变化虽然可以反映营养状态，但是要排除患者缺水或水肿等因素的影响。③体重指数(body mass index，BMI)：BMI = 体重(kg)/ 身高的平方(m²)。BMI 是反映蛋白质热量营养不良及肥胖症的可靠指标。BMI 正常值为 18.5～23.9kg/m²，BMI 24～27.9kg/m² 为超重，BMI≥28kg/m² 为肥胖，BMI<18.5kg/m² 为慢性营养不良，BMI < 14kg/m² 的危重患者存活的可能性很小。身高是反映人体营养状态的一项基本指标，但是不像体重可以反映短期身体营养状况的变化，需要长时间的监测才能说明问题。

(2) 皮褶厚度：人体皮下脂肪含量约占全身脂肪总量的 50%，通过皮下脂肪含量的测量可以推算体重总量，并间接反映热量代谢变化。皮褶厚度的测定部位有上臂肱三头肌、肩胛下角部、腹部、髂嵴上部等。临床上常用三头肌皮褶厚度(triceps skinfold thickness，TSF)测定。正常参考值男性为 10.5mm，女性为 13.5mm。实测值在正常值的 90% 以上为正常，80%～90% 为脂肪轻度亏损；60%～80% 为中度亏损；<60% 为重度亏损。

(3) 上臂围(AC)和上臂肌围(AMC)：测量上臂围时，被测者上臂自然下垂，取上臂中点，用软尺测量上臂的周径，男性 < 23cm，女性 < 22cm 表示有营养消耗；AMC = AC − 3.14 × TSF。其可间接反映体内蛋白质储存水平，代表体内骨骼肌量，它与血清白蛋白水平相关。研究发现，当血清白蛋白 < 2.8g/L 时，87% 的患者出现 AMC 减小。参考值男性为 24.8cm，女性为 21.0cm。实测值在参考值的 90% 以上为正常，80%～90% 为轻度营养不良，60%～80% 为中度营养不良，< 60% 为重度营养不良。男性 AMC < 15cm，女性 < 14cm 表示骨骼肌有明显消耗。

2. 实验室检查

(1) 蛋白质测定：血红蛋白(Hb)、血清蛋白(Alb)、肌酐身高指数(CHI)、氮平衡(NB)及血浆氨基酸谱测定等方法。

(2) 细胞免疫功能评定：细胞免疫功能在人体抗感染中起重要作用。蛋白质缺乏常伴有细胞免疫功能的损害，从而增加了患者术后感染和死亡的概率。①总淋巴细胞计数(TLC)：是评价细胞免疫功能的简易方法。计算公式为 TLC = 淋巴细胞百分比 × 白细胞计数。TLC > 20 × 10⁸/L 时为正常，(12～20) × 10⁸/L 时为轻度营养不良，(8～12) × 10⁸/L 时为中度营养不良，< 8 × 10⁸/L 时为重度营养不良。②迟发型皮肤超敏试验：将不同的抗原在前臂屈侧面不同部位进行皮下注射，量为 0.1ml，48h 后测量接种皮肤硬结直径，若大于 5mm 为正常。常用试验抗原包括链激酶 / 链道酶、流行性腮腺炎病毒、白念珠菌提取液、植物血凝素和结核菌素试验。

3. 综合营养评定　临床目前多采用综合性营养评定方法，以提高灵敏性和特异性。常用指标包括预后营养指数、营养评定指数、主观全面评定和微型营养评定。若判断患者有无营养不良，应对其营养状况进行全面评价(表 12-1)。

表12-1　简易营养评定法

参数	正常范围	轻度营养不良	中度营养不良	重度营养不良
体重	>理想体重的 90%	下降 10%～20%	下降 20%～40%	下降>40%
上臂肌围	>正常值的 90%	> 80%	60%～80%	< 60%
三头肌皮褶厚度	>正常值的 90%	> 80%	60%～80%	< 60%
血清白蛋白/(g/L)	≥35	30～35	21～30	< 21
转铁蛋白/(g/L)	2.0～2.5	1.50～1.75	1.00～1.50	< 1.00
迟发性超敏反应	硬结> 5mm	硬结< 5mm	无反应	无反应

（二）能量与蛋白质需要量的评估

1. 能量需要量评估 一般患者能量需要量为 25～35kcal/(kg·d)。不同个体、不同病情及不同活动状态下的能量需要量差别较大，评估时要综合考虑。目前常采用 Harris-Benedict 公式计算 BEE，并且以 BEE 作为参考指标计算实际耗能（AEE）。其中 BEE 与 AEE 的单位均为千卡（kcal），W 为体重（kg），H 为身高（cm），A 为年龄（岁），AF 为活动系数，IF 为应激系数，TF 为体温系数。

$$男性\ BEE = 66.5 + 13.7W + 0.5H - 6.8A$$
$$女性\ BEE = 66.5 + 9.6W + 1.7H - 4.7A$$
$$AEE = BEE \times AF \times IF \times TF$$

2. 蛋白质需要量评估 利用氮平衡来评价蛋白质的实际水平及需要量。危重患者一般需要 1.2～2.0g/(kg·d)。若氮摄入量大于排出量，为正氮平衡，反之为负氮平衡。氮平衡的公式为：

$$氮平衡(g/d) = 摄入氮量(g/d) - [尿氮量(g/d) + 3]$$

知识链接

国内外营养支持的发展史

国外的营养支持研究从 1716 年 W.Harvey 发现了人体循环系统开始，到 1831 年，T.Latta 对霍乱患者进行静脉盐水治疗获得成功；1887 年 Handerer 对出血性休克患者进行静脉葡萄糖输注；1911 年 Kansch 对外科术后患者静脉滴注葡萄糖；1959 年 Francis Moore 提出 NPC∶N 为 150∶1；1961 年 Arvid Wretlind 首先发明脂肪乳 Intralipid；1967 年提出全静脉营养（TPN）概念；到了 1970 年，美国 Scribner 与法国 Solassol 提出人工胃肠概念，提出全胃肠外营养（TPN）与全胃肠内营养（TEN）。

相关组织的建立：1979 年欧洲肠外及肠内营养学会成立，《临床营养杂志》（*Clinical Nutrition*）创刊；1977 年美国肠外及肠内营养学会成立，《肠外与肠内营养杂志》（*JPEN*）创刊；1979 年，日本《输注与营养杂志》（*JJPEN*）创刊。

我国的临床营养支持研究始于 1960 年，在上海中山医院开始探索外科患者营养代谢与营养治疗；1970 年南京军区南京总医院与北京协和医院应用 TPN（葡萄糖与蛋白水解液）进行营养治疗获得成功；1980 年国内生产营养型氨基酸、治疗型氨基酸、脂肪乳剂、维生素制剂、微量元素制剂，临床营养概念在国内建立；1990 年，临床营养概念在国内广泛普及，临床营养治疗开始为广大临床医生所接受。部分大型 / 综合性医院成立临床营养中心 / 临床营养小组。

相关组织的建立：1985 年，全国外科营养支持学会会议；1990 年，中华医学会外科学会外科营养支持学组成立；1993 年，《中国临床营养杂志》创刊；1994 年，《肠外与肠内营养》创刊。

三、营养支持方式

营养支持是指经口、肠内管饲及肠外等方式提供营养，目的是提供适当营养以支持人体所需，减少并发症，促进康复等。根据营养素补充途径不同，临床营养支持分为肠外营养支持（parenteral nutrition，PN）与肠内营养支持（enteral nutrition，EN）两种方法。肠外营养支持主要通过外周或中心静脉途径给予机体营养液；而肠内营养支持主要通过口服或喂养管经胃肠道途径给予机体营养物质。80% 的患者可耐受全肠内营养（TEN），另外 10% 可接受 PN 和 EN 混合形式营养，其余 10% 不能应用肠内营养的选择完全肠外营养（TPN）。特别是危重症患者，肠内营养不耐受的发生率高于普通患者,对于合并肠功能障碍的危重症患者,肠外营养支持是其综合治疗的重要组成部分。

第二节　肠内营养支持

案例分析

　　患者,女,50岁,体重60kg。车祸导致骨盆骨折,入院后进行了手术治疗。卧床30天后,体重减至50kg,其间发生肺部感染,病情未得到控制,并发呼吸衰竭,现转入ICU治疗,目前行气管插管、机械通气治疗、留置鼻胃管。经治疗生命体征逐渐恢复平稳。实验室检查:WBC 10×10^9/L, Hb 85g/L, ALB 30g/L。

　　分析:

　　1. 该患者因车祸导致骨盆骨折,入院后进行了手术治疗,卧床30天体重减轻10kg;实验室检查:WBC 10×10^9/L, Hb 85g/L, ALB 30g/L。住院期间发生肺部感染,并发呼吸衰竭,转入ICU治疗,患者处于营养不良状态。

　　2. 该患者进行了气管插管、机械通气治疗、留置鼻胃管;目前患者胃肠道功能较好,采用肠内营养支持方式比较好。

　　3. 注意肠内营养支持护理,同时监测患者生命体征,防止肠内营养支持并发症的发生。

　　肠内营养支持是采用口服或者管饲等方式经由胃肠提供代谢所需的能量及营养物质的营养供给治疗方式。若患者的胃肠道结构和功能完整,应首选肠内营养支持。

一、肠内营养支持的适应证

　　胃肠功能恢复、能耐受肠内营养支持且实施肠内营养支持不会加重病情者均应尽早创造条件实施肠内营养支持。肠内营养支持的主要适应证:

　　1. 需低渣饮食的手术患者。

　　2. 胃肠道疾病　如短肠综合征、胃肠道瘘、炎性肠道疾病、胰腺疾病等。

　　3. 肠道外疾病　如肿瘤化疗/放疗的辅助治疗、围手术期患者的营养补充、烧伤与创伤、中枢神经系统紊乱、心血管疾病等。

　　4. TPN向口服营养的过渡期。

二、肠内营养支持的禁忌证

　　1. 完全性机械性肠梗阻或严重麻痹性肠梗阻、严重肠道缺血者,肠内营养支持可能引起肠管过度扩张,肠道血运恶化,甚至肠坏死、肠穿孔。

　　2. 严重腹胀或腹腔间室综合征者,肠内营养可能增加腹腔内压力,使呼吸循环等功能进一步恶化及导致反流误吸。

　　3. 顽固性呕吐、严重腹泻、腹泻经一般治疗无改善、严重吸收不良综合征者。

　　4. 中量至大量消化道出血。

　　5. 严重腹腔内感染。

　　6. 多发性肠瘘。

三、肠内营养支持的输入途径

肠内营养支持的输入途径包括口服、鼻胃管、鼻十二指肠管、鼻空肠管、胃造口、空肠造口等多种方式。具体途径选择取决于疾病情况、喂养时间长短、患者精神状态及胃肠道功能等。

1. **口服途径**　口服是最经济、最简便、最安全的投给方式，且符合人体正常生理过程。

2. **鼻胃管、鼻十二指肠管、鼻空肠管途径**　适用于营养治疗不超过 4 周的患者，最理想的治疗途径是放置细鼻胃管。此途径简单易行，是目前临床最常采取的给养方式。优点是胃的容量大，对营养液的渗透压不敏感，各种完全性营养配方均适用。缺点是有食物反流与吸入气管的危险，长期使用可出现咽部不适、红肿等，也增加了呼吸道并发症。

3. **胃造瘘**　适用于较长时间不能经口进食者，此方式接近正常饮食，方法简便。操作方法有两种，一种方法为剖腹胃造口术；一种为经皮内镜辅助的胃造口术（percutaneous endoscopic gastrostomy，PEG）。PEG 是近几年发展起来的新型胃造口方法，具有不需剖腹和麻醉，操作简便、创伤小等优点，适用于需长期肠内营养支持的患者。

4. **空肠造瘘**　优点很多，是目前临床肠内营养支持治疗应用最广泛的途径之一。其优点：①呕吐和误吸的发生率低；②肠内营养支持与胃肠减压可同时进行，对肠外瘘及胰腺疾病患者尤为适宜；③可长期放置喂养管，尤其适用需长期营养支持治疗的患者；④患者可同时经口进食；⑤患者无明显不适感，心理负担小，机体活动方便，生活质量好。

四、肠内营养支持的方法

可采取间歇给予和连续给予的方法。间歇给予即将肠内营养液分次喂养，每日 4～7 次，10～20min 内要输注 200～400ml；连续给予，即 24h 内利用重力或营养泵将肠内营养剂持续输注到胃肠道的方式。

五、常见并发症及护理

EN 的主要并发症为感染性并发症、机械性并发症、胃肠道并发症和代谢并发症。

（一）感染性并发症

误吸导致的吸入性肺炎是 EN 最常见和最严重的并发症。护理措施：一旦发生误吸应立即停止 EN，促进患者气道内的液体与食物微粒排出，必要时应通过纤维支气管镜吸出，遵医嘱应用糖皮质激素抵抗肺水肿及应用有效抗生素治疗感染。

（二）机械性并发症

1. **黏膜损伤**　可因置管操作过程或喂养管对局部组织的压迫而引起黏膜水肿、糜烂或坏死。护理时护士应选择直径适宜、质地柔软且有韧性的喂养管，熟练掌握操作技术，置管时动作轻柔。

2. **喂养管堵塞**　最常见的原因是膳食残渣或粉碎不全的药片黏附于管腔壁，或药物与膳食不相溶形成沉淀附于管壁所致。发生堵塞后可用温开水低压冲洗，必要时也可借助导丝疏通管腔。

3. **喂养管脱出**　喂养管固定不牢或患者躁动及严重呕吐均可导致喂养管脱出，不仅使 EN 不能顺利进行，而且经造瘘置管的患者还有引起腹膜炎的危险。护士置管后应妥善固定导管，加强护理与观察，严防导管脱出，一旦喂养管脱出应及时重新置管。

（三）胃肠道并发症

1. **恶心、呕吐与腹胀**　接受 EN 的患者均有，其中 10%～20% 可发生恶心、呕吐与腹胀，主要见于营养液输液速度过快、乳糖不耐受、膳食口味不耐受及膳食中脂肪含量过多等。护士应根据情况减慢输注速度、加入调味剂或更改膳食品种等。

2. 腹泻　是 EN 最常见的并发症，见于低蛋白血症和营养不良时小肠吸收力下降；乳糖酶缺乏症者，应用含乳糖的肠内营养膳食；肠腔内脂肪酶缺乏，脂肪吸收障碍；应用高渗性膳食；营养液温度过低及输注速度过快；同时应用某些治疗性药物等。一旦发生腹泻应首先协助医生查明原因，针对病因进行处置，必要时可遵医嘱对症给予止泻剂。

（四）代谢性并发症

高血糖和低血糖都是最常见的代谢性并发症。高血糖常见于高代谢状态的患者、接受高糖类喂养者及接受糖皮质激素治疗的患者；而低血糖多发生于长期应用肠内营养支持突然停止时。对于接受 EN 的患者应加强对其血糖的监测，出现血糖异常时应及时报告医生进行处理。另外，停止 EN 时应逐渐减量，避免突然停止。

第三节　肠外营养支持

案例分析

　　患者，男，45 岁，车祸导致其全身多发伤，入院时呈昏迷状态。入院后初步诊断：肝破裂、多发性肋骨骨折、气胸、右肺挫裂伤、右股骨干闭合性骨折。急诊入院后经紧急抗休克治疗后，行手术治疗，包括半肝切除、肋骨及股骨干复位固定、胸腔闭式引流、腹腔双套管引流、清创等。目前转入 ICU 继续监护治疗。

　　分析：

　　1. 该患者多发伤，临床诊断明确，处理得当，目前仍处于昏迷状态，是危重症患者。

　　2. 根据目前患者的危重症状态需进行肠外营养支持，给予全营养液。目前采用周围静脉输注营养液。

　　3. 在营养支持的过程中，注意加强护理，注意生命体征和意识的改变，预防肠外营养支持并发症的发生。

危重症患者多有胃肠功能减退，因此肠外营养支持是目前危重症患者常采用的营养支持方式，可以根据患者的实际营养状态快速准确地提出精准的营养配给方案并能快速给予患者营养支持。为防止长期 PN 造成胃肠道功能减退，可逐步从 PN 过渡到 EN。

一、肠外营养支持的适应证

1. 患者有肠道梗阻者。

2. 肠道功能异常，如肠道吸收功能障碍、短肠综合征、小肠严重疾病、严重腹泻或顽固性呕吐大于 1 周者。

3. 患者患重症胰腺炎、肠麻痹未恢复时。

4. 大面积烧伤、严重复合伤或感染等机体处于高分解代谢状态者。

5. 严重营养不良伴有胃肠功能障碍，无法耐受肠内营养支持者。

6. 大手术或严重创伤的围手术期。

7. 患者有肠外瘘。

8. 炎性肠道疾病病变活动期治疗的患者。

9. 严重营养不良的肿瘤患者围手术期治疗时。

10. 患者肝肾等重要脏器功能不全时的支持治疗。

二、肠外营养支持的禁忌证

1. 早期复苏阶段血流动力学不稳定或存在严重水、电解质与酸碱失衡的患者。

2. 严重肝功能障碍的患者。

3. 急性肾功能障碍的患者。

4. 严重高血糖未控制的患者。

三、肠外营养支持的输入途径

输入途径包括中心静脉营养（CPN）支持和周围静脉营养（PPN）支持两种途径。

（一）中心静脉营养支持（CPN）

中心静脉营养支持是指全部营养要素通过中心静脉补充的营养支持方式。适用于肠外营养支持超过 2 周者，营养液渗透压高于 800～900mmol/L。主要通过颈内静脉、锁骨下静脉或经外周的中心静脉（股静脉）插管。

（二）周围静脉营养支持（PPN）

周围静脉营养支持是指通过外周静脉导管全面输送蛋白质和热量的方法。适用于病情轻、用量少的短期（2 周内）肠外营养支持者，营养液渗透压低于 800～900mmol/L；中心静脉置管禁忌或不可行者；导管感染或有脓毒症者。

四、肠外营养支持的供给方法

（一）全营养混合液输注

全营养混合液输注是目前临床最常用的营养液输注方法。全营养混合液（total nutrient admixture，TNA）输注法，又称为"全合一"营养液输注法，是将每天所需的营养物质在无菌条件下按次序混合输入由聚合材料制成的输液袋或玻璃容器内再输注。此方法保证了所提供的营养物质的完整性和有效性。

（二）单瓶输注

在无条件应用全营养混合液供给方式时可采用单瓶方式输注营养液。缺点是各营养素非同步输注而造成某些营养素的浪费或负担过重。

五、常见并发症及其护理

（一）机械性并发症

1. **导管堵塞**　是 PN 最常见的并发症之一。护士在巡视过程中应注意调整输液速度，以免因凝血而发生导管堵塞。输液结束时应根据患者病情及出凝血功能状况使用生理盐水或肝素溶液进行正压封管。

2. **置管操作并发症**　如气胸、血胸、皮下气肿、血管与神经损伤等。护士的熟练操作技术与流程规范，操作过程中动作轻柔等可减少此类机械性损伤。

3. **空气栓塞**　可发生在置管、输液及拔管过程中。护士置管时应让患者头低位，操作者应严格遵守操作规程，对于清醒患者应嘱其屏气；输液过程中加强巡视，液体输完应及时补充，最好应用输液泵进行输注；导管护理时应防止空气经导管接口部位进入血液循环，拔管引起的空气栓塞主要是由于拔管时空气可经长期置管后形成的隧道进入静脉；拔管速度不宜过快，拔管后应密切观察患者的反应。

（二）感染性并发症

感染性并发症是 PN 最常见、最严重的并发症。感染的主要原因是插管时污染伤口、输入器具或溶液污染和静脉血栓形成。导管引起局部或全身性感染是肠外营养支持主要的并发症：常见化脓性静脉炎，严重者可引起脓毒症，并且发生局部和全身真菌感染的机会较多。应严格无菌操作，操作动作要轻柔，选择合适的导管，固定的导管不能随意拉出或插进，避免从导管抽血或输入血液制品，液体输入要现用现配，输液袋每天更换，出现原因不明的寒战、高热应拔出导管，并对导管尖端进行细菌培养，根据致病菌种类进行针对性治疗。

（三）代谢性并发症

患者可发生电解质紊乱，如低钾血症、低镁血症、低血糖和高血糖等。因此，应在 PN 时严密监测电解质及血糖与尿糖变化，及时发现代谢紊乱，并配合医生实施有效处理。

（王　鑫）

？　复习思考题

1. 危重症患者的营养代谢有哪些特点？
2. 营养支持方式有哪几种？
3. 肠内营养支持的适应证和禁忌证是什么？
4. 肠外营养支持的适应证和禁忌证是什么？
5. 肠内营养支持的并发症及护理有哪些？
6. 肠外营养支持的并发症及护理有哪些？

ER-12-3

扫一扫，测一测

第十三章　危重症患者常见并发症的监测与预防

学习目标

　　掌握呼吸机相关性肺炎、导尿管相关性尿路感染、导管相关性血流感染、多重耐药菌感染的概念、预防与护理；熟悉呼吸机相关性肺炎、导尿管相关性尿路感染、导管相关性血流感染、多重耐药菌感染患者的评估；了解呼吸机相关性肺炎、导尿管相关性尿路感染、导管相关性血流感染、多重耐药菌感染的产生原因。

　　危重症患者受病情、治疗与护理等多种因素影响，易发生各种并发症。例如导管相关性血流感染、呼吸机相关性肺炎、导尿管相关性尿路感染、多重耐药菌感染等。有效监测与预防并发症，在改善危重症患者的转归、缩短住院时间、降低医疗费用方面有显著效果。

第一节　呼吸机相关性肺炎

案例分析

　　患者，男，69 岁，因脑出血收入急诊监护室治疗。既往高血压病史 20 年，血压最高 190/100mmHg，未规律服用降压药物。入院时患者神志昏迷，吞咽障碍，查体：体温 37.1℃，呼吸浅慢 6 次 /min，心率 130 次 /min，血压 80/50mmHg。给予气管插管，呼吸机辅助通气。遵医嘱留置胃管，给予肠内营养支持。患者机械通气第 4 日，体温 39.2℃，血常规示：WBC16.1×10⁹/L，吸痰可见黄色I度痰，胸部 X 线检查示：右肺上叶局灶性浸润影，痰培养示：肺炎链球菌增殖。

　　分析：

　　1. 患者因脑出血收入急诊监护室治疗。根据患者入院时的症状和体征，给予气管插管，呼吸机辅助通气。遵医嘱留置胃管，给予肠内营养支持。

　　2. 患者在机械通气第 4 日，体温 39.2℃，血常规示：WBC 16.1×10⁹/L，吸痰可见黄色I度痰，胸部 X 线检查示示"右肺上叶局灶性浸润影"，痰培养示：肺炎链球菌增殖。提示患者发生"呼吸机相关性肺炎"。

　　3. 护理时，应严格手卫生，执行无菌操作，床头抬高 30°，每日评估早期拔管，做好气道管理及基础护理。

　　呼吸机相关性肺炎（ventilator-associated pneumonia，VAP）是指气管插管或气管切开患者在接受机械通气 48h 后以及撤机、拔管 48h 内出现的肺炎。VAP 是医院获得性肺炎（hospital-acquired pneumonia，HAP）的重要类型，是机械通气（mechanical ventilation，MV）过程中常见而又严重的并发症之一，其中 MV≤4 天内发生的肺炎为早发性 VAP，≥5 天者为晚发性 VAP。患

194

者一旦发生 VAP，则易造成脱机困难，从而延长住院时间，增加住院费用，严重者甚至威胁患者生命，导致患者死亡。Cook 和 Morehead 等报道，VAP 的病死率为 20%～71%。国内文献报道，VAP 的患病率为 43.1%，病死率为 51.6%。鉴于 VAP 的致病菌、临床诊断与治疗不同于一般的肺炎，加上其病死率高，近年来国内外对 VAP 的研究受到广泛的重视。

一、概　　述

（一）病原微生物

VAP 具有地方性和流行病的某些特点，其病原谱依地区不同而有一定差别，且与基础疾病和先前抗生素治疗、传播途径、病原菌的来源等因素有密切关系。病原体中以细菌最为多见，占 90% 以上，其中革兰氏阴性杆菌 50%～70%，包括铜绿假单胞菌、变形杆菌属、不动杆菌属。革兰氏阳性球菌 15%～30%，主要为金黄色葡萄球菌。在早发的 VAP 中主要是非多重耐药菌。如肺炎链球菌、流感嗜血杆菌、甲氧西林敏感的金黄色葡萄球菌和敏感的肠道革兰氏阴性杆菌（如大肠埃希菌、肺炎克雷伯杆菌、变形杆菌和黏质沙雷菌）。迟发 VAP 为多重耐药菌。如产超广谱 β- 内酰胺酶的肺炎克雷伯杆菌和鲍曼不动杆菌、耐药肠道细菌属、嗜麦芽窄食单胞菌、耐甲氧西林金黄色葡萄球菌（MRSA）等。

（二）感染机制

1. 呼吸道及全身防御机制受损　长时间使用机械通气或人工气道患者均可因呼吸道自身的防御机制下降而引发感染。此外，免疫系统功能低下或机体抵抗力下降的机械通气患者会增加感染概率。

2. 病原菌侵入与定植　机械通气时，口咽部定植菌误吸、胃肠内细菌移位、吸入带菌气溶胶及气管内吸痰等操作，均可使病原菌侵入呼吸道并定植于呼吸道，从而引发感染。

二、护 理 评 估

（一）健康史

评估患者年龄、性别、临床诊断、病程等一般资料，重点评估患者人工气道建立及使用机械通气开始的时间、机械通气的方式、医源性操作史（人工气道建立过程、吸痰、肠内营养等）、用药史、患者免疫功能状态。

（二）临床表现

呼吸机相关性肺炎的临床表现缺少特异性，可有肺部感染常见的症状与体征，包括发热、呼吸道有痰鸣音等。

（三）辅助检查

1. 胸部 X 线影像　新发生的或进展性的浸润阴影是 VAP 常见的胸部影像学特点。

2. 微生物学检查

（1）标本的留取：VAP 的临床表现缺乏特异性，早期病原学检查对 VAP 的诊断和治疗具有重要意义。疑为 VAP 患者经验性使用抗生素药物前应留取标本行病原学检查。经气管镜保护性毛刷（protected specimen brush，PSB）和经气管镜支气管肺泡灌洗（bronchoalveolar lavage，BAL）虽然是侵入性方法，但较经气管导管内吸引（endotracheal aspiration，ETA）获取分泌物样本诊断 VAP 的准确性更高。

（2）气道分泌物涂片：是一种快速检测方法，可在接诊的第一时间初步区分革兰氏阳性菌、革兰氏阴性菌和真菌。利于 VAP 的早期诊断与指导初始抗菌药物的选择。

3. 活检肺组织培养　经皮肺穿刺活检和开放性肺活检，所采集的分泌物和肺组织，可作组织学检查、特殊病原检查和培养，确诊率很高，是诊断肺炎的金标准，但二者均为创伤性检查，并发症相对较多，且不能早期诊断。一般仅用于经初始治疗无效，用其他方法均未能明确诊断，且病情允许的患者。

4. 血培养　血培养是诊断菌血症的金标准，但对 VAP 诊断的敏感性一般不超过 25%，且危重患者常置入较多导管，即使血培养阳性，细菌大部分来自肺外，对 VAP 诊断意义不大。

（四）VAP 的判断

1. 临床诊断　同时满足下列至少 2 项可考虑诊断 VAP：

（1）体温>38℃或<36℃。

（2）外周血白细胞计数>$10×10^9$/L 或<$4×10^9$/L。

（3）气管支气管内出现脓性分泌物。

2. 临床肺部感染评分（clinical pulmonary infection score，CPIS）　可对 VAP 的诊断进行量化。该评分系统用于诊断肺炎并评估感染的严重程度。由 6 项内容组成：体温、外周血白细胞计数、气管分泌物情况、氧合指数、胸部 X 线片示肺部浸润进展、气管吸出物微生物培养。简化的 CPIS 去除了对痰培养结果的要求，总分为 10 分，得分≥5 分提示存在 VAP，更利于早期评估患者肺部感染程度。

三、预防与护理

（一）与器械相关的预防措施

呼吸机在患者机械通气中必不可少，呼吸机的管理也尤为重要。在使用时，应当按照卫生行政管理部门对医疗机构的治疗消毒管理规定和呼吸机的说明书规范进行，对呼吸机的整个气路系统进行消毒。不仅是每日清洁消毒患者床周环境和呼吸机表面外，还有不定期更换呼吸机管路、应用湿化、密闭式吸痰、严格内镜消毒等。

1. 呼吸机清洁与消毒　指对呼吸机整个气路系统及机器表面的消毒。应遵照卫生行政管理部门规定和呼吸机的说明书规范进行。

2. 管路的更换　呼吸机管路污染是导致 VAP 的外源性因素之一。循证医学研究结果虽不支持定时更换呼吸机管路，但当管路破损或污染时须及时更换。

3. 湿化器的选择　机械通气患者可采用恒温湿化器或含加热导丝的加温湿化器。应用密闭式双加热丝湿化管道系统，可以保证患者呼吸道湿化，使呼吸道的黏液纤毛转运系统功能可以处于最佳状态，呼吸道分泌物能够有效及时清除，减少痰痂形成，预防气道阻塞，预防感染。

4. 吸痰装置及更换频率　密闭式吸痰装置和开放式吸痰装置在机械通气患者的 VAP 发病率、病死率方面均无明显差异。但在机械通气中，密闭式吸痰与开放式吸痰相比较，更不容易损伤呼吸道黏膜，气道内痰液清除更加彻底。并且密闭式吸痰可以防止在给患者吸痰过程中，患者痰液喷溅造成交叉感染，对医护人员也是一种保护。开放式吸痰装置应每日进行更换，使用密闭式装置时，按装置说明要求定时更换，当破损或污染时立即更换。

（二）与操作相关的预防措施

1. 气管插管路径与鼻窦炎防治　气管插管可通过经口腔途径和经鼻途径建立。气管插管继发鼻窦炎是 VAP 的高危因素。经口气管插管可降低鼻窦炎的发病率。

2. 声门下分泌物引流　上呼吸道分泌物可聚集于气管导管球囊上方，造成局部细菌繁殖，分泌物可顺气道进入肺部，导致肺部感染。声门下分泌物吸引可明显降低 VAP 的发病率。

3. 床头抬高30°　机械通气患者通常取半坐卧位，半坐卧位在 VAP 的预防方面有重要作用，尤其利于肠内营养的患者，可减少胃内容物反流导致的误吸。

4. 肠内营养　机械通气患者存在胃肠道革兰氏阴性肠杆菌肺部定植，可根据患者情况调节管饲的速度与量。同时进行胃潴留监测，减少误吸。经鼻肠管喂养较经鼻胃管喂养可降低 VAP 发生率。

5. 气囊压力管理　套囊是气管内导管的重要装置，对防止气道漏气、口咽部分泌物流入气道及胃内容物反流误吸有重要作用。定期监测气囊压力，控制压力在 $25\sim30cmH_2O$，可有效降低 VAP 的发生。

6. 控制外源性感染　引起 VAP 的病原体经常可通过医务人员的手及环境感染患者。严格落实手卫生及环境物表消毒，可在一定程度上切断外源性感染途径，降低 VAP 发生概率。

7. 口腔护理　机械通气患者建立人工气道在一定程度上破坏了口腔细菌的天然屏障，有效的口腔护理对机械通气患者的气道有重要保护作用。

（三）集束化方案

1. 床头抬高 $30°\sim45°$。

2. 间断镇静。

3. 每日唤醒评估，早期拔除气管插管。

4. 预防应激性溃疡。

5. 无菌操作，落实手卫生。

6. 口腔护理每日 $2\sim4$ 次。

7. 定时更换呼吸管路，及时倾倒冷凝水。

8. 气道管理（吸痰、湿化、气囊压）。

技能要点

气管内吸引

1. **吸引原则**　气管内吸引是一种具有潜在损害的操作，应在有临床指征时进行。

2. **吸引指征**

（1）气管导管内有明显分泌物。

（2）患者频繁或持续呛咳。

（3）听诊在气管和支气管处有明显痰鸣音。

（4）呼吸机流速 - 时间曲线呼气相出现震动。

（5）呼吸机高压报警。

（6）可疑分泌物引起的 SPO_2 低。

（7）患者突发呼吸困难。

3. **吸引压力**　适宜的负压为 $150\sim200mmHg$。

4. **吸引方式**　开放式和密闭式，推荐密闭式。

5. **注意事项**　吸引前给予 2min 纯氧吸入；吸痰管直径<气管导管内径 50%；每次吸痰<15s；吸引过程中观察患者 SPO_2、面色的变化。

第二节　导尿管相关性尿路感染

案例分析

患者，女，40 岁，因肠扭转入院治疗。既往体健。入院神志清楚，查体：体温37.4℃、脉搏104 次 /min、呼吸 24 次 /min、血压 146/89mmHg，立即行急诊小肠部分切除术，术中给予留置导尿。术后第三日拔除尿管。术后第四日患者主诉尿频、尿急，伴随后腰部疼痛。

分析：

1. 导尿管相关性尿路感染是指患者留置导尿管后或者是拔除导尿管后的 48h 内发生的泌尿系统的感染。

2. 患者在拔除导尿管后 1 日发生尿频、尿急，伴腰部疼痛等疑似泌尿系感染症状，考虑发生导尿管相关性尿路感染。如需确诊，应给予患者行尿常规及尿培养检查。

3. 护理时，执行手卫生，严格遵循无菌操作原则施行导尿技术，动作轻柔，避免损伤尿道黏膜，防止发生交叉感染。

　　导尿管相关性尿路感染（catheter-associated urinary tract infections，CAUTI）是指患者留置导尿管后或者是拔除导尿管后的 48h 内发生的泌尿系统的感染。留置导尿是重症医学科最常用的一项操作技术，通常通过持续观察患者的每小时尿量变化，来动态地评估危重患者的病情变化。其发生率仅次于肺部感染，是医院感染中最常见的感染类型之一。

一、概　　述

（一）病原微生物
绝大多数为革兰氏阴性杆菌，其中以大肠埃希菌最常见。

（二）感染途径
CAUTI 主要为逆行性感染，细菌侵入主要通过：
1. 导尿过程中未执行无菌操作。
2. 细菌通过导尿管与尿道黏膜间的空隙逆行进入膀胱，是最常见的感染方式。
3. 细菌经导尿管与集尿袋的连接处，或经集尿袋放尿口处侵入。

二、护　理　评　估

（一）健康史
评估患者年龄、性别、病情、导尿管留置时间、导尿过程、尿液的情况、药物使用情况及患者合作程度。

（二）临床表现
绝大多数患者无明显的临床症状，少部分患者表现为尿频、尿急与尿痛等膀胱刺激征、膀胱区不适感、尿道口周围红肿或少量炎性分泌物。个别患者出现腰痛、低热等症状。

（三）辅助检查与诊断
1. 有症状的尿路感染　患者出现尿频、尿急、尿痛等尿路刺激症状，或者有下腹触痛、肾区叩痛，伴有或不伴有发热，并且尿检白细胞男性≥5 个 / 高倍视野，女性≥10 个 / 高倍视野。且符合以下条件之一：

（1）清洁中段尿或者导尿留取尿液（非留置导尿）培养革兰氏阳性球菌菌落数≥104cfu/ml，革兰氏阴性杆菌菌落数≥105cfu/ml。

（2）耻骨联合上膀胱穿刺留取尿液培养的细菌菌落数≥103cfu/ml。

（3）新鲜尿液标本经离心应用相差显微镜检查，在每 30 个视野中有半数视野见到细菌。

（4）经手术、病理学或者影像学检查，有尿路感染证据的。

2. 无症状菌尿症　患者虽然没有症状，但在 1 周内有内镜检查或导尿管置入，尿液培养革兰氏阳性球菌菌落数≥104cfu/ml，革兰氏阴性杆菌菌落数≥105cfu/ml，应当诊断为无症状性菌尿症。

三、预防与护理

（一）导尿前

1. 严格掌握留置导尿管的适应证，避免不必要的留置导尿。

2. 检查无菌导尿包，如导尿包过期、外包装破损或潮湿，不宜使用。

3. 根据患者年龄、性别、尿道等情况选择合适大小、材质等的导尿管，最大限度降低尿道损伤和尿路感染。

4. 对留置导尿管的患者，应当采用密闭式引流装置。

5. 告知患者留置导尿管的目的，配合要点和置管后的注意事项。

（二）导尿中

1. 医务人员要严格按照《医务人员手卫生规范》，认真洗手后，戴无菌手套实施导尿术。

2. 严格遵循无菌操作技术原则，动作轻柔，避免损伤尿道黏膜。

3. 正确铺无菌巾，避免污染尿道口，保持最大的无菌屏障。

4. 充分消毒尿道口，防止污染。使用合适的消毒剂棉球消毒尿道口及其周围皮肤黏膜，棉球不能重复使用。

5. 导尿管插入深度适宜，插入后，向水囊注入 10～15ml 无菌水，轻拉尿管以确认尿管固定稳妥，不会脱出。

6. 置管过程中，指导患者放松，协调配合，避免污染，如尿管被污染应当重新更换尿管。

（三）导尿后

1. 妥善固定尿管，避免打折、弯曲，保证集尿袋高度低于膀胱水平，避免接触地面，防止逆行感染。

2. 保持尿液引流装置密闭、通畅和完整，活动或搬运时夹闭引流管，防止尿液逆流。

3. 使用个人专用的收集容器及时清空集尿袋中尿液。清空集尿袋中尿液时，要遵循无菌操作原则，避免集尿袋的出口触碰到收集容器。

4. 留取小量尿标本进行微生物病原学检测时，应当消毒导尿管后，使用无菌注射器抽取标本送检。留取大量尿标本时（此法不能用于普通细菌和真菌学检查），可以从集尿袋中采集，避免打开导尿管和集尿袋的接口。

5. 不应当常规使用含消毒剂或抗菌药物的溶液进行膀胱冲洗或灌注以预防尿路感染。

6. 保持尿道口清洁，大便失禁的患者清洁后还应进行消毒。留置导尿管期间，应每日清洁或消毒尿道口 2 次。

7. 患者沐浴或擦身时应注意对导管的保护，不宜把导管浸入水中。

8. 定时更换导尿管。若导尿管阻塞或不慎脱出时，以及留置导尿装置的无菌性和密闭性被破坏时，应当立即更换导尿管。

9. 每天评估留置导尿管的必要性，不需要时尽早拔除导尿管，尽可能缩短留置导尿管时间。

10. 对长期留置导尿管的患者，拔除导尿管时，应当训练膀胱功能。

11. 医护人员在维护导尿管时，要严格执行手卫生。

留置导尿管并发症的护理

种类	原因	护理措施
尿道损伤	1. 插管损伤尿道黏膜 2. 插管困难 3. 插入深度不足 4. 水囊未进入膀胱即注水、带水囊拔除尿管 5. 尿垢聚集形成结晶附着于水囊，导致拔尿管时损伤黏膜和拔尿管后出血	1. 操作时动作轻柔，选择型号合适的尿管 2. 水囊注入前，保证导管进入膀胱。注入水囊液体速度慢，注入量 10～15ml 3. 固定导尿管，避免牵拉 4. 拔管时先完全抽吸水囊内的液体再拔管
漏尿	1. 导管型号不合适 2. 膀胱挛缩 3. 尿液混浊 4. 尿液中有血块 5. 水囊注入液量少	1. 选择型号合适的导管 2. 缩短夹管时间，根据当日液体量及膀胱容量选择夹管时间 3. 正确进行水囊注水 4. 遵医嘱使用解痉药物
拔管困难	1. 水囊导尿管老化、管腔堵塞，水囊抽不出 2. 水囊内液体过多，回缩不良 3. 水囊内液体少，易脱出，压迫尿道，使尿道充血水肿 4. 尿垢附着于气囊外壁 5. 未抽尽水囊内液体，盲目拔管	1. 选择型号合适的导管 2. 把控导尿包质量 3. 水囊堵塞时，可选择穿刺、剪短方法拔除尿管 4. 定时更换导尿管
拔管后尿潴留	1. 长期留置尿管，膀胱逼尿肌松弛，拔管后出现尿潴留 2. 尿道感染引起逼尿肌炎性水肿，影响膀胱逼尿功能，加重尿潴留 3. 拔管时机与方法不正确	1. 按摩下腹部，听流水声等方法诱导排尿 2. 定时夹闭尿管，训练膀胱功能，预防膀胱挛缩 3. 掌握拔管时机，多次夹闭导尿管放尿后，待膀胱充盈时拔管

第三节　导管相关性血流感染

案例分析

患者，女，67 岁，因无诱因出现发热、寒战入院。既往乳腺癌手术病史，定期化疗，左手臂留置经外周静脉穿刺的中心静脉导管（peripherally inserted central venous catheter, PICC）。查体：神志清楚，体温 38.6℃，脉搏 102 次/min，PICC 穿刺点红肿。

分析：

1. 患者因无诱因出现发热、寒战入院。既往乳腺癌手术病史，定期化疗，左手臂留置 PICC，无其他诱因出现发热、寒战，体温 38.6℃，且 PICC 穿刺点出红肿。考虑为导管相关性血流感染。

2. 拔除 PICC，取导管尖端 5cm 进行病原菌培养，同时进行血培养检查。如果定植菌与血培养菌为同一菌株，即可诊断导管相关性血流感染。

3. 加强对实施和护理导管的医务人员进行教育和培训。评估血管内导管的置入指征、导管及插管部位选择及其护理的规范化操作，是防止血管内导管相关感染的最佳预防措施。

导管相关性血流感染（catheter-related bloodstream infection，CRBSI）是指带有血管内导管或者拔除血管内导管48h内的患者出现菌血症或真菌血症，并伴有发热（>38℃）、寒战或低血压等感染表现，除血管导管外没有查出其他明确的感染源。血管导管根据进入血管的不同分为动脉导管和静脉导管。静脉导管根据导管尖端最终进入血管位置分为中心静脉导管和外周静脉导管。随着血管内导管的广泛应用，CRBSI已成为医院血液感染的最常见原因。静脉导管感染占医院感染的13%，90%的静脉导管感染发生于中心静脉置管。

一、概　　述

（一）病原微生物

感染的病原微生物主要源自定植于导管内的细菌或经导管输入被污染的液体。主要的病原菌是皮肤细菌，革兰氏阳性球菌为主，以金黄色葡萄球菌、念珠菌及肠杆菌科细菌最常见。

（二）感染途径

1. 导管外途径　见于导管穿刺部位局部的病原微生物经导管与皮肤间隙入侵，并定植于导管尖端，是CRBSI最常见的感染途径。

2. 导管内途径　主要见于导管连接处污染的病原微生物经导管腔内移行至导管尖端，并在局部定植。

二、护 理 评 估

（一）健康史

评估患者年龄、发病过程、血管条件、血管损伤史，导管置入的目的、时间、导管种类、置入途径等。此外，还应评估患者的免疫功能状况、意识状态、心理反应与合作程度等。

（二）临床表现

CRBSI症状常不典型，缺少特异性。不同程度的发热及脓毒症为最常见的表现形式。少数患者可出现静脉炎、心内膜炎或迁徙性脓肿的症状与体征。

（三）辅助检查与诊断

1. 拔除导管后的检查　取导管尖端5cm进行病原菌培养，如果定植菌与血培养菌为同一菌株即可诊断CRBSI。

2. 保留导管时的检查

（1）阳性时间差法：使用抗生素前同一时间分别经导管与经皮肤抽血并进行病原菌培养，如果经导管及经皮肤采出的血标本病原菌培养均为阳性，且经导管采出的血标本呈现阳性时间较经皮肤采出的血标本早2h以上，可诊断CRBSI。

（2）定量法：使用抗生素前同一时间分别经导管与经皮肤抽血并进行病原菌培养，如果经导管采出的血标本菌落计数是经皮肤采出的血标本菌落计数的3倍以上，可诊断CRBSI。如果经导管采血多次病原菌培养为同一种病原微生物，且定量计数≥102cfu/ml，也提示发生CRBSI。

三、预防与护理

（一）置管前

1. 对实施和护理导管的医务人员进行血管内导管的使用指征、血管内导管置管及其护理的规范化操作、防止血管内导管相关感染的最佳预防措施的培训。经过培训并通过考核的医护人员方可进行外周或中心静脉导管置入与护理工作。

2. 严格掌握置管指征，减少不必要的置管。对于危重患者在进行血管内导管置入前要认真评估是否具有指征，尤其是中心静脉置管时更应注意，尽量减少不必要的中心静脉导管置入。

3. 选择能够满足病情和诊疗需要的管腔最少，管径最小的导管。

4. 选择合适的留置部位，外周静脉导管置管，首选前臂静脉，避开关节处。中心静脉置管成人建议首选锁骨下静脉，其次选颈内静脉，不建议选择股静脉；连续肾脏替代治疗时建议首选颈内静脉。

5. 如为血管条件较差的患者进行中心静脉置管，有条件的医院可使用超声引导穿刺。

6. 置管使用的医疗器械、器具、各种敷料等医疗用品应当符合医疗器械管理相关规定的要求，必须无菌。

（二）置管中

1. 严格执行无菌技术操作规程，遵守最大无菌屏障要求，操作人员戴工作圆帽、医用外科口罩，按《医务人员手卫生规范》有关要求执行手卫生并戴无菌手套、穿无菌手术衣或无菌隔离衣、铺覆盖患者全身的大无菌单。置管过程中手套污染或破损时应立即更换。

2. 采用符合国家相关规定的皮肤消毒剂消毒穿刺部位。建议采用含氯己定浓度>0.5% 的消毒液进行皮肤局部消毒。

3. 中心静脉导管置管后应记录置管日期、时间、部位、置管长度，导管名称和类型、尖端位置等，并签名。

（三）置管后

1. 应尽量使用无菌透明、透气性好的敷料覆盖穿刺点，对高热、出汗、穿刺点出血、渗出的患者可使用无菌纱布覆盖。

2. 应定期更换置管穿刺点覆盖的敷料。更换间隔时间为无菌纱布至少 48h 更换一次，无菌透明敷料至少 7 天更换一次。敷料出现潮湿、松动、可见污染时应当及时更换。

3. 医务人员接触置管穿刺点或更换敷料前，应严格按照《医务人员手卫生规范》有关要求执行手卫生。

4. 中心静脉导管及 PICC，尽量减少三通等附加装置的使用。保持导管连接端口的清洁，每次连接及注射药物前，应用符合国家相关规定的消毒剂，按照消毒剂使用说明对端口周边进行消毒，待干后方可注射药物；如端口内有血迹等污染时，应立即更换。

5. 输液 1 天或者停止输液后，应及时更换输液管路。输血时，应在完成每个单位输血或每隔 4h 更换给药装置和过滤器；单独输注静脉内脂肪剂（IVFE）时，应每隔 12h 更换输液装置。外周及中心静脉置管后，应用不含防腐剂的生理盐水或肝素盐水进行常规冲封管，预防导管堵塞。

6. 紧急状态下的置管，若不能保证有效的无菌原则，应在 2 天内尽快拔除导管，病情需要时更换穿刺部位重新置管。

7. 每天观察导管穿刺点及全身有无感染征象。当患者穿刺部位出现局部炎症表现或全身感染表现，怀疑发生血管导管相关感染时，建议综合评估决定是否需要拔管。如怀疑发生中心静脉导管相关血流感染，拔管时建议进行导管尖端培养、经导管取血培养及经对侧静脉穿刺取血培养。

8. 每天对保留导管的必要性进行评估，不需要时应当尽早拔除导管。

9. **导管的更换** 无需常规更换导管以预防导管相关感染。一般短期外周套管针可维持 72～96h，短期的中心静脉导管一般为 14 天左右，PICC 可根据供应商提供的期限进行。

静脉炎分级标准

分级	描述
0级	没有症状
1级	输液部位发红，伴或不伴疼痛
2级	输液部位疼痛，伴有发红和/或水肿
3级	输液部位疼痛，伴有发红和/或水肿，条索状物形成，可触摸到条索状静脉
4级	输液部位疼痛，伴有发红和/或水肿，可触摸到条索状的静脉>2.5cm，有脓液渗出

第四节　多重耐药菌感染

案例分析

患者，男，61岁，两天前受凉后出现咳嗽、咳痰、气喘、胸闷症状，活动后加重而入院。患者三年来反复发生肺部感染。查体：患者神志清楚、体温37℃，脉搏103次/min，呼吸26次/min，血压110/80mmHg，口唇发绀，呼吸急促。该患者长期使用左氧氟沙星、万古霉素、头孢唑肟抗生素治疗，但治疗效果差，痰培养提示金黄色葡萄球菌。

分析：

1. 患者因两天前受凉后出现咳嗽、咳痰、气喘、胸闷症状，活动后加重而入院。三年来反复发生肺部感染病史。

2. 患者长期使用左氧氟沙星、万古霉素、头孢唑肟抗生素治疗，且痰培养提示金黄色葡萄球菌。提示患者出现多重耐药菌感染。

3. 患者应给予单间隔离，治疗及护理过程中执行手卫生，严格遵守无菌技术操作规程，加强多重耐药菌监测，同时遵医嘱调整抗生素使用。

多重耐药菌（multidrug-resistant organism，MDRO），主要是指对临床使用的三类或三类以上抗菌药物同时呈现耐药的细菌。泛耐药是指对本身敏感的所有药物耐药。MDRO防控是ICU感染控制工作最大的挑战之一。

一、概　　述

（一）病原微生物

最常见的多重耐药菌包括耐甲氧西林金黄色葡萄球菌（MRSA）、耐万古霉素肠球菌（VRE），此外，还有产超广谱β-内酰胺酶（ESBLs）细菌、耐碳青霉烯类抗菌药物肠杆菌科细菌（CRE）或产碳青霉烯酶（KPC）的肠杆菌科细菌、耐碳青霉烯类抗菌药物鲍曼不动杆菌（CR-AB）、多重耐药/泛耐药铜绿假单胞菌（MDR/PDR-PA）及多重耐药结核分枝杆菌等。

（二）耐药机制

多重耐药菌的耐药机制十分复杂，不同细菌的耐药机制也不一样。

1. 耐甲氧西林金黄色葡萄球菌耐药机制

（1）*mecA*基因：是MRSA特有的耐药基因，在耐药性中起决定性作用。

（2）*vanA* 基因：在金黄色葡萄球菌对万古霉素的耐药性中起重要作用，它可以通过质粒自由转移。

（3）辅助基因：是近年来在金黄色葡萄球菌染色体上发现的一组可帮助 MRSA 表达高水平耐药性的正常基因点。

（4）主动外排系统：细菌外排系统是细菌耐药的重要机制之一。当长时间受环境中底物诱导时，系统的基因被激活，表达增加，外排药物的功能大大增强，从而表现出耐药性。

2. 肠球菌的耐药机制

（1）对 β-内酰胺类抗生素的耐药机制：主要是低亲和力的青霉素结合蛋白过度产生，能够替代其他青霉素结合蛋白使细胞壁合成不受影响，从而使细菌成为耐药菌株。

（2）对氨基糖苷类抗生素的耐药机制：主要是产生氨基糖苷修饰酶作用于相应的氨基糖苷药物使之失去活性，从而消除了氨基糖苷和作用于细胞壁的抗生素的协同作用。

（3）对万古霉素的耐药机制：耐万古霉素的肠球菌细胞壁肽糖的前体末端由 D-丙氨酰-D-丙氨酸改变为 D-丙氨酰-D-乳酸盐，致万古霉素不能与之结合，不能抑制其细胞壁的合成，从而形成耐药。

（4）对氟喹诺酮类抗菌药的耐药机制：主要涉及两个方面，即药物靶位-拓扑异构酶的改变和药物的主动外排。

二、护 理 评 估

（一）健康史

评估患者的年龄、疾病诊断、发病过程、用药史，尤其是抗生素的应用情况等。

（二）临床表现

多重耐药菌引起的感染呈现复杂性与难治性的特点，主要感染类型包括泌尿道感染、外科手术部位感染、医院获得性肺炎、导管相关血流感染及复杂的皮肤感染等，应根据患者的临床感染类型进行临床症状与体征评估。

（三）辅助检查与诊断

1. 纸片扩散法　将浸有抗菌药物的纸片贴在涂有细菌的琼脂平板上，抗菌药物在板上由纸片中心向四周扩散，其浓度呈梯度递减，纸片周围一定直径范围内的细菌生长受到抑制。在细菌药物敏感性测定中采用纸片扩散法可以判断药物对细菌生长的抑制情况。

2. 稀释法　也称最低抑菌浓度测定法，是以一定浓度的抗菌药物与含有被试菌株的培养基进行一系列不同浓度的稀释，经培养后观察最低抑菌浓度。

3. 耐药基因检测　采用基因特异引物进行 PCR 扩增及产物测序，确定菌株是否携带某种基因。

三、预防与护理

（一）强化预防与控制措施

1. 加强医务人员手卫生　配备充足的洗手设施和速干手消毒剂，提高医务人员手卫生的依从性。医务人员在直接接触患者前后、进行无菌技术操作和侵入性操作前，以及接触患者使用的物品或处理其分泌物、排泄物后，必须洗手或使用速干手消毒剂进行手消毒。

2. 严格实施隔离措施　预防多重耐药菌传播。尽量选择单间隔离，也可以将同类多重耐药菌感染患者或定植患者安置在同一房间。没有条件实施单间隔离时，应当进行床旁隔离。与患者直接接触的相关医疗器械、器具及物品等要专人专用，并及时消毒处理。不能专人专用的医疗器械、器具及物品要在每次使用后擦拭消毒。实施诊疗护理操作时,应当将高度疑似或确诊多重耐药菌感染患者或定植患者安排在最后进行。

3. 遵守无菌技术操作规程,特别是在实施各种侵入性操作时应避免污染,有效预防多重耐药菌感染。

4. 加强清洁和消毒工作,落实物体表面的清洁、消毒。出现多重耐药菌感染暴发或者疑似暴发时,应当增加清洁、消毒频次。在多重耐药菌感染患者或定植患者诊疗过程中产生的医疗废弃物应当按有关规定进行处置和管理。

5. 接触多重耐药菌感染患者或定植患者的伤口、溃烂面、黏膜、血液、体液、引流液、分泌物、排泄物时,应当戴手套,必要时穿隔离衣,完成诊疗护理操作后,要及时脱去手套和隔离衣,并进行手卫生。

（二）合理使用抗菌药物

严格执行抗菌药物临床使用的基本原则,切实落实抗菌药物的分级管理,正确、合理地实施给药方案。应根据临床微生物检测结果合理选择抗菌药物,严格执行围手术期抗菌药物预防性使用的相关规定,避免因抗菌药物使用不当导致细菌耐药的发生。

（三）减少或缩短侵入性装置的应用

尽可能减少不必要的侵入性操作项目,减少侵入性导管的置入时间,避免使用多腔导管,以减少多重耐药菌的定植。

（四）加强多重耐药菌监测

及时采集有关标本送检,以早期发现多重耐药菌感染患者和定植患者。

（杜　岳）

?　复习思考题

1. 名词解释

（1）VAP

（2）CAUTI

（3）CRBSI

（4）MDRO

2. 预防 VAP 的集束化护理措施包括什么?

3. 患者因肾衰竭于监护室治疗 10 余日,神志昏睡,经口气管插管连接呼吸机辅助通气。不能经口进食,留置胃管,肠内营养支持。留置尿管及右锁骨下深静脉置管。请评估此患者存在的并发症风险,并简述应采取的护理措施。

ER-13-3

扫一扫,测一测

第四篇　常用救护技术

PPT课件

知识导览

第十四章　常用急救设备及应用

学习目标

掌握心电监护仪、电除颤器、简易呼吸器、呼吸机、亚低温治疗仪的操作技术要点和使用方法；熟悉心电监护仪、电除颤器、简易呼吸器、呼吸机、亚低温治疗仪的适应证、禁忌证及注意事项；了解心电监护仪、电除颤器、简易呼吸器、呼吸机、亚低温治疗仪的故障排除。

第一节　心电监护仪

案例分析

患者，男性，65岁，因与家人争吵情绪激动突发心前区剧烈压榨性疼痛，并向左肩、左上肢内侧放射，舌下含服硝酸甘油3片，疼痛无缓解，并持续约1h，由急诊入院。入院时神志清楚，呈痛苦面容，查体：体温36.7℃，脉搏62次/min，呼吸20次/min，血压150/100mmHg。心电图检查示：V_1～V_5导联可见病理性Q波，ST段弓背向上抬高，T波倒置。既往有高血压史、心绞痛史。诊断：急性广泛前壁心肌梗死。请问其需要采取的护理措施是什么？

分析：

1. 根据患者症状、体征，结合心电图检查示：V_1～V_5导联可见病理性Q波，ST段弓背向上抬高，T波倒置。符合急性广泛前壁心肌梗死的诊断。

2. 立即协助患者采取舒适体位、卧床休息。遵医嘱给予心电监护，严密监测心率、心律和血压的变化，输氧，止痛，溶栓等。

3. 注意劳逸结合，稳定情绪；定期复查心电图。

心电监护仪是指对被监护者进行连续或间歇心电监测，及时反映心电改变，及时发现和识别心律失常的医用仪器设备。心电监护系统通常配置于重症监护病房内，是由一台中央监护仪和4～6台床旁监护仪组成，可持续显示和记录24h心电波形、心率、呼吸、血压、体温和脉搏血氧饱和度等多参数监测数据，为医务人员及时了解和分析病情起重要的作用。

一、适应证与禁忌证

（一）适应证

1. 心血管系统疾病　心肌梗死、严重的心律失常、心搏骤停、冠状动脉供血不足引起的恶性心绞痛、心肌病和心力衰竭等。

2. 手术患者的监护　全身麻醉后复苏期的监护、中老年危重症患者术前或术中的常规监护、器官移植术后和各种危重衰竭患者急诊手术前的监护。

3. 其他　各种类型的休克、脑血管意外、张力性气胸、哮喘持续状态、严重的电解质紊乱、严重创伤和慢性阻塞性肺部疾病等。

凡是病情危重需要持续不间断地监测心电图形、体温、呼吸、血压、脉搏及经皮血氧饱和度等的患者。

（二）禁忌证

心电监护仪的使用无绝对禁忌证。

知识链接

心电监护电极安放位置

1. 五电极　右上（RA）：右锁骨中线第一肋间或靠右肩；左上（LA）：左锁骨中线第一肋间或靠左肩；右下（RL）：右锁骨中线剑突水平处或右下腹；左下（LL）：左锁骨中线剑突水平处或左下腹；胸导（C 或 V）：胸骨左缘第四肋间。

2. 三电极　负极（红）：右锁骨中点下缘；正极（黄）：左腋前线第四肋间或左侧胸大肌下方；接地电极（黑）：右侧胸大肌下方。

二、使　用　方　法

（一）基本结构

由主机、显示器、各种传感器及连接系统等四部分组成。常用监护参数有心电图、心率、呼吸、血压、血氧饱和度等。

（二）操作步骤

1. 准备物品　心电监护仪、心电血压插件联接导线、电极片、75% 乙醇棉球、配套的血压袖带等。

2. 携用物至床旁，查对解释。

3. 安置患者于舒适体位　平卧位或半卧位。

4. 将导联线与监护仪的心电、呼吸监护模块连接，连接电源，开机检查仪器性能，关机备用。

5. 选择导联和监护模式　常用 5 导联法（图 14-1），有时也用 3 导联法。①心电、呼吸监测：暴露胸部，用乙醇和生理盐水棉球先后擦拭电极粘贴相应部位的皮肤，将电极片连接至监护仪导联线上，按照监测仪标识要求贴于患者正确位置；②无创血压监测：将袖带测压管与监护仪无创血压模块连接，将袖带按血压测量要求缠于上臂，袖带气囊中间部位正好压住肱动脉，气囊下缘

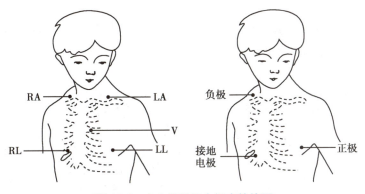

图 14-1　心电监护仪电极安放位置

应在肘弯上 2～3cm；③血氧饱和度监测：将血氧饱和度探头连线与血氧饱和度监测模块连接，将血氧饱和度传感器安放在合适的部位（图 14-2），如手指、脚趾、耳垂等。开机。

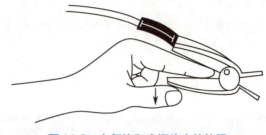

图 14-2　血氧饱和度探头安放位置

6. 调节参数　心率：①选择Ⅱ导联，设置报警范围；②血压：自动测血压的间隔时间，设置报警范围；③血氧饱和度，调出波形大小，设定报警限度。

7. 调至主屏，观察病情，指导患者正确配合。

8. 关机，切断电源。

9. 撤除各种导线及用物，清洁患者粘贴处。

10. 安置好患者，整理床单位。

11. 整理用物，分类处理。

12. 洗手，记录。

三、注 意 事 项

1. 电板片放置部位准确，尽量避开除颤时放置电板的位置，出汗时随时更换，各种导线妥善固定，不得折叠、扭曲、相互缠绕，不宜从腋下穿过。

2. 脉搏血氧饱和度（SpO_2）探头、血压袖带放置位置正确（健侧），松紧适宜（1 指），SpO_2 探头有灯泡一侧，置于指甲背面，最好最佳部位是示指，电缆线应沿手背放置。每 2h 更换部位，尽量不要与袖带放在同一肢体上测量，以免影响效果。

3. 及时处理异常监测值，如认真分析心电图突然改变或变成一条直线的原因。

4. 定期维修和保养，每周用 95% 乙醇棉球擦拭显示器，定期消毒袖带、导线等。

5. 停止监护　向患者解释，关闭监护仪，撤除导联线用电极、血压计袖带等；清洁皮肤，安置患者。

四、故 障 排 除

监护仪故障包括机器自身故障和机器以外原因造成的故障，即功能性故障和非功能性故障。功能性故障属于设备维修范畴，非功能性故障则应认真学习（表 14-1）。

表 14-1　心电监护仪常见故障及排除方法

故障类型	故障现象、可能原因	检查方法	排除、解决方法
开机无显示	开机屏幕无显示，指示灯不亮。可能原因是电源不能正常供电	断开交流电，检查电池电量是否耗尽或损坏；接通交流电，检查电源插座与仪器接触是否良好、是否断路、是否有交流电输出	将所有连接部位连接可靠，接交流电充电

续表

故障类型	故障现象、可能原因	检查方法	排除、解决方法
无心电波形	连接导联线而无心电波形，显示"电极脱落""无信号接收"。可能原因是心电信号采集存在问题	电极片与人体接触不良、导联线是否脱落、断路（与人体相接触的3/5根延长线到心电插头相应3/5根触针间应导通，若电阻为无穷大表明导联线断路，应更换导联线）	检查所有心电导联外接部位；心电测量模块与主机通信有问题，关机再开机后仍有此提示，需请专业人员处理
心电基线漂移	心电扫描基线上下漂移，漂出显示区域。可能原因是机器受潮，性能不稳定；电极片与人体接触不良	环境是否潮湿，仪器内部是否受潮；检查电极片质量如何、电极片与皮肤接触是否良好、人体接触电极片部位是否清洗干净	将仪器连续开机24h，自身排潮更换良好电极片、清洗人体接触电极片的部位
心电波形杂乱	心电波形太大，无法看到整幅波形。可能原因为波幅设置不当	心电设置中心电幅度是否设置太大，心电波形溢出	将心电幅度调到合适值，即可观察到整幅波形
呼吸波形过低	呼吸波形显示过低。可能原因为呼吸监测两电极片相距太近	心电电极片是否放置正确、电极片质量如何、接触电极片部位是否清洁	清洁接触部位，选择质量良好电极片并正确安放
血压计充气不足	血压计袖带压力无法升到20.0kPa（150mmHg）。可能原因是袖带与充气泵管脱落或漏气	检查血压计袖带是否脱落、是否破裂	重新连接袖带，袖带破裂应予更换
血压测量值不准确	血压值误差超过允许范围。可能原因是袖带捆绑不当或过松	检查血压计袖带安放部位是否正确，松紧是否合适	重新正确捆绑血压计袖带
血氧饱和度数值显示中断	血氧饱和度数值显示不稳定。可能原因是患者不配合，探头与探测部位接触不良	患者是否烦躁不安；血氧饱和度探头连线是否损坏	尽量让患者保持安静；若血氧饱和度探头的连接线损坏，应予更换
血氧饱和度数值不显示	无血氧饱和度波形和数值显示。可能原因是探头脱离探测部位、动脉受压	手指探头有无红色光闪亮、探头是否离开正常探测部位、被检者手臂是否受压迫、监护室内温度是否太低	重新安放探头；避免手臂暴露；避免同侧手臂测量；更换血氧饱和度模块

第二节　电除颤器

案例分析

　　患者，男，57岁，突然意识丧失，触摸颈动脉搏动消失，且呼吸停止。心电图检查显示：QRS波群消失，被大小不等、形态各异的颤动波代替，频率300次/min。初步诊断：心室颤动。

　　分析：

　　1. 患者突然意识丧失，触摸颈动脉搏动消失，且呼吸停止。结合心电图检查，QRS波群消失，被大小不等、形态各异的颤动波代替，频率300次/min。明确诊断：心室颤动。

2. 立即给予电除颤，同时给予分次静脉注射肾上腺素3mg，利多卡因100mg，并利多卡因2mg/min持续静脉滴注。

3. 除颤30min后，患者意识恢复，颈动脉搏动、血压、呼吸恢复正常。

电除颤器指用高能脉冲电流，经过胸壁或直接作用于心脏，清除各类异位快速心律失常，使之恢复为窦性心律的一种医用设备。其目的是消除心脏任何部位的异位兴奋灶，重建窦性心律。

一、适应证与禁忌证

（一）适应证
主要适用于心室颤动、心房颤动及心房扑动、阵发性室上性心动过速及室性心动过速等。

1. 同步电除颤　适用于心房颤动及心房扑动经药物治疗无效者，室上性心动过速及室性心动过速。

2. 非同步电除颤　心室颤动、心室扑动、尖端扭转型室性心动过速。

（二）禁忌证
1. 洋地黄中毒所致心律失常。

2. 重症低钾血症、低镁血症所致的心律失常。

3. 病态窦房结综合征。

4. 心房颤动合并明显心脏扩大。

5. 伴有高度或完全性房室传导阻滞的异位性快速心律失常。

6. 心房颤动患者年龄较大（>60岁）而心室率不快者。

7. 严重心功能不全者。

知识链接

除颤技术发展史

1774年，一名法国3岁女孩从楼房摔下，致心脏停搏，医师首次试用"电冲击"胸壁的方法，将女孩救活，开启了电复律的临床应用。

1947年，德国医生鲍克在1例开胸手术中，患者心脏出现心室颤动，鲍克尝试电击，成功使心脏心室颤动患者心跳恢复。

1956年，德国医生卓尔（Zoll）对除颤器做了重大改进，达到不开胸除颤。

1980年以后，电复律技术和方法被医学界公认为是终止心室颤动的最有效方法。

二、使用方法

（一）基本结构
由电极板、除颤充电电路、除颤放电电路、控制电路、监视装置及电池等六部分组成。

（二）操作步骤

1. 准备用物　生理盐水纱布或导电糊、除颤仪装置一套、手消毒液、垃圾篓。用物放置有序。

2. 携用物至患者床旁，查对、解释。

3. 连接电源，检查、调试除颤仪。

4. 安置患者平卧于硬板床上，取下患者所有金属物品；去枕、掀被；松解衣扣，暴露胸部；检查除颤部位皮肤，左上肢外展。

5. 确定电击部位，擦净皮肤。

6. 除颤部位平铺生理盐水纱布数层或涂导电糊，保证电极板与患者皮肤接触良好。

7. 选择电复律方式，心脏停搏、心室颤动则选用非同步电除颤；心房扑动、室上性心动过速等选用同步电复律。

8. 选择所需电能，将按钮"非同步"或"同步"选择键调至所需除颤能量充电。成人除颤电能可为：单相波除颤用360J，直线双相波用200J；儿童能量选择首次2J/kg，第2次2~4J/kg，第3次4J/kg。

9. 将电极板分别置于胸骨右缘第二肋间及左腋前线第五肋间电击部位（图14-3），使胸壁与电极板紧密接触。

10. 充电，再次复述电复律方式、除颤能量。

11. 嘱其他人离开病床。双手同时按下放电键进行放电，在放电结束之前不能松动，以保证低阻抗，有利于除颤成功。

12. 观察患者心电示波，了解除颤效果，记录时间。如除颤未成功，可再次除颤，同时寻找失败原因，并采取相应措施。

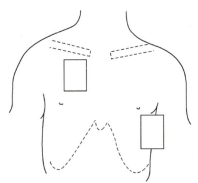

图14-3 体外电除颤电极标准位置

13. 检查除颤部位皮肤有无灼伤。

14. 穿好衣服，盖被垫枕，协助取舒适体位，整理床单位。

15. 整理用物，分类处理。

16. 洗手，记录。

知识链接

自动体外除颤仪

自动体外除颤器（automated external defibrillator, AED）是一种便携式、操作简单，专为现场急救设计的急救设备。AED有别于传统除颤器，可以经内置电脑分析和确定发病者是否需要予以电除颤。除颤过程中，AED的语音提示和屏幕显示使操作更为简便易行。

AED使用步骤：

1. 打开AED的盖子，依据视觉和声音的提示操作。

2. 给患者贴电极，位于右胸上部和左乳头外侧。

3. 将电极板插头插入AED主机插孔。打开开关后按声音和屏幕文字提示完成操作。

4. 根据自动心电分析系统提示，确认可电击的心律后，即可按下"/放电"键除颤。

5. 系统立即进入节律再分析阶段，以决定是否再次除颤。

三、注 意 事 项

1. 严格按照要求做好除颤准备，保证除颤安全有效。

2. 按要求放置电极板，电极板盐水纱布浸湿以不滴水为宜，防止电能流失或灼伤皮肤。

3. 电击时任何人不得接触病床，以免触电；开胸除颤时，电极板安放在心脏前后壁，除颤能量10~20J；若未成功，每次再增加10J，但不能超过60J。

4. 导电糊涂抹均匀, 两块电极板之间的距离应超过 10cm, 不可用耦合剂替代导电糊。

5. 除颤器用后及时擦拭干净。用常用擦洗消毒剂对仪器表面、导联线等进行消毒, 每周 1 次。注意保护屏幕。

四、故　障　排　除

除颤器属国家强检医疗器具。因此, 除颤器故障需由具有相应专业技术水平工程师进行检修维护, 且检修后由持国家或军队颁发的计量检定员资格证的专业人员检定后方可使用 (表 14-2)。

表 14-2　除颤器常见故障及排除方法

故障类型	故障现象	判断分析	排除、解决方法
低压电源(或电池)问题	1. 监视器黑屏 2. 不能除颤 3. 不能记录	1. 低压电源有问题 2. 电池充电不足 3. 电池失效	1. 使用交流电或电池 2. 查看电池容量指示器 3. 专业技术人员解决
监视器或记录器问题	1. 监视器显示一条直线 2. 无 ECG 显示	1. 电极接触不良、脱落 2. ECG 门限设置不当 3. 监视器本身电路故障	1. 无 ECG 显示, 又无法记录 ECG 波形, 则为人为操作引起或记录器故障 2. 无 ECG 显示, 可记录 ECG 波形, 则为显示器电路故障需专业技术人员解决
除颤单元问题	无法进行除颤或充电与电击循环速度很慢	高压充放电路故障储能元件问题	1. 若电击正常, 只是充电速度慢, 多为充电电路故障; 2. 若可充电, 但不能施行电击, 则放电回路有问题, 需专业技术人员解决
信号处理单元(母板)问题	1. 功能紊乱 2. 按键无作用 3. 参数无法设置和改变等	中央控制单元、主板或母板故障	更换主板或母板, 专业技术人员解决
电磁干扰问题	屏幕显示波形紊乱, 字符抖动	电磁干扰(高频医疗设备, 无线电或电视发射系统)	判断干扰来源 采取屏蔽、隔离措施 专业技术人员解决

第三节　简易呼吸器

案例分析

患者, 女, 68 岁, 因摔倒后呼吸困难半小时由"120"送入急诊抢救室。既往无高血压病史。查体: 体温 36.2℃、脉搏 135 次 /min、呼吸 42 次 /min、血压 100/67mmHg, 患者神志清楚, 痛苦面容, 口唇发绀, 呼吸急促。急诊头颅 CT 示"脑出血"。急诊护士应配合医生采取哪些急救措施?

分析:

1. 针对患者病情, 神志清楚, 痛苦面容, 口唇发绀, 呼吸急促。急诊头颅 CT 示"脑出血", 明确诊断。

2. 安静卧床, 保持呼吸道通畅, 护士立即给予简易人工呼吸器, 改善组织缺氧状态。

3. 严密观察意识、生命体征、面色、甲床及末梢循环的变化, 加强护理防治并发症。

球囊-面罩又称简易呼吸器，是进行人工通气的简易工具。简易呼吸器具有供氧浓度高、操作简单等特点；尤其是病情危急，来不及气管插管时，可利用球囊-面罩直接给氧，其目的是辅助或取代自主呼吸，维持和增加机体通气量，纠正缺氧和二氧化碳潴留。

一、适应证与禁忌证

（一）适应证
适用于各种原因引起的呼吸停止而现场无氧情况。

1. 急诊患者 病情危急来不及连接呼吸机或急救现场无法安装呼吸机的患者。

2. 临时替代呼吸机 常规机械通气机出现故障时临时替代。

3. 协调呼吸机 应用呼吸机治疗前，采用简易呼吸器进行人为过度通气，以抑制自主呼吸，是安全有效的机械通气协调方式。

4. 搬运患者 当患者急需做某些检查，而又无法脱离机械通气时，可用简易呼吸器暂时替代呼吸机。

（二）禁忌证
目前临床使用尚无明显的禁忌证。

知识链接

简易呼吸器基本原理

　　氧气进入球形气囊和贮气袋或蛇形管，人工挤压气囊打开前方活瓣，将氧气压入与患者口鼻贴紧的面罩内或气管导管内，以达到人工通气的目的。主要用于转运途中、现场或临时代替呼吸机的人工通气。

二、使用方法

（一）基本结构
简易呼吸器主要由弹性呼吸囊（球体）、面罩、储氧袋、氧气连接管和阀门等组成（图14-4）。

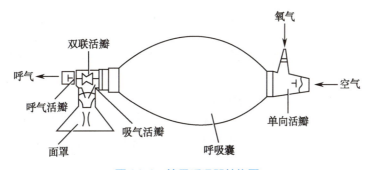

图14-4 简易呼吸器结构图

（二）操作步骤

1. 准备用物 选择合适的面罩，能盖住口鼻；球体、面罩、储氧袋正确连接。

2. 携用物至患者床旁，患者仰卧位，去枕，取下义齿，清除口咽喉部异物，头后仰，托起下颌，保持气道通畅。

3. 取下床头挡板，移开床头40～50cm。

4. 操作者站在患者头顶端,开放气道,插入口咽通气管,防止舌咬伤和舌后坠。

5. 简易呼吸器连接氧气,充满储氧袋,氧流量可达 8～10L/min。

6. 将面罩紧扣患者口鼻,按紧不漏气。单人操作时,一手用拇指及示指呈"C"形放在面罩上部向下用力按压固定面罩,使面罩紧贴皮肤,同时用中指、无名指、小指呈"E"形紧托下颌骨下缘并抬高下颌,保证有效通气。两组手指相向用力,将面罩紧密置于面部,即呈"CE"手法。两人操作时,一人呈"CE"手法固定面罩,即双手的拇指及示指呈"C"形两边向下按压面罩,其他三指呈"E"形分别放置下颌角边,抬高下颌,保持气道通畅和增加面罩紧密度(图 14-5)。

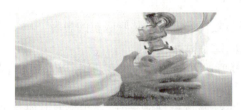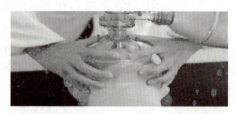

图 14-5　简易呼吸器通气术"CE"手法

7. **挤压呼吸囊**　单人操作时,一手以"CE"手法保持气道开放及固定面罩,另一手挤压呼吸囊。每次按压呼吸囊时间应大于 1s,待呼吸囊重新隆起后再开始进行下一次的按压,将气体送入肺中,每次送充气 400～600ml。成人挤压频率为心肺复苏按压与呼吸比 30:2,无呼吸有心率为 10～12 次 /min;儿童挤压频率为 14～20 次 /min。

8. 挤压过程中观察患者胸廓起伏情况,是否与挤压频率一致;面色、甲床、末梢循环情况;监测血氧饱和度情况;呼吸时面罩内是否呈气雾状等。

9. 连续辅助呼吸 2min 再次进行判断,判断大动脉和呼吸情况,观察面色及四肢末梢循环等情况。

10. 抢救成功,记录时间,改鼻导管吸氧。

11. 用纱布清洁患者口鼻及面部。

12. 协助患者系好衣扣,取舒适体位,整理床单位。

13. 整理用物,分类处理。

14. 洗手,记录。

三、注意事项

1. 连接正确。注意保持呼吸道通畅。对颌面部骨折、舌根后坠造成上呼吸道阻塞者,可放置口咽通气管后再行人工通气。

2. 面罩紧贴口鼻部,保持面罩密闭性,防止漏气。

3. 挤压呼吸囊时,压力不可过大,通气量以见到胸廓起伏即可,大约 400～600ml,约挤压呼吸囊的 1/3～2/3;亦不可时快时慢,以免损伤肺组织,造成呼吸中枢紊乱,影响呼吸功能恢复。

4. 患者有自主呼吸,自主呼吸应与人工呼吸同步化,挤压吸呼比为 1:(1.5～2)。

5. 挤压过程中观察患者胸廓起伏、面色、甲床、末梢循环等情况。

6. 呼吸器使用后要注意保存,拆开、擦洗、冲净、晾干后装配好备用。

四、故障排除

简易人工呼吸器尽管操作简单,但对于救治患者有时必不可少,所以出现故障应及时排除,以免贻误救治(表 14-3)。

表14-3　故障现象、故障原因及处理方法

故障现象	故障原因	处理方法
活瓣问题漏气	简易呼吸器活瓣漏气,患者得不到有效通气	定时检查、测试、维修和保养
呼吸囊问题	呼吸囊充气不足,漏气	及时更换

第四节　呼　吸　机

案例分析

　　患者,男,48岁,因车祸致胸部外伤,呼吸困难1h送入医院。查体:体温36.2℃,脉搏138次/min,呼吸42次/min,血压110/67mmHg,脉搏血氧饱和度(SpO$_2$)76%。神志清楚,痛苦面容,口唇发绀,呼吸急促,左侧胸廓饱满、肋间隙增宽,左肺呼吸音低,股动脉血气分析(在呼吸空气下):pH 7.23,动脉血二氧化碳分压(PaCO$_2$)28.5mmHg,动脉血氧分压(PaO$_2$)46mmHg,碱剩余(BE)−6mmol/L。面罩吸氧5L/min,氧合指数:PaO$_2$/FiO$_2$<199.5mmHg。X线胸片示:左肺压缩1/3,且两肺有斑片状阴影,边缘模糊。请问其需要采取的治疗和护理措施是什么?

　　分析:

　　1. 根据患者症状、体征,结合血气分析结果判断患者严重胸部创伤,肺损伤并发急性呼吸衰竭。符合机械通气的呼吸生理指标。

　　2. 患者胸部创伤同时合并气胸。应先处理气胸,放置胸腔闭式引流,方可机械通气治疗。

　　3. 护士需严密监测患者生命体征、血氧饱和度;30min后测血气分析,观察呼吸恢复及血氧状态改善情况。

　　呼吸机是指在临床医疗中进行肺通气的机械通气装置,是重症监护病房必备设备之一,其主要功能是借助呼吸机产生的机械动力,维持机体适当通气量,改善通气、换气功能,纠正缺氧或二氧化碳潴留,减少呼吸肌做功。

一、适应证与禁忌证

(一)适应证

1. 气体交换功能障碍　各种原因引起的急性呼吸窘迫综合征、心力衰竭、肺水肿等。

2. 呼吸肌活动障碍　神经肌肉疾病、中枢神经功能障碍或药物中毒等。

3. 全身麻醉及手术呼吸功能支持。

4. 心肺复苏呼吸功能支持。

(二)禁忌证

严格说来,呼吸机治疗无绝对禁忌证,下列仅为相对禁忌证:

1. 中度以上的活动性咯血。

2. 重度肺囊肿或肺大疱。

3. 支气管胸膜瘘。

4. 未减压或引流的气胸,或大量胸腔积液。

5. 心肌梗死或严重的冠状动脉供血不足。

6. 血容量未补足前的低血容量性休克。

（三）应用指征

1. 临床指征　呼吸频率<5 次 /min 或>35 次 /min 且显著缺氧，经吸氧等处理后缺氧症状仍无改善者。

2. 血气分析指征　呼吸衰竭在静息条件下呼吸室内空气，并排除心内解剖分流和原发于心排血量降低等情况后，动脉血氧分压（PaO_2）<60mmHg，或伴有二氧化碳分压（$PaCO_2$）>50mmHg。

知识链接

呼吸机发展简史

　　1743 年，英国 Stephen Hales 发明了第一台"呼吸机"；1926 年，Drinker 发明了箱式体外负压通气机；1940 年，第一台间歇正压通气（IPPV）麻醉机被应用于胸外科手术患者；1950 年，瑞典 Engstrom 研制出第一台容量转换型呼吸机，标志着第二代现代呼吸机的诞生。20 世纪 80 年代，多种第三代呼吸机被研制出。20 世纪 90 年代以后，呼吸机设计向着智能化发展，使机械通气更接近人体生理状态。

二、使 用 方 法

（一）基本结构

1. 主机部分　包括控制部分和面板，控制部分有气控、电控和计算机控制 3 种类型；面板包括监测系统（显示屏）和调节功能区（控制部分）。

2. 供气部分　外配空气压缩机或为主机内配涡轮气泵。

3. 辅助装置　通常有湿化器、空气混合器、雾化装置、支架、管路、集水罐、安全阀等（图 14-6）。

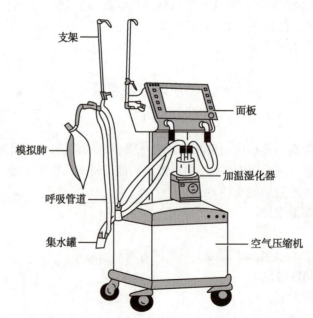

图 14-6　呼吸机的整体结构图

（二）呼吸机类型

1. 常频呼吸机 有定压型、定容型和多功能型三大类型。

（1）定压型呼吸机：进行压力切换，机械通气机产生正压，气流进入肺内，当达到预定压力值后，气流中断，呼气阀打开，产生呼气，当压力下降到某预定值时，可产生正压重新送气。

（2）定容型呼吸机：进行容量切换，将预定容积的气体在吸气时相输给患者，然后转为呼气时相，经过一定间歇，再转为吸气相。

（3）多功能型呼吸机：随着科学技术的发展，呼吸机已日趋倾向于多功能型，兼容压力、容量两种呼吸机的功能。

2. 高频呼吸机 是近年机械通气中发展的一种新技术，具有高呼吸频率、低潮气量、非密闭气路、对心脏循环影响小的特点，在改善通气/血流比例方面优于常频呼吸机。

（三）呼吸机的通气模式

1. 控制通气（CV 或 CMV） 指完全由呼吸机来控制患者的呼吸频率、通气容量或气道压力的方法，适应于自主呼吸完全停止或较微弱的患者。

2. 容量控制通气（CVC） 是以容量切换为基础的控制通气方法，呼吸机在容量切换的前提下控制患者的通气频率和通气量，以维持患者的呼吸，保证有效通气量。

3. 压力控制通气（PCV） 是在压力切换的条件下，呼吸机控制患者的呼吸，具有气道压力恒定的优点。

4. 间歇指令通气（IMV） 是一种在每分钟时间内既有自主呼吸，又加以强制性通气，两者交替进行，共同构成通气量的机械通气方法。

5. 间歇正压通气（IPPV） 是指呼吸机在吸气时相用正压将气体送入患者的肺内，呼气时相将压力降为零，使患者排气的一种通气方法。

6. 辅助通气（AV 或 AMV） 是由患者控制呼吸频率，呼吸机控制呼吸深度，当患者呼吸深度不够时呼吸机开始工作，呼吸机与患者的呼吸具有同步性的通气方式。

7. 容量辅助通气（VSV） 其特点是通气容量恒定，但需要患者的自主呼吸触发呼吸机的工作，目的是补充自主呼吸的不足。

8. 压力辅助通气（PSV） 是在患者自主呼吸容量不足时呼吸机给予一定的压力辅助，使更多的气体进入患者肺内的通气方法。

9. 同步间歇指令通气（SIMV） 是一种在间隔的时间内由患者自主呼吸触发呼吸机自动产生气流，补充患者呼吸的通气方法，多用于撤机前的训练。

10. 持续气道正压（CPAP） 是建立在自主呼吸基础上的一种通气方式。其特点是患者无论在吸气时相，还是在呼气时相，均给予一定的压力，为患者的自主呼吸提供一个较高压力的呼吸平台，让肺泡充分扩张。

11. 指令性每分钟通气（MMV） 需要规定预定的每分通气量，呼吸机在工作中可根据患者的实际情况自动调整以达到规定的每分通气量。

12. 辅助控制通气 呼气末正压通气（PEEP），其工作原理是在呼气末或整个呼气期对患者气道施加高于大气压的压力，阻止肺泡内气体的排出，从而增加了功能残气量，使肺泡不易塌陷，同时也提高了动脉血氧分压。

（四）呼吸机参数设置

1. 潮气量 一般按理想体重 8～12ml/kg 计算，可直接设置或通过流速（flow）×吸气时间（time）设置。

2. 吸氧浓度（FiO₂） 通常设置为 40%～50%，根据血气结果进行调节。既改善低氧血症，也避免出现氧中毒。若 $FiO_2>60\%$，时间超过 24h，可引起氧中毒、肺损伤及婴幼儿晶状体纤维组织形成。

3. 呼吸频率　接近生理呼吸频率。成人一般为 12～20 次 /min，年长儿 20～30 次 /min，婴儿 30～40 次 /min，新生儿为 40～50 次 /min。呼吸频率的设定可依据通气模式、潮气量的大小、无效腔率、代谢率、$PaCO_2$ 水平和患者自主呼吸强弱等因素进行设定。

4. 吸呼时比　一般为 1:1.5～1:2；慢性阻塞性肺疾病（COPD）比例可达 1:3；肺水肿及 ARDS 患者需增加吸气时间，吸呼时比可调节为 1:1～1:1.5；可依据患者呼吸病理学的改变来设置。

5. 呼气末正压　一般为 0.490～0.981kPa（5～10cmH_2O），呼气末正压可以增加功能残气量，防止肺泡萎陷，过高则影响循环功能。

6. 湿化器温度　一般湿化器的温度设置在 32～35℃。

7. 触发灵敏度　根据患者自主呼吸的强度大小调节。一般压力触发为 -1～-0.5cmH_2O，流量触发为 1～3L/min。

（五）操作步骤

1. 备齐用物　呼吸机管路 1 套，湿化瓶 1 个、模拟肺 1 个、灭菌蒸馏水 1 瓶等。

2. 携用物至患者床旁，查对，若患者清醒，需向其解释，安置体位。

3. 连接呼吸机各管道部件、连接模拟肺，湿化器内加入无菌蒸馏水，连接电源、气源、氧源，开机并检查呼吸机运转情况。

4. 设置呼吸机各参数　如潮气量、呼吸频率、吸呼时间比、吸入氧浓度、触发灵敏度、呼吸压力上限、湿化器温度等。

5. 取下模拟肺，将呼吸机与患者的人工气道相连，听诊患者双肺呼吸音，检查通气效果，监测有关参数。

6. 严密监测生命体征、神志、发绀、血氧饱和度、呼吸同步情况等，必要时吸痰。

7. 用呼吸机 30min 后查血气分析，长期使用者动态监测血气分析，遵医嘱调整有关参数。

8. 保持呼吸道通畅，加强气道湿化及吸痰，每次吸痰时间不超过 15s。

9. 注意气管套管是否漏气，呼吸机各个环节有无漏气，防止呼吸机接头与气管套管脱开。

10. 患者自主呼吸恢复，缺氧改善，遵医嘱撤机。

11. 安置好患者，整理床单位。

12. 整理用物，分类处理。

13. 洗手，记录。

（六）呼吸机的监护

1. 呼吸机的应用效果　①持续监测 SPO_2≥95%；②呼吸机应用 30min 后，做血气分析测定；③观察心率的变化。

2. 随时监听呼吸机的运转声、报警声，及时查明原因，解除报警。临床上检查故障的规律：首先根据报警内容进行寻找，若无报警故障，应先检查电源、气源，再查看各管道及各衔接接头，最后观察呼吸机各参数是否符合要求，有无变化。

3. 定容型呼吸机在工作中要重点观察气道压力，如气道压增高，提示呼吸道分泌物较多、支气管痉挛、呼吸机管道堵塞、肺部病变加重；如气道压力降低，则可能有漏气、呼吸机送气不足、肺部病变好转。

4. 定压型呼吸机在工作中，因送气压力预定，如果呼吸道阻力增加，则会引起通气量减少，故应严密观察潮气量或每分钟通气量。如有减少，及时清除呼吸道分泌物，保证有效通气。

5. 观察呼吸机工作是否与患者自主呼吸同步　对于无自主呼吸的患者，严密观察患者自主呼吸恢复时间，防止"人机对抗"。如患者自主呼吸加强、烦躁不安、口唇发绀，甚至有窒息样表现，应考虑"人机对抗"，立即处理。首先清除呼吸道分泌物，提高通气效果；如患者清醒，可通过指导使患者与呼吸机同步；在病情允许的情况下可调整通气模式，必要时遵医嘱使用镇静药物。

6. 监护呼吸机湿化功能　湿化温度调控在 35～37℃左右。护理要点：①加热湿化器中应加入灭菌水，观察水位线刻度，及时添加湿化水；②严密监控加热温度，避免水温过高，引起呼吸道黏膜烫伤；③及时清理呼吸机管道和积水瓶中的冷凝水，始终保持湿化瓶和呼吸机管道低于气管导管水平，防止管道中冷凝水灌入气道。

（七）呼吸机的撤离

1. 撤机指征　患者一般情况已经改善，自主呼吸稳定，即可开始撤机，但必须具备下列临床参数：①呼吸衰竭的诱因或机械通气原因已经消除或显著改善；②患者神志、睡眠恢复正常；③心血管系统状态稳定；④吸氧浓度<40%、PEEP<0.490kPa（5cmH$_2$O）时，PaO$_2$≥8.00kPa（60mmHg），PaO$_2$/FiO$_2$≥200mmHg。

2. 撤机方法　根据病情选择适当的撤机方式。①直接撤机：适于病情较轻、机械通气时间短的患者；②SIMV 法：先采用较高的呼吸频率（>10 次/min），此后随着患者呼吸功能的恢复逐渐减少呼吸的次数，直至最后停机；③IMV 法：通过逐渐降低 IMV 频率，使自主呼吸次数增加，待 IMV 频率降至 2 次/min，且患者呼吸平稳、血气大致正常，即可停用呼吸机。

停用呼吸机之后不能马上拔管，可继续让患者通过气管插管或气管切开套管吸入氧气，确证不再需要机械通气治疗时方可拔管。对停用呼吸机无困难者只需观察 1h 左右，而长期通气治疗者在停用呼吸机后至少观察 24h。

（八）呼吸机的清洗、消毒和保养

1. 呼吸回路的清洗和消毒　使用中的呼吸回路每周更换 1 次，如有污染随时更换。清洗和消毒：包括与人工气道连接的各部分接头、呼吸机管道、湿化罐使用后送消毒供应中心消毒处理。

2. 使用一次性过滤器，用后毁形。

3. 气源过滤网定期清洗，用清水冲净晾干后放回原位。

4. 呼吸机外壳用含氯消毒剂擦拭，机器上不得放置任何杂物。

三、注意事项

1. 呼吸机管路连接正确、参数调试合理。

2. 开关呼吸机顺序正确

（1）开机顺序：空气压缩机→湿化器→主机。

（2）关机顺序：主机→湿化器→空气压缩机。

3. 及时观察处理各种报警，无法处理的报警应立即使患者脱机，并给予吸氧或人工辅助通气，视情况更换呼吸机。

4. 采取有效措施预防机械辅助呼吸常见并发症：呼吸机相关性肺炎、气压伤、呼吸机依赖等。

5. 保持口腔清洁，每日 2～3 次口腔护理，防止发生口腔感染。

6. 监测湿化器的温度和水量。防止温度过高灼伤呼吸道，水量不足影响加湿效果。

7. 呼吸机的集水瓶应处于整个呼吸回路的最低处，及时倾倒冷凝水，严禁将管道内的冷凝水倒入患者气道及湿化罐内。

　课堂互动

　　患者在使用呼吸机的过程中，常见报警原因有哪些？如何处理？

四、故 障 排 除

呼吸机故障包括机器自身功能性故障和机器以外原因造成的非功能性故障。如出现功能性故障，由专业技术人员检查维修，机器不能继续使用。在此主要学习呼吸机非功能性故障，发生非功能性故障，呼吸机产生声响报警（表14-4）。

表14-4　呼吸机故障现象、故障原因及处理方法

故障现象	故障原因	处理方法
呼吸机断电	1. 电源线插头接触不良或脱离主电源断电	1. 插好电源插头
	2. 内部电池未充电	2. 使用简易呼吸器代替
	3. 保险丝、电源开关、电容器烧坏	3. 专业人员维修或更换
每分通气量上限报警	1. 设置不合理	1. 合理设置报警区限
	2. 患者缺氧、中枢性呼吸兴奋、疼痛刺激等导致呼吸过快	2. 针对原因处理
	3. 流量传感器故障	3. 流量传感器
每分通气量下限报警	1. 设置不合理	1. 合理设置报警区限
	2. 呼吸回路漏气	2. 查漏气原因，及时处理
	3. 自主呼吸未完全恢复，呼吸机支持力度不够，通气量减少	3. 判断患者呼吸状况，不要过早撤除呼吸机辅助
气道压力上限报警	1. 呼气回路阻塞和/或打折	1. 消除气道阻塞原因
	2. 呼吸道和/或人工气道阻塞参数设置不当	2. 重视呼吸道和/或人工气道的护理
	3. 参数设置不当	3. 合理设置报警区限
	4. 胸膜腔内压增高（气胸、胸腔积液）	4. 流减压
气道压力下限报警	1. 呼吸回路漏气	1. 查漏气原因，及时处理
	2. 送气的流速低于患者所需	2. 增加流量补偿
	3. 参数设置不当	3. 合理设置报警区限
窒息报警	1. 患者停止自主呼吸	1. 自动开始控制通气
	2. 气道狭窄	2. 查机器管道和患者气道
	3. 流量传感器未校正或出现故障	3. 校正流量传感器，必要时更换
氧浓度低限报警	1. 氧气供应不足	1. 予充足氧供
	2. 氧电池耗尽或插入不合适	2. 更换氧电池
	3. 新更换氧电池未能与充足的氧气接触（一般在24h内）	3. 新氧电池使用前，可先接触空气24h
	4. 低限报警设置值太高	4. 合理设置低限报警值
氧浓度高限报警	1. 压缩空气压力不足	1. 调整压缩空气的压力
	2. 空气和/或氧气压力不符合呼吸机工作压力	2. 调整空气、氧气的压力
	3. 高限报警设置值太低	3. 重新设置高限报警值

第五节　亚低温治疗仪

案例分析

患者，女，68岁，因"神志不清，鼾睡5h"入院。家属代述昨晚7：00，患者自述劳累睡下。夜间00：20，其女儿发现其呼之不应，多汗，小便失禁，急送医院。患者既往有高血压病史12年。入院后测体温39.5℃，心率130次/min，呼吸26次/min，血压28.0/14.0kPa（210/105mmHg），右侧肢体无力。拟诊"脑出血"。

分析：

1. 根据患者症状和体征，拟诊"脑出血"。遵医嘱给予氯丙嗪100mg、异丙嗪50mg及哌替啶50mg，加0.9%氯化钠注射液稀释到50ml，使用微量注射泵以5ml/h速度静脉注入。

2. 患者逐渐进入冬眠状态后，遵医嘱给予亚低温治疗仪治疗。

3. 严密观察患者生命体征、皮肤，以及肢端温度、颜色，特别注意观察血压、心率的变化。

亚低温治疗是近年来脑外科ICU不可缺少的一项新技术，通过亚低温（体温降至30～35℃）治疗脑缺血和外伤性脑损伤、颅内压增高及高热、昏迷、中毒等疾病。它对防止脑水肿、降低颅内压、降低脑的基础代谢率、提高缺氧性脑损害的存活率均有显著疗效。

一、适应证与禁忌证

（一）适应证

亚低温治疗仪主要适合于严重颅脑外伤、心肺脑复苏术后仍昏迷及其他原因高热需降低体温患者。

1. 各种原因引起的心搏骤停复苏后脑病，如电击伤、CO中毒、溺水、窒息。

2. 重型蛛网膜下腔出血。

3. 严重的颅脑外伤。

4. 难以控制的颅内高压。

5. 中枢性高热。

（二）禁忌证

1. 年老且伴有严重心功能不全或心血管疾病者。

2. 合并休克，尚未得到彻底纠正者。

3. 全身衰竭者。

4. 严重缺氧尚未纠正者。

知识链接

亚低温治疗仪发展简介

早在20世纪80年代，国外大量实验研究发现，脑缺血前、缺血过程中或缺血后早期开始亚低温治疗，能明显减轻脑缺血后脑组织病理形态学损害程度，促进脑缺血后神经功能的恢复。亚低温能显著降低颅内压、降低脑氧耗量，并不影响脑灌注压和心排血量。目前，国外很多医院已经将亚低温方法应用于治疗重型颅脑伤和缺血性脑卒中患者，取得了满意的临床效果。

二、使用方法

（一）基本结构

亚低温治疗仪主要由主机（制冷压缩机组、水泵水池）、管道系统、温度传感和控制系统、监测和报警系统、降温毯和冰帽6部分分组成。

（二）操作步骤

1. 备物携至床旁，向清醒者解释，安置体位。实施前静脉滴注冬眠合剂，患者进入冬眠状态后方可进行治疗。

2. 连接管道，将主机与毯子相连，传感器与患者相连，并保证连接良好。

3. 使用前先检查水箱水位计液面达到标线，插好电源，接通开关，检查仪器是否正常工作。

4. **铺毯**　将降温毯平铺于患者病床上，毯子上面，自下而上铺橡胶单和中单，一次性尿垫置于臀部下方，皮肤不可直接接触橡胶单。将毛巾平铺于冰帽中，并将患者头部置于其中，双耳用毛巾包裹，防止冻伤。

5. **连接传感器**　将温度传感器一端插入主机接口，另外一端夹于腋窝或插入肛门测量体温。

6. 打开电源开关，指示灯亮，水温表和体温表通过自检程序后开始工作，两者所显示的温度均为开机时实测温度。

7. **设定机温和水温**

（1）设定机温：按压温度调节键设定开机和停机温度。当体温下降达到设定温度时，水循环系统和压缩机均停止运行；当体温高于设定温度0.3～0.5℃时，机器重新开始工作。

（2）设定水温：按压水温调节键设定水温。水温设定范围为3～20℃。当实测水温达到设定水温时，压缩机工作；当毯内水温高于设定水温1～3℃时压缩机重新启动工作。

8. **设置体温下限报警值**　体温下限报警设置值（31.5℃）比机温设定值低1～2℃。

9. 观察患者病情变化，皮肤颜色、肢端温度及生命体征变化。

10. 关机结束　将电源开关置于"0"位置，切断电源。

11. 整理用物，洗手，记录。

三、注意事项

1. 严格掌握适应证及禁忌证，避免滥用。

2. 温度控制要恒定，应避免忽冷忽热。复温宜慢，一般每1h上升不能超过0.1℃，达到35～36℃时停留24h，切忌过快。

3. 亚低温疗程不宜太长，治疗时间一般为3～5天，最长不超过7天，长疗程的亚低温不但无保护脑组织的作用，反而会加重脑组织的损害，以及可能导致心肺并发症、出血倾向，以及增加细菌感染的机会。

4. 撤机时，注意先拔掉主机电源插头，再将传感器、水路连接管从机器上取下，水路口用密封盖拧紧，放尽毯子中的水，妥善保管好所有配件。

四、故障排除

应认真学习亚低温治疗仪常见故障及排除、解决方法（表14-5）。

表14-5　常见故障及排除、解决方法

故障分类	故障现象	排除方法	解决方法
缺水报警	水位在水位计标线以下	检查水位计	切断电源,加水至水位计标线
毯子内水流被阻	主机水流指示器小转轮停止转动	检查管道插口连接是否紧密,管道是否扭曲,毯子是否折叠	重新插管,理顺管道,铺平毯子
传感器插头脱出报警	体温监测屏幕无数值显示可能原因是体温探头脱落	检查体温探头有无脱出肛门,探头与仪器接口是否松脱	关掉报警开关,将探头插入肛门,插入传感器插头,打开开关,恢复正常运行

（雷金美）

？　复习思考题

1. 电除颤仪使用的禁忌证有哪些?
2. 简述心电监护五电极安放位置。
3. 机械呼吸机使用的注意事项有哪些?
4. 简易人工呼吸器使用的注意事项有哪些?
5. 使用亚低温治疗仪的目的有哪些?

ER-14-3

扫一扫,测一测

PPT课件

知识导览

第十五章　常用急救技术

学习目标

　　掌握各种插管救护技术的手术配合及护理；熟悉各种插管救护技术的操作过程和注意事项；了解各种插管术的适应证、禁忌证。

第一节　人工气道的建立

　　在危重症患者救治的过程中，保持气道通畅，维持有效通气和充分的气体交换，是争取救治时间，保障心、肺、脑等重要器官功能，保证各项治疗措施顺利实施的重要环节。因此，快速、有效地建立人工气道，既是抢救气道急性梗阻或呼吸衰竭患者的首选措施，也是危重患者辅助呼吸治疗时，连接患者与呼吸机的唯一途径。

　　人工气道是经口、鼻或颈部置入到口咽部或气管内的导管而形成的呼吸通道，通过其在生理气道与空气或其他气源之间建立有效连接，以辅助患者通气及进行肺部疾病的治疗；既有利于吸出危重症患者气道内分泌物，保持呼吸道通畅，避免误吸，又能进行机械通气。

　　常见建立人工气道的方法有口咽通气管置入术，鼻咽通气管置入术，环甲膜穿刺、切开术，气管内插管术，气管切开置管术。其中气管插管术还包括经口气管插管术和经鼻气管插管术。

一、口咽通气管置入术

　　口咽通气管，又称口咽导气管，为一种非气管导管性通气管道，是最简单、有效且经济的气道辅助物。由于其简易、方便、实用、易于实施和固定，置入口咽通气管可迅速打开气道，保持气道通畅，近年来各大医院已广泛应用于临床。

（一）适应证与禁忌证

1. 适应证　口咽通气管仅对没有咳嗽或咽反射的无意识患者使用。常用于以下情况：

（1）较长时间解除舌后坠或上气道肌肉松弛而致气道梗阻者。

（2）手法开放气道无效者。

（3）同时有气管插管时，替代牙垫作用者。

（4）癫痫发作或抽搐时保护舌、齿免受损伤者。

2. 禁忌证　口咽通气管因其可能会引起恶心和呕吐，甚至喉痉挛，因此不能应用于有意识或半意识的患者。有以下情况时应慎用：

（1）频繁呕吐、咽反射亢进者。

（2）牙齿松动、上下颌骨损伤严重者。

（3）咽部占位性病变、喉头水肿、气管异物、哮喘等患者。

（二）操作前准备

合适的口咽通气管，长度相当于从口角至耳垂或下颌角的距离。选择的原则是宁长勿短，宁大勿小。因口咽管太短不能经过舌根，起不到开放气道的作用，口咽管太小容易误入气管。

（三）操作过程

1. 放平床头，协助患者取平卧位，头后仰，使口、咽、喉三轴线尽量重叠。清除口腔和咽部分泌物，保持呼吸道通畅。

2. **置入口咽通气管**　方法有直接放置法与反向插入法。直接放置法时，可用压舌板协助，将口咽通气管的咽弯曲部分沿舌面顺势送至上咽部，将舌根与口咽后壁分开。反向插入法时，把口咽管的咽弯曲部分向腭部插入口腔，当其内口接近口咽后壁时（即已通过悬雍垂），即将其旋转180°，借患者吸气时顺势向下推送，弯曲部分下面压住舌根，弯曲部分上面抵住口咽后壁。此法较直接放置法操作难度大，但在开放气道及改善通气方面更为可靠。对于意识不清者，操作者用一手的拇指与示指将患者的上唇齿与下唇齿分开，另一手将口咽通气管从后臼齿处插入。

3. **检测人工气道是否通畅**　以手掌放于通气管外口，感觉是否有气流呼出，或以少许棉絮放于通气管外口，观察其随呼吸的运动情况。此外，还应观察胸壁运动幅度和听诊双肺呼吸音。检查口腔，以防舌或唇夹置于齿与口咽通气管之间。

（四）护理要点

1. **保持呼吸道通畅**　及时吸痰，清理呼吸道，防止误吸，甚至窒息。吸痰前后吸入高浓度氧，达到清理呼吸道的目的。

2. **加强呼吸道湿化**　口咽管外口盖一层生理盐水纱布，既湿化气道又防止吸入异物和灰尘。

3. **监测生命体征**　严密观察病情变化，随时记录，并备好各种抢救物品和器械，必要时配合医生行气管插管术。

4. **口腔护理**　昏迷者，口咽管可持续放置于口腔内，但每隔2～3h重新换位置，并每隔4～6h清洁口腔及口咽管1次，防止痰痂堵塞。每天更换口咽管一次，换下的口咽管浸泡消毒后，晾干备用。

（五）注意事项

1. 置入口咽通气管后应立即检查自主呼吸，若自主呼吸不存在或不充分，应使用适当装置给予正压通气。

2. 如患者吞咽反射比较强，可适当固定口咽通气管，但不能将出口堵住，以防影响通气。

二、鼻咽通气管置入术

鼻咽通气管形状类似气管导管，较短，是软橡胶无套囊导管，在鼻和咽之间提供气流导管。一般用于清醒咳嗽和咽反射正常的患者。

（一）适应证与禁忌证

1. 适应证

（1）各种原因致上呼吸道不完全性梗阻，放置口咽通气管困难或无法耐受口咽通气管者。

（2）牙关紧闭，不能经口吸痰，为防止反复吸痰致鼻黏膜损伤。

2. **禁忌证**　颅底骨折者，各种鼻腔疾患如下鼻甲肥大、鼻腔肿物、鼻出血等。

（二）操作前准备

用物准备：合适的鼻咽通气管，长度为鼻尖到耳垂的距离，外径尽可能大且易通过患者鼻腔。

（三）操作过程

1. 患者取仰卧位，评估其神志、呼吸、鼻腔情况，选择合适一侧鼻腔，清洁并润滑，必要时喷洒血管收缩药和局部麻醉药。

2. 润滑鼻咽通气管外壁，将其弯曲面对着硬腭入鼻腔，缓慢沿鼻咽底向内送入，直至通气管尾部达鼻腔外口。如置入遇到阻力，应尝试在鼻道与鼻咽的转角处微转通气管置入或通过另一侧鼻腔置入，也可尝试更换另一根较细的鼻咽通气管。

3. 立即检查人工气道是否通畅，以鼾声消失、呼吸顺畅、解除舌后坠为标准。

4. 置管成功后，用胶布妥善固定于鼻侧部，防止滑脱。

（四）注意事项

1. 通气管置入应小心缓慢，以免引起并发症，置入后，应立即检查自主呼吸情况。

2. 术后每日做好鼻腔护理，定时湿化气道，及时吸痰，加强口腔护理，每1~2天更换鼻咽通气管一次，且从另一侧鼻孔插入。

三、环甲膜穿刺术

环甲膜穿刺术是紧急情况下使用的一种临时急救技术，是经由气管环状软骨与甲状软骨间隙处将针穿刺进入气管的一种疗法，其优点为安全、有效、便捷、不需特殊设备，易于掌握。

（一）适应证与禁忌证

1. 适应证

（1）各种原因引起的急性上呼吸道完全或不完全阻塞者。

（2）牙关紧闭且经鼻插管失败者。

（3）喉头水肿及颈部或面颌部外伤所致气道阻塞需立即通气急救者。

（4）3岁以下的小儿不宜做环甲膜切开者。

2. 禁忌证

（1）患者有出血倾向者。

（2）已明确呼吸道阻塞发生在环甲膜水平以下者。

（3）肺部有大量分泌物者。

（二）操作前准备

1. 物品准备　环甲膜穿刺针或16号粗针头、无菌注射器、1%丁卡因溶液、T形管、氧气、给氧装置、消毒用物。

2. 患者准备　充分暴露颈前穿刺部位。

（三）操作过程

1. 患者体位　患者取仰卧位，头保持正中，尽力后仰，确定环甲膜的位置（图15-1）。

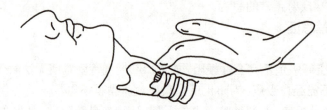

图15-1　环甲膜的体表位置

2. 穿刺部位　在颈中线甲状软骨与环状软骨之间的环甲膜处。

3. 颈前穿刺　局部消毒皮肤后（应根据当时的情况紧急程度决定是否消毒），左手示指和拇指固定环甲膜处的皮肤，右手持16号粗针头在环甲膜上垂直下刺，进入喉腔时有落空感，空针回抽时有气体抽出。

4. 连接氧气　将针头迅速与T形管一端连接，并通过T形管另一端接氧气；也可用左手固定穿刺针头，用右手示指间歇地堵塞T形管另一端开口而行人工呼吸。

（四）护理要点

1. 做好患者及家属的思想安抚工作，消除他们的心理顾虑。
2. 穿刺部位注意止血，以免血液反流入气管内造成窒息。
3. 环甲膜穿刺针及T形管应作为急救必备物品，日常处于完好备用状态。环甲膜穿刺用的针头及T形管必须保证连接紧密而不漏气。
4. 密切观察患者的生命体征，特别是呼吸频率及缺氧情况的改善。

（五）注意事项

1. 环甲膜穿刺作为一种应急措施，只有当情况紧急、没有条件立即施行气管切开时，才可行急性环甲膜穿刺术，应争分夺秒，在尽可能短的时间内完成。穿刺针留置时间不宜过长，一般不超过24h，待呼吸困难稍缓解、临床急救复苏或异物消除成功后，应即行气管切开术。

2. 穿刺时进针不要过深，避免损伤喉后壁黏膜或食管壁。穿刺完成后，必须回抽空气，确认针尖在喉腔内，才进行其他操作。穿刺部位如有明显出血，应及时止血，以防血液流入气管内。如遇血凝块或分泌物堵塞穿刺针头，可用注射器注入空气，或用少许生理盐水冲洗，以保证其畅通。

3. 术后患者常咳出带血的分泌物，应嘱患者勿紧张，一般可在1～2天内消失。

> **知识链接**
>
> **环甲膜切开术的适应证**
>
> 1. 上呼吸道完全性梗阻，无法施行气管内插管的成人。
> 2. 病情紧急患者。
> 3. 不稳定颈椎合并呼吸困难的患者，因气管切开导致神经损伤。

> **知识链接**
>
> **喉罩置入术**
>
> 　喉罩于1983年由英国的麻醉师Archie Brain博士发明。主要由套囊、喉罩插管、指示球囊、充气管、机器端接头和充气阀组成。适用于麻醉或药物镇静的患者以及急救和复苏时需紧急进行人工通气支持的患者，以达到上呼吸道通畅。1988年正式投入生产，并应用于临床。1991年获FDA批准用于临床。与气管插管相比较，喉罩刺激小，呼吸道机械性梗阻少，患者更易于接受。插入和拔出时心血管系统反应较小。无需使用肌松药便可置入，术后较少发生咽喉痛，操作简单、易学，初学者经数次训练便可掌握。

四、气管内插管术

气管内插管术是建立有效人工气道的一种急救和麻醉技术，是将特制的气管导管通过口腔或鼻腔插入气管内,借以保持呼吸道通畅,利于及时清除呼吸道分泌物,为有效给氧、人工正压呼吸及气管内给药等提供条件,是改善急危重症患者呼吸功能的一项救护技术。

(一)适应证与禁忌证

1. 适应证 气管内插管原则上是在病情紧急的情况下使用。

(1)呼吸功能不全或呼吸窘迫综合征,需行人工加压给氧和辅助呼吸者。

(2)呼吸、心搏骤停者。

(3)呼吸道分泌物多而黏稠不能自行咳出需气管内吸引者。

(4)需建立人工气道而施行气管内全身麻醉的各种手术患者。

(5)出现呼吸肌麻痹、气管塌陷者。

(6)昏迷或神志不清且有胃内容物反流,随时有误吸危险者。

2. 禁忌证

(1)有喉头水肿、急性喉炎、喉头黏膜下血肿者。

(2)主动脉瘤压迫气管者。

(3)发生颈椎骨折或脱位者。

(4)有咽喉部烧灼伤、肿瘤或异物存留者。

(5)下呼吸道分泌物潴留致呼吸困难,难以经气管插管清除者。

(二)操作前准备

1. 物品准备

(1)气管导管:多采用带气囊的硅胶管,其长度、粗细要根据具体情况选择。经口插管成年男性一般选用36~40号导管,女性多用32~36号导管;经鼻腔插管相对小2~3号,且不带气囊。小儿气管导管的选择:1~7岁,号数 = 年龄 +19;8~10岁,号数 = 年龄 +18;11~14岁,号数 = 年龄 +16。

(2)喉镜:有成人、儿童、幼儿3种规格。由喉镜柄和喉镜片组成。镜片有直、弯两种类型。成人多用弯型镜片,在暴露声门时不必挑起会厌,能减少对迷走神经的刺激。使用前需常规检查近尖端的电珠有无松动、是否明亮。

(3)导管管芯:多为细金属条,用以协助插管操作。长度适当,以插入导管后,其远端距离导管开口0.5~1cm为宜。一般导管入声门后即应先拔出管芯,再继续深入导管,以免造成气管损伤。

(4)其他:喷雾器、开口器、插管钳、牙垫、吸引器、吸痰管、注射器、听诊器、简易呼吸器及氧饱和度监测仪、局麻药等,平时各物品必须常规定点存放,并且由专人定期检查是否处于备用状态。

2. 患者准备 检查有无牙齿松动并予以固定,取下义齿,清理口腔及呼吸道内的分泌物。插管前先向患者解释插管的意义和注意事项,争取患者的配合,可同时进行咽部局部麻醉以防咽反射亢进,必要时应用镇静剂或肌松剂。插管前给予患者吸纯氧以纠正缺氧状态。

(三)操作过程

根据插管途径的不同,气管插管可分为经口腔插管和经鼻腔插管;根据插管时是否用喉镜显露声门,气管插管又分为明视插管和盲探插管。

1. 经口明视插管术 临床最常用,借助喉镜在直视下暴露声门后,将导管经口腔插入气管内。

(1)体位:患者取仰卧位,头后仰,双手将下颌向前、向上托起使口、咽和气管三点基本保持在一条直线上,称为插管操作的标准头位;如声门部暴露不好,可在患者肩背部或颈部垫一小枕,使头尽量后仰,此为插管操作的修正头位。

(2)开口:操作者站于患者头侧,以右手拇指推开患者下唇及下颌,同时示指和中指抵住上门齿,使嘴张开;若患者昏迷或牙关紧闭而难以手法张口者,可用开口器协助。

(3) 置入喉镜:左手持喉镜柄将喉镜片由右口角放入口腔,将舌体推向侧后,继续缓慢推进喉镜,可见到悬雍垂,再将镜片垂直提起前进,直到会厌显露。

(4) 显露声门:采用弯镜片插管则将镜片置于会厌与舌根交界处,用力向前上方提起,使舌骨会厌韧带紧张,会厌翘起紧贴喉镜片,即显露声门;如用直镜片插管,应直接挑起会厌,声门即可显露(图15-2)。

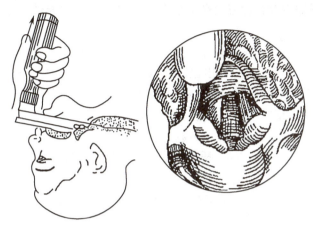

图15-2　喉镜挑起会厌腹面暴露声门

(5) 插入气管导管:显露声门后,右手持住导管的中、上段,由右口角进入口腔,直到导管接近喉头时再将管端移至喉镜片处,同时双目经过镜片与管壁间的狭窄间隙监视导管前进方向,准确轻巧地将导管尖端插入声门(图15-3)。当导管插过声门1cm左右,迅速拔除导管芯,将导管继续回旋深入气管,成人4cm,小儿2cm左右,导管尖端至门齿的距离为成年女性约22cm、成年男性约24cm,小儿约[(12 + 年龄)÷2]cm。

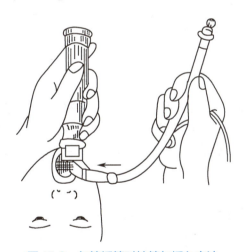

图15-3　气管插管时持管与插入方法

(6) 确认插管部位:插管完成后,于气管导管旁塞一牙垫,然后退出喉镜,确认导管是否进入气管内。确认方法:①压胸部时,导管口有气流;②人工呼吸时,可见双侧胸廓对称起伏,并可听到清晰的肺泡呼吸音;③如用透明导管时,吸气时管壁清亮,呼气时可见明显的"白雾"样变化;④患者如有自主呼吸,接麻醉机后可见呼吸囊随呼吸而张缩;⑤如能监测呼气末 $ETCO_2$ 则更易判断,$ETCO_2$ 图形有显示则可确认无误。

(7) 固定导管:证实导管确已进入气管后,用长胶布固定导管和牙垫。

（8）气囊充气：用注射器向气管导管前端的套囊注入适量空气，一般注入3～5ml以封闭气道。

（9）试吸或接管：将吸痰管插入气管导管吸引分泌物并接通呼吸机的管道进行辅助呼吸，以了解呼吸道通畅情况。

2. 经鼻明视插管术　当启口困难（如颞颌关节强直）、颅底骨折、口腔内插管妨碍手术进行时，常采用此种方法，尤其适用需长时间插管呼吸支持的患者。

（1）术前准备：仔细检查患者有无鼻中隔歪曲、息肉，选择适合的导管（不带气囊）并在头端涂以凡士林油。

（2）操作过程：体位同前，将导管与面部呈垂直方向插入鼻孔，沿下鼻道推进，出鼻后孔至咽腔，切忌盲目用力插入，以免引起大出血。插入导管深度相当于鼻翼至耳垂长度时，使用喉镜显露声门，右手继续将导管推进，使其进入声门。如遇困难，可用插管钳夹持导管前端并挑起，然后推进，将导管送入声门（图15-4），其他步骤基本同经口插管。

3. 经鼻盲探插管术　将气管导管经鼻腔在非明视条件下，插入气管内。适用于启口困难或喉镜无法全部置入口腔的患者。注意：插管时必须保留自主呼吸，以便于根据呼出气流的强弱来判断导管前进的方向。

（1）鼻腔内麻醉：1%丁卡因作鼻腔内表面麻醉，并滴入3%麻黄碱使鼻腔黏膜的血管收缩，以增加鼻腔容积，并减少出血。

（2）持管插管：选用管径合适的气管导管，以右手持管经鼻腔插入，用左手托住患者枕部并将头部稍抬起前屈，右手在声门张开时将导管迅速推进（图15-5）。

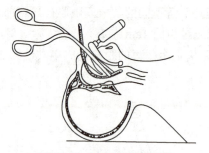 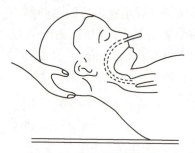

图15-4　经鼻明视插管术　　　　图15-5　经鼻盲探插管术

（3）插管判断：导管进入声门感到推进阻力减小，呼出气流明显，或患者出现咳嗽反射，接麻醉机后呼吸囊随呼吸而伸缩，表明导管插入成功；若导管推进后呼出气流消失，提示导管插入食管，应立即将导管退至鼻咽部，将头部稍仰使导管尖端上翘以对准声门，继续再插，直至成功。

（四）护理要点

1. 用过氧化氢液加生理盐水冲洗口腔，去除口腔异味；以湿棉签擦洗鼻腔、湿润鼻黏膜。

2. 插管后应加强气道护理，妥善固定导管。随时检查导管是否通畅，有无扭曲，及时进行气道湿化，根据情况随时吸痰，必须严格无菌操作，每次吸痰时间不应大于15s。

3. 随时注意插管固定情况和导管外露的长度，并保持清洁。

4. 通过插管滴注适量的生理盐水以湿化气道，每次5～10ml，每天200～400ml。

5. 严密监测患者的生命体征、血氧饱和度，观察有无窒息、肺不张、肺部感染等并发症，发现问题及时通知医生。

6. 拔管前应进行咳嗽、深呼吸训练，防止拔管后不能自行清理呼吸道，出现呼吸障碍。必要时配合医生及时清除呼吸道分泌物，立即给予面罩或鼻导管吸氧，并观察患者有无呼吸困难、发绀、心动过速等表现。拔管后应禁食4～6h，以防呛咳和误吸发生。

气管插管拔管方法

1. 拔管时间尽量选择白天,便于观察和处理病情。

2. 拔管前充分吸引气管内和口鼻咽部分泌物,以防拔管时误吸。

3. 拔管时,嘱患者深吸气达吸气末时,边放气囊,缓慢将导管拔出。

4. 拔管后应注意患者对拔管的反应,保持呼吸道通畅,重症患者拔管后1h复查动脉血气变化。

（五）注意事项

1. 对呼吸困难或呼吸暂停者,插管前应先进行人工呼吸、吸氧等,以免因插管费时而增加患者缺氧时间,并适当咽喉喷雾作表面麻醉,减少咽喉反射。

2. 经鼻插管者,必须先检查鼻腔是否有鼻中隔偏曲异常等,选择通气良好的鼻孔。

3. 操作喉镜时,不能以门牙为支持点,以防门牙脱落。

4. 插管时,喉头声门要暴露充分,动作要轻柔、准确而迅速,尽量缩短缺氧时间。

5. 插管时间不宜过长,一般保留72h。若超过2周病情仍无好转,则考虑行气管切开术。

6. 应用带气囊的气管导管时,注入气囊内的气量以控制在呼吸时不漏气的最小气量为宜,一般为3～5ml,压力过高可阻断气管黏膜的血流,引起缺血、溃疡等。若需长时间应用时,一般每天4～6h短时间给气囊放气1次。目前,临床普遍应用的低压高容气囊,压力可控在合适范围,无需定时气囊放气减压。

五、气管切开术

经皮气管切开术是一种新型气管切开术,具有简捷、安全、微创等优点。

（一）适应证与禁忌证

1. 适应证

(1) 喉阻塞严重,但病因不能迅速解除者。

(2) 需行人工呼吸者,且估计病情短期难以恢复或气管插管时间过长者。

2. 禁忌证　严重出血性疾病或气管切开部位下占位性病变而致的呼吸困难。

（二）操作前准备

一次性经皮导入器械盒,内有扩张钳、穿刺针、套管、空针、带有孔内芯气管套管、刀片、皮肤扩张器、导丝、弹力固定带、注射器。

（三）操作过程

1. 体位、切开前准备同常规气管切开术。

2. 切开皮肤　充分吸痰,吸入纯氧并做心电监护,确认解剖标志和穿刺点,一般选用第2、3气管环之间或第3、4气管环之间的正前方为穿刺点,在选择的穿刺点切一个1.5～2.0cm的横切口或纵切口。

3. 空针抽半管生理盐水,接穿刺针穿入气道,回抽有气泡。

4. 拔出针芯,送入穿刺套管,沿套管送入导丝,进入约10cm,拔出套管。

5. 沿导丝送入扩张器扩开组织和气管壁,将扩张钳夹在导丝上,沿导丝将扩张钳滑入气管前壁,张开钳子使气管前壁前方的软组织扩张,在扩张钳打开的状态下移去扩张钳。

6. 沿导丝放入带内芯的气切套管,拔出内芯和导丝,确认气道通畅后,给气囊充气。

7. 吸引分泌物,固定套管,处理用物。

（四）护理要点

1. 保持室内空气清新，温湿度适宜。每日进行空气消毒。地面使用含氯消毒剂（2‰）擦拭。

2. 取平卧位或半卧位。定期做痰培养，若有感染应及时处理。

3. 向患者及家属说明人工通气的目的及需要患者家属积极配合治疗。

4. 根据痰液多少选择吸痰时机，吸痰要彻底，吸痰过程严格执行无菌技术操作。

5. 根据病情鼓励患者进食，告知患者进食不可过急，做好口腔护理。

6. 询问患者自我感受，采用语言或非语言的方式与患者沟通。备好纸、笔及提示板，以便与患者进行交流。

7. 对于长期使用呼吸机的患者，指导其加强自我呼吸锻炼，争取早日脱机，早日拔管。

（五）注意事项

1. 术前　床边备急救药物与用物，以及同型气管套管，以防脱管或堵塞时急用。

2. 术中　患者头始终处于正中位，便于操作，并避免切开第 1 气管软骨环，以防引起喉狭窄，也不低于第 5 气管软骨环，以防伤及颈总动脉和甲状腺。

3. 术后　①维持下呼吸道通畅：随时吸痰，每日定时清洗内管。定时通过气管套管滴少许生理盐水，必要时蒸汽吸入。②保持适宜室温在 22℃左右，湿度在 90% 以上。③保持颈部切口清洁，预防感染，每班至少更换开口纱布和消毒伤口一次。④防止套管脱出：一旦脱出，应立即重新置入。

4. 拔管　原发病已愈，下呼吸道分泌物不多，可考虑拔管，但拔管前应试行堵管 1～3 天，从半堵到全堵，如无呼吸困难即可拔管，拔管后床边仍应准备气管切开包，以备急用。

第二节　气道异物清除术（海姆立克急救法）

视频

气道异物阻塞是导致窒息的紧急情况，如不紧急处理，往往危及生命。海姆立克急救法（Heimlich maneuver）是抢救气道异物的一种简便有效的操作手法，其原理是通过手拳冲击上腹部，使腹压升高，膈肌抬高，胸腔压力瞬间增高，由于密闭的胸腔只有气管一个开口，故胸腔（气管和肺）内的气体就会在压力的作用下冲击气管（每次冲击将产生 450～500ml 的气体），形成人工咳嗽，使气道内的异物上移或驱出。

一、适 应 证

1. 呼吸道异物　用于具有气道异物梗阻征象者。主要用于呼吸道完全堵塞或严重堵塞的患者。

2. 溺水患者　用于抢救溺水患者，以排除其呼吸道的液体。

二、操 作 过 程

（一）成人急救法

1. 背部叩击法　适用于意识清楚、有严重气道梗阻症状的患者。施救者站在患者一边，稍靠近患者身后，脚呈弓步状，前脚置于患者双脚间，以前腿弓、后腿蹬的姿势站稳。用左手支撑胸部，同时让患者前倾，头部略低，嘴要张开，有利于呼吸道异物被排出。用右手的掌根部在两肩胛骨之间进行大力叩击，一组叩击 5 次。如通过叩击已减轻梗阻，不一定要做满 5 次。如 5 次叩击后异物尚未排出，则交替使用腹部冲击法。

2. 腹部冲击法 腹部冲击法适用于意识清楚者。

（1）互救腹部冲击法（Heimlich maneuver）：施救者站在患者后面，右手握空心拳，以大拇指侧与示指侧对准患者剑突与肚脐之间的腹部（肚脐上两横指处）。用左手将患者背部轻轻推向前，使患者处于前倾位，头部略低，嘴要张开，有利于呼吸道异物被排出。左手置于拳头上并握紧，双手急速冲击性地、向内上方压迫其腹部，反复有节奏、有力地进行，以形成的气流把异物冲出（图15-6）。一组冲击5次，如梗阻没有解除，继续交替进行5次背部叩击和5次腹部冲击。

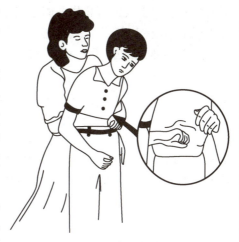

图 15-6 互救腹部冲击法

当患者意识不清或因施救者身体矮小而不能环抱住患者腰部时，可将患者置于仰卧位，使头后仰，开放气道，施救者双膝骑跨于其髋部，以一手的掌根置于其腹部正中线，脐部略上方，不能触及剑突处；另一手交叉重叠之上，快速向内向上冲击其腹部5次。重复操作若干组，直至异物排出。

（2）自救腹部冲击法：适用于突发意外且无他人在场时。患者一手握拳，将拇指侧朝向腹部，放于剑突下和脐上的腹部（肚脐上两横指处），另一手抓住握拳手，快速向内向上冲击5次。也可将腹部顶住椅背、桌沿等坚硬物表面，连续向内向上冲击5次。重复操作若干组，直至异物排出（图15-7）。

3. 胸部冲击法 适用于妊娠晚期或过度肥胖者。施救者站于患者背后，双臂绕过其腋窝，环绕其胸部，一手握拳，使拇指倒顶其胸骨中点，避免压于剑突或肋缘上；另一手抓住握拳手实施向后冲击。若患者已昏迷，使其仰卧，施救者跪于一侧，将重叠双手掌放于患者的胸骨下半段上向后冲击。注意不要偏离胸骨，以免造成肋骨骨折。

（二）儿童急救法

操作方法及流程同成人。

（三）婴儿急救法

1. 背部叩击法 施救者前臂支撑于自己大腿上，将患儿面朝下骑跨在前臂上，头低于躯干，一手固定其双下颌角，用另一手掌根部用力拍击患儿两肩胛骨之间的背部5次，使异物排出（图15-8）。每次背部叩击后应注意观察气道梗阻是否解除，如解除，不一定要做足5次。如5次叩击后梗阻未解除，则交替采取胸部冲击法。

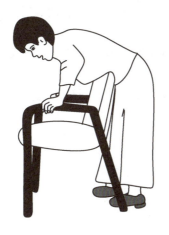

图 15-7 自救腹部冲击法

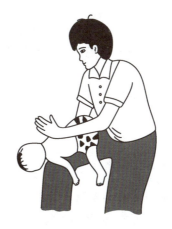

图 15-8 背部叩击法

2. 胸部冲击法   适用于意识清楚,伴有严重气道异物梗阻,5 次背部叩击法不能解除气道梗阻的婴儿。两手及前臂将患儿固定,翻转为仰卧位,保持患儿沿着施救者手臂的方向,放于施救者大腿上,托住其背部,头低于躯干,中指和无名指并拢后冲击胸部正中、两乳头连线下方水平。一组冲击 5 次,如梗阻没有解除,继续交替进行 5 次背部叩击和 5 次胸部冲击。

三、气道异物阻塞的临床表现

气道异物阻塞的患者,不能说话、呼吸以及咳嗽,此时患者可能会用一只手或双手呈 V 字状紧贴于颈前喉部,苦不可言。因异物大小、性质、阻塞部位不同,其症状亦不同,主要症状为剧烈呛咳、憋气、喘鸣、面唇发绀、呼吸困难,严重者可在数分钟内死亡。因而,早期诊断、现场急救非常重要。

四、注 意 事 项

1. 尽早识别气道异物梗阻的表现,作出判断。

2. 如果患者清醒、呼吸道部分阻塞且气体交换良好,施救者不要做任何处理,应尽量鼓励患者咳嗽,做促使异物排出的任何动作。

3. 实施腹部冲击,定位要准确,冲击动作应独立、有力,注意施力方向,以防胸部或腹内脏器损伤,并注意防止胃内容物反流导致误吸。

4. 海姆立克急救法对老年人可能会带来一定的危害,因其胸腹部组织的弹性及顺应性差,故容易导致损伤的发生,如腹部或胸腔内脏的破裂、撕裂及出血、肋骨骨折等,故发生呼吸道堵塞时,应首先采用其他方法排除异物,在其他方法无效且患者情况紧急时才能使用该法。

五、呼吸道异物梗阻的预防

1. 戒除不良习惯,如一边讲话嬉笑,一边进食喝水。

2. 不要让儿童在进食时走路、玩耍或做其他运动。

3. 不要让幼儿口含小、圆、滑的物品如硬币、弹球、纽扣等。

4. 对于老年人,特别是患过脑血管病的老年人和患有痴呆的老年人,还有平时爱发生呛咳的患者,进食时要随时提醒患者要细嚼慢咽;对不能自行饮食者,一定要把固体食物弄成小块儿,喂饭时一定要确认上一口已经完全咽下,才能喂下一口,切不可操之过急。尤其在吃汤圆时要注意,千万不要将整个汤圆放在老年人口中。

5. 对于昏迷患者和酒精中毒(醉酒)者,要使其采用侧卧体位,而且时刻有人陪护,发现情况,及时处理。

6. 肺结核、支气管扩张及肺部肿瘤患者平时要避免剧烈咳嗽,以免使胸部血管破裂出血。

(张　路)

? **复习思考题**

1. 气管切开的并发症有哪些?
2. "海姆立克"征象如何判断?

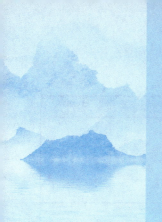

附录
急救护理实训

实训一 心肺复苏基本生命支持技术

【实训目的】

通过本次实训,使学生能独立完成心肺复苏操作过程,并能处理心肺复苏过程中出现的异常情况。

【实训准备】

1. 护士准备 着装符合要求。

2. 用物准备 心肺复苏模拟人、治疗车、心脏按压板、纱布(一次性2片包装)、弯盘、抢救记录卡、手消毒液、手电筒、笔、有秒针的表、治疗车下备医用垃圾桶和生活垃圾桶。必要时备脚踏垫。

【操作过程】(以院前急救为例)

项目	技术要点	备注
操作前准备	(1)评估环境,确定安全 (2)评估患者,检查伤情 (3)物品完好齐全,符合要求,摆放合理	
操作步骤	(1)发现有人晕倒,确定现场抢救环境安全 (2)轻拍肩膀并呼叫患者,无意识立即大声呼救,寻求他人帮助或拨打"120"求救电话 (3)解开衣领,触摸颈动脉是否有搏动,同时判断是否有呼吸,确定心跳、呼吸停止,记录时间 (4)协助患者仰卧于坚实的平面上,头、颈、躯干在同一轴线上,双手位于躯体两侧,身体无扭曲,解开衣扣,松腰带 (5)确定按压部位:双乳头连线中点(胸骨体中下1/3交界处) (6)按压手法:双手掌根重叠放于按压部位,手指不触及胸壁,手臂与胸骨垂直 (7)按压深度:成人5~6cm,儿童大约5cm,婴儿4~5cm (8)每次按压后使胸廓完全反弹,放手时手掌不能离开胸壁,按压频率100~120次/min,按压30次 (9)判断患者颈部是否有损伤,检查口腔,清理口腔分泌物及异物,取出义齿 (10)让患者头后仰,采用仰头抬颏法,开放气道,进行2次人工呼吸 (11)再进行30次心脏按压,2次人工呼吸,如此反复,操作5个循环后进行复苏有效性判断 (12)判断复苏效果。患者颈动脉有搏动;呼吸恢复;瞳孔有对光反射;面色、口唇、甲床、皮肤色泽红润等,宣布复苏成功或患者死亡 (13)复苏成功后,记录时间并立即将患者送至医院进行高级生命支持	

续表

项目	技术要点	备注
综合评价	(1) 反应敏捷，各项参数正确 (2) 操作熟练，动作规范 (3) 关爱患者，注意人文关怀	
总分		

【注意事项】

1. 按压部位要准确。如部位太高，可伤及大血管；部位太低，可能损伤腹部脏器或引起胃内容物反流。

2. 按压力度要均匀。按压力度过大过猛，容易使胸骨骨折，引起血胸气胸；力度过轻，胸腔压力小，不足以推动血液循环。

3. 按压姿势要正确。注意肘关节伸直，双肩位于双手的正上方，手指不应加压于患者胸部，在按压间隙的放松期，操作者不加任何压力，但手掌根仍置于按压部位，不离开胸壁，以免移位。

4. 心脏按压必须同时配合口对口或口对鼻人工呼吸。对于成人无论是一人单独操作还是双人操作，按压与通气之比均为 30∶2（对于儿童单人操作是 30∶2，双人操作是 15∶2，新生儿单人和双人操作均为 15∶2），如此反复进行。为避免按压时呕吐物反流至气管，患者头部应适当放低。操作过程中，救护人员替换，可在完成一组按压、通气后的间隙中进行，不得使复苏抢救中断时间超过 5～7s。

5. 口对口吹气应该有足够的气量，每次通气持续 1s，以使患者的胸廓隆起，避免过度通气。吹气时间不宜过长，过长会引起急性胃扩张、胃胀气和呕吐；吹气过程中要注意观察患（伤）者气道是否畅通，胸廓是否被吹起。

6. 若患者口腔及咽部有痰液、血块、泥土等分泌物或堵塞物，应在操作前清除，以免影响人工呼吸效果或将分泌物吹入呼吸道深处。有义齿者应取下义齿。遇舌后坠的患者，应用舌钳将舌拉出口腔外，或用通气管吹气。

7. 若患者尚有微弱呼吸，人工呼吸应与患者的自主呼吸同步进行，即在患者吸气时，术者用力吹气以辅助进气，患者呼气时，松开口鼻，便于排出体内气体。

附：简易呼吸器的使用

【实训目的】

通过本次实训，使学生能独立完成简易呼吸器的使用，并能处理心肺复苏过程中使用呼吸气囊时出现的异常情况。

【实训准备】

1. 护士准备　着装符合要求。

2. 用物准备　弹性呼吸气囊、面罩、储气袋、输氧管、心肺复苏模拟人、弯盘、抢救记录卡、手消毒液、手电筒、笔、有秒针的表、治疗车下备医用垃圾桶和生活垃圾桶。

【操作过程】

项目	内容	操作要点	分值
素质要求	报告内容	语言流畅，态度和蔼，表情自然	
	仪表举止	仪表大方、举止端庄	
	服装服饰	着装符合要求	
操作前准备	评估用物	物品备齐，放置有序，消毒双手	

续表

项目	内容	操作要点	分值
操作步骤	安置体位	备物携至床旁，查对，安置体位	
	开放气道	术者站在患者头顶端，采用仰头抬颏法，开放气道	
	呼吸辅助	连接面罩，呼吸气囊及输氧管	
		调节氧流量 10～12L/min	
		将面罩罩住患者口鼻，按紧不漏气	
		一手以"E-C"手法固定面罩，另一手挤压呼吸气囊，将气体送入肺中，成人通气频率为 10～12 次/min，每次充气 400～600ml	
	效果判断	挤压过程中观察患者胸廓起伏、甲床、末梢循环情况；单向阀工作是否正常 连续辅助呼吸 2min，再次进行判断，判断患者大动脉和呼吸情况；观察面色及四肢末梢循环情况	
		报告抢救成功，改鼻导管吸氧（口述） 用纱布清洁患者口鼻及面部	
操作后处理	安置患者	协助患者穿好衣裤，盖好被子	
		患者置复苏体位；继续生命支持	
	整理用物	整理用物，消毒双手；记录	
综合评价	复苏效果	患者有自主呼吸	
	熟练程度	程序正确；动作规范，操作熟练	
	人文关怀	操作中动作不粗暴，抢救中患者无损伤，关怀体贴患者	
总分			

（张豪英）

实训二　止血、包扎、固定、搬运技术

【实训目的】

通过本次实训，使学生能灵活运用各种止血、包扎、固定、搬运的方法，对各种外伤出血进行现场处理。

【实训准备】

1. 护士准备　着装整洁，符合要求。

2. 用物准备　治疗车、治疗盘、敷料数块、卷轴绷带数个、胶布、橡皮止血带数根、三角巾、医用橡皮膏、弯盘、剪刀。

3. 环境准备　环境安全，宽敞明亮。

【操作过程】

以左前臂大出血为例。

项目	操作要点	备注
操作前准备	（1）评估环境，确定安全 （2）评估患者，检查伤情 （3）物品完好齐全，符合要求，摆放合理 （4）操作者消毒双手，戴口罩	

续表

项目	操作要点	备注
操作步骤	（1）压迫止血：选择大小合适敷料，将敷料放于伤口上方，按压伤口；抬高伤肢（高于心脏水平），肢体处于功能位，一手大拇指按压住肱动脉（以桡动脉搏动消失为标准） （2）橡皮止血带止血：在上臂上 1/3 处皮肤上垫衬垫，持止血带用力缠绕上臂两圈后固定，手法正确，松紧适宜（以桡动脉搏动消失为宜），做好标记，记录时间（要求 0.5～1h 放松一次，每次 2～3min） （3）绷带包扎：手持绷带在敷料远端环形包扎两圈，再螺旋形向上环绕包扎（后一圈压住前一圈 1/2 绕成螺旋状），最后再环形包扎两圈后固定。包扎完毕，敷料未外露，缠绕平整，整洁美观 （4）固定伤肢：前臂骨折将前臂处于中间位，拇指朝上，肘关节屈曲 90°，在前臂的掌侧和背侧分别用 2 块有垫夹板固定（夹板的长度应超过肘和手腕），用 3～4 条宽带绑缚夹板，用三角巾悬吊伤肢，后颈部打结，伤肢末端略抬高 （5）搬运患者：可以选用扶持法。该方法适用于伤势轻、神志清醒、不能自己行走的伤员。救护者位于伤员的体侧，一手扶着伤员腰部。另一手拉住患者搭在救护者肩上的手，使患者依靠救护者的身体缓行 （6）观察询问：观察患者手指颜色，触摸皮温，询问患者有无不适 （7）整理记录：整理用物，洗手，做记录	
综合评价	（1）符合抢救程序，操作熟练，动作规范、反应敏捷 （2）关注患者舒适，体现人文关怀 （3）根据病情进行适当的健康指导	
总分		

【注意事项】

1. 应每隔 0.5～1h 放松止血带一次，放松时间约 2～3min，放松期间可用指压法临时止血。运用止血带止血法的总时间不应超过 5h。

2. 止血带止血以刚达到远端动脉搏动消失、出血停止的最松状态为宜。

3. 要在伤员手腕或胸前衣服上做明显标记，注明止血带应用的时间。

4. 当出血停止或减少，应缓慢松解止血带。

5. 包扎前先简单清创，包括止血、去除异物、清洁消毒伤口、覆盖无菌敷料。

6. 包扎方向为自下而上、由左向右，从远心端向近心端包扎，以助静脉血液的回流。

7. 包扎时松紧要适宜，打结注意避开伤口。

8. 解除绷带时，先解开固定结或取下胶布，然后以两手互相传递松解。

9. 骨折后应及时固定，尽量避免移动断端而加重伤情。

10. 固定用的夹板长度、宽度要适当，应将骨折处上下两个关节都固定。

11. 要用软布、绷带或棉花包垫后再上夹板，以防局部压迫性损伤。

12. 四肢骨折固定时要露出指、趾端，便于观察肢体的血液循环情况。

13. 卧式三人搬运法中第一人应以外侧的肘关节支持伤员的头颈部。

14. 担架搬运时，若伤员神志不清，需用宽带将其固定在担架上。

15. 怀疑有脊柱损伤就应按脊柱损伤情况处理，将脊柱不稳定的患者仰卧固定在一块坚硬长背板上并将他放置在中心直线位置，即头部、颈部、躯干、骨盆应以中心直线位置逐一固定，保持脊柱伸直位，严禁弯曲或扭转。

（张　路）

实训三 自动洗胃机洗胃技术

【实训目的】

1. 通过本次实训，使学生能够独立完成洗胃的操作过程，并能处理洗胃过程中出现的异常情况。

2. 使学生明确实行洗胃技术的目的：清除胃内毒物或刺激物；进行灌洗中和解毒；减轻胃黏膜水肿；作为某些胃手术或检查的准备。

【实训准备】

1. 护士准备 仪表端庄，服装整洁。

2. 用物准备 治疗车上置：①治疗盘。内备：胃管、镊子、开口器、舌钳、压舌板纱布（无菌巾包裹）、液体石蜡、棉签、弯盘、水温计、胶布、别针、橡胶单、治疗单2块、50ml注射器、听诊器、执行单、手套、快速手消毒剂、盛漱口液的治疗碗、洗胃液（25～38℃）。②水桶2只：一盛洗胃液，一盛污水；③自动洗胃机1台。

3. 环境准备 安静温暖，必要时屏风遮挡。

【操作过程】

以全自动洗胃机洗胃法为例。

项目	操作要点	备注
操作前准备	（1）评估环境，确定安全 （2）评估患者意识，口鼻腔皮肤黏膜有无损伤、炎症或其他情况 （3）物品齐全，并按顺序摆放 （4）消毒双手，戴口罩	
操作步骤	（1）携物至患者床旁，核对，向清醒者解释，取得患者合作 （2）接电源，将两贮液瓶与洗胃机连接，将三根橡胶管分别和洗胃机的注药管、冲洗管、污水管相接；注药管、冲洗管另一端放入洗胃液桶内，污水管另一端放入污桶内 （3）开电源开关，按手吸键，将洗胃液注入机器的盛药瓶内，关电源开关待用 （4）协助患者取半卧位，昏迷者头偏一侧或取左侧卧位 （5）患者头下胸前垫橡胶单，治疗单（有活动义齿取下）；弯盘置于患者口角旁 （6）检查胃管，液体石蜡润滑胃管；以胃管测量患者前额发际到剑突水平长度并做标记（45～55cm） （7）从口腔插入10～15cm时嘱患者做吞咽动作；插入至所需长度 （8）证实胃管在胃内：用注射器接胃管抽吸，有胃液抽出时表明胃管在胃内，若无胃液抽出，则用注射器向胃内打气，听诊气过水声，证实胃管在胃内 （9）胶布或牙垫妥善固定胃管，别针固定胃管于床单上 （10）将胃管洗胃机连接，调节药量流速 （11）开电源开关，按"手吸"键吸出胃内物，再按自动键冲洗，反复多次至洗出液无味、澄清 （12）按停机键，分离胃管与连接管，取下别针，去除胶布，反折将胃管拔出 （13）洗胃过程中注意观察患者洗出液的颜色、性质、量和味道，进出量是否平衡 （14）协助患者取舒适位，整理床单位 （15）按医院感染管理要求对洗胃机进行清洁，消毒处理 （16）整理用物，分类处理 （17）洗手，记录	

续表

项目	操作要点	备注
综合评价	(1) 动作轻柔,反应敏捷 (2) 操作熟练,动作规范 (3) 体现人文关怀	
总分		

【注意事项】

1. 严格把握洗胃指征,勿因洗胃而并发其他严重疾病。

2. 注意洗胃液的选择,根据不同的毒物种类选择其合适的洗胃液。

3. 若用自动洗胃机洗胃,使用前必须接妥地线,以防触电,并检查机器各管道衔接是否正确、接牢,运转是否正常。

4. 凡呼吸停止、心脏停搏者,应先做 CPR,再行洗胃术。

(彭玉勃)

实训四　心电监测技术

【实训目的】

通过本次实训,使学生能独立完成心电监护的操作过程,能识别并处理心电监护过程中出现的异常情况。

【实训准备】

1. 护士准备　着装符合要求。

2. 用物准备　①多功能监护仪;②治疗盘内备:弯盘内备电极片 5 个(三导联备 3 个)、乙醇棉球 / 片适量、护理记录单等。

3. 环境准备　安静温暖,光线适宜,必要时屏风遮挡。

【实训过程】

项目	操作要点	备注
操作前准备	(1) 评估环境安全,无电磁波干扰 (2) 评估患者病情、意识状态、皮肤状况 (3) 备物,检查电源与机器电压是否相符,机器性能是否良好,各监护导联线是否齐全,并按顺序摆放 (4) 洗手,酌情戴口罩	
操作步骤	(1) 携物至患者床旁,再次核对患者信息 (2) 接通电源,开机自检仪器性能,关机备用 (3) 解开衣扣,定位。如病情许可尽量取平卧位 (4) 用乙醇和生理盐水棉球先后擦拭电极粘贴相应部位皮肤 (5) 将电极片连接至监测仪导联线上,按监测仪标识要求电极片贴在患者正确位置。RA:右锁骨中线第一肋间或靠右肩。LA:左锁骨中线第一肋间或靠左肩。RL:右锁骨中线剑突水平处或右下腹。LL:左锁骨中线剑突水平处或左下腹。V:胸骨左缘第四肋间 (6) 系好测血压的袖带及夹好测脉搏血氧饱和度探头,开机 (7) 调节参数:①心率。选择Ⅱ导联,设置报警范围。②血压。自动测血压的间隔时间,设置报警范围。③脉搏血氧饱和度。调出波形大小,设定报警限度	

续表

项目	操作要点	备注
操作步骤	（8）观察病情,指导患者正确配合 （9）关机,切断电源 （10）撤除各种导线及用物,清洁患者粘贴处 （11）穿好衣裤,协助患者取舒适体位 （12）整理床单位,交代注意事项 （13）整理用物,分类处理 （14）洗手,记录	
综合评价	（1）动作敏捷,应变力强 （2）关注患者舒适,注意人文关怀 （3）操作熟练,动作规范	
总分		

【注意事项】

1. 电板片放置部位准确,尽量避开除颤时放置电极板的位置,出汗时随时更换,各种导线妥善固定,不得折叠、扭曲、相互缠绕,不宜从腋下穿过。

2. 脉搏血氧饱和度（SpO_2）探头、血压袖带放置位置正确（健侧）,松紧适宜（1 指）,SpO_2 探头有灯泡一侧,置于指甲背面。

3. 及时处理异常监测值,如认真分析心电图突然改变或变成一条直线的原因。

4. 定期维修和保养,每周用 95% 乙醇棉球擦拭显示器,定期消毒袖带、导线等。

5. 向患者解释,关闭监护仪,撤除导联线用电极片、血压计袖带等;清洁皮肤,安置患者舒适体位。

（雷金美）

实训五　除颤技术

【实训目的】

1. 通过本次实训,使学生能独立完成电除颤的操作过程,并能处理电除颤过程中出现的异常情况。

2. 通过电除颤,纠正、治疗心律失常,恢复窦性心律。

【实训准备】

1. 护士准备　着装符合要求。

2. 用物准备　①除颤仪（带电极板）;②治疗盘内备:导电糊或生理盐水湿纱布、接线板（必要时）、急救药品。

3. 环境准备　安静、安全、温暖,必要时屏风遮挡。

【实训过程】

项目	操作要点	备注
操作前准备	（1）评估周围环境安全 （2）评估患者意识状态 （3）物品齐全,检查除颤器的性能及蓄电池充电情况,按顺序摆放	

续表

项目	操作要点	备注
操作步骤	（1）备物携至床旁，查看心电图，发现心室颤动波，大声呼救 （2）记录时间 （3）连接电源，检查、调试除颤仪 （4）患者平卧于硬板床上，取下患者所有金属物品，去枕，掀被，解开衣扣，暴露胸部 （5）检查除颤部位皮肤，左上肢外展 （6）除颤部位平铺生理盐水纱布数层或在电极板涂上适量导电糊 （7）调节参数：遵医嘱选择能量，成人除颤电能可为：单相波除颤用360J，直线双相波用200J，选择非同步 （8）将电极板置于电击部位，使胸壁与电极板紧密接触 （9）充电，再次确认心室颤动波复述非同步 （10）嘱其他人员离开病床 （11）双手同时按压放电键放电 （12）恢复窦性心律，除颤成功，报告时间 （13）检查除颤部位皮肤有无灼伤 （14）穿好衣服，盖被垫枕，协助取舒适体位，安慰患者 （15）整理用物，分类处理 （16）洗手，记录	
综合评价	（1）动作迅速，除颤部位准确，安全有效 （2）无皮肤灼伤等并发症发生 （3）操作熟练，动作规范	
总分		

【注意事项】

1. 严格按照要求做好除颤准备，保证除颤安全有效。

2. 按要求放置电极板，两个电极板距离10cm以上，导电糊不易太多，如用盐水湿纱布浸湿的以不滴水为宜，防止电能流失或灼伤皮肤。

3. 电击时任何人不得接触患者及病床，以免触电。

4. 除颤后紧接着5个循环的CPR，再评估心率及节律变化，按需要决定是否再除颤。

5. 除颤器用后及时擦拭干净。用常用擦洗消毒剂对仪器表面、导联线等进行消毒，每周1次。注意保护屏幕。

（雷金美）

实训六　呼吸机的使用技术

【实训目的】

通过本次实训，使学生能独立完成呼吸机的操作过程，能识别并处理呼吸机使用过程中出现的异常情况。

【实训准备】

1. **护士准备**　着装符合要求、洗手。

2. **用物准备**　呼吸机管路1套，湿化瓶1个，模拟肺1个，灭菌蒸馏水1瓶，消毒碘1瓶，消毒棉签1包，听诊器1个，弯盘1个，网套1个，输液器1个，治疗车1辆。

3. **环境准备**　安静、温湿度适宜，必要时屏风遮挡。

4. 患者准备 生命体征（心率／心律、呼吸、血压、血氧饱和度）、意识、瞳孔、气管插管的深度和固定情况等。

【实训过程】

项目	操作要点	备注
操作前准备	（1）评估患者意识、生命体征（心率／心律、呼吸、血压、血氧饱和度）及气管插管的深度和固定情况（口述气管插管型号、距门齿的深度、固定是否牢靠） （2）评估环境安全，温、湿度适宜 （3）备齐操作用物，并按顺序摆放 （4）洗手，戴口罩	
操作步骤	（1）备齐用物：呼吸机管路1套，湿化瓶1个、模拟肺1个、灭菌蒸馏水1瓶等 （2）携物至患者床旁，核对床头卡、腕带，清醒者解释，安置体位 （3）连接呼吸机各管道部件，连接模拟肺，向湿化器加入无菌蒸馏水至标准刻度 （4）接通电源、气源、氧源，依次打开压缩机开关、湿化器开关及呼吸机主机开关，检查呼吸机运转情况 （5）调整呼吸机各参数，如潮气量、呼吸频率、吸呼时间比、吸入氧浓度、触发灵敏度、呼吸压力上限、湿化器温度等 （6）取下模拟肺，将呼吸机与患者的人工气道相连，听诊患者双肺呼吸音，检查通气效果，监测有关参数 （7）严密监测生命体征、神志、发绀、血氧饱和度、呼吸同步等情况，必要时吸痰 （8）用呼吸机30min后查血气分析，长期使用者动态监测血气分析，遵医嘱调整相关参数，记录 （9）保持呼吸道通畅，加强气道湿化及吸痰，每次吸痰时间不超过15s （10）注意气管套管是否漏气，呼吸机各个环节有无漏气，防止呼吸机接头与气管套管脱开 （11）患者自主呼吸恢复，缺氧改善，撤机 （12）安置好患者，整理床单位 （13）整理用物，分类处理 （14）洗手，记录	
综合评价	（1）仪表大方，动作迅速，态度严谨认真 （2）关注患者舒适，体现人文关怀 （3）各项参数正确，操作熟练，动作规范	
总分		

【注意事项】

1. 呼吸机管路连接正确、参数调试合理。

2. 开关呼吸机顺序正确

（1）开机顺序：空气压缩机→湿化器→主机。

（2）关机顺序：主机→湿化器→空气压缩机。

3. 及时观察处理各种报警，无法处理的报警应立即使患者脱机，并给予吸氧或人工辅助通气，视情况更换呼吸机。

4. 采取有效措施预防机械辅助呼吸常见并发症：呼吸机相关性肺炎、气压伤、呼吸机依赖等。

5. 保持口腔清洁，每日2～3次口腔护理，防止发生口腔感染。

6. 监测湿化器的温度和水量。防止温度过高灼伤呼吸道，水量不足影响加湿效果。

（雷金美）

实训七　气管插管技术（配合）

【实训目的】

通过本次实训，使学生日后能够在临床上配合医生及时准确完成气管插管技术，并能处理操作过程中出现的异常情况。

【实训准备】

1. 护士准备　着装符合要求，仪表端庄，洗手，戴口罩。必要时戴护目镜。

2. 用物准备　气管插管模型、喉镜 1 套、气管导管 1 套、导管芯、生理盐水 1 瓶、胶布、10ml 注射器 1 支、牙垫、胶布、听诊器、开口器、压舌板、简易呼吸器、吸痰装置、一次性油球、纱布 2 块、手电筒 1 个、速干手消毒剂、记录卡、笔、表。

3. 环境准备　安静温暖，必要时屏风遮挡。

【操作过程】

以经口气管插管术为例。

项目	操作要点	备注
操作前准备	（1）插管前先向患者解释插管的意义和注意事项，取得患者的配合 （2）备齐用物：选择合适型号的气管插管导管（男性一般选用 36～40 号导管，女性多用 32～36 号导管），检查气囊是否漏气。润滑导管前半部并放入导管芯，管芯内端短于导管口 1～1.5cm；选择合适的喉镜叶片，安装喉镜，检查喉镜光源明亮等 （3）评估患者病情，清除口、鼻腔分泌物，经鼻插管还需检查鼻腔有无堵塞、感染、出血，鼻中隔是否偏曲；取下活动义齿，观察牙齿是否松动并做妥善固定 （4）洗手，戴口罩护士选择合适的喉镜叶片，安装喉镜，检查喉镜光源明亮	
操作步骤	（1）携用物至患者床边，核对 （2）将患者置于正确体位：取仰卧位，头后仰，可在肩背部或颈部垫一小枕。护士遵医嘱给药，医生充分开放气道，颈髓损伤患者保持线性牵引 （3）插管成功后（插管深度 22～24cm），护士迅速拔出管芯，用注射器向气囊内注入 3～5ml 空气以封闭气道，由呼吸者观察导管是否有气体随呼吸进出，无呼吸者连接简易呼吸器挤压气囊（1L 简易呼吸器挤压 1/2～2/3；2L 简易呼吸器挤压 1/3），观察双侧胸部起伏是否对称，医生听诊双肺呼吸音是否对称 （4）确认导管插入气管后放入牙垫或插管固定器，退出喉镜，将牙垫放置在导管一侧，置于上、下臼齿之间，先固定导管和牙垫再固定导管 （5）保持呼吸道通畅，及时吸出气道内及口腔分泌物，遵医嘱调节呼吸机参数并连接呼吸机 （6）护士观察导管外露长度，经口插管测量距门齿长度，经鼻腔插管测量距外鼻孔长度，做好标记并严格交接 （7）协助患者舒适体位，必要时约束患者双手，防止非计划性拔管 （8）严密观察患者生命体征及血氧饱和度、两侧胸廓起伏，保持呼吸道通畅，观察有无口腔、牙齿损伤、松脱等 （9）洗手，记录	
综合评价	（1）按照消毒技术规范要求分类整理使用后物品 （2）急救观念强，全过程稳、准、轻、快，符合操作原则	
总分		

【注意事项】

1. 对呼吸困难或呼吸暂停者，插管前应先进行人工呼吸、吸氧等，以免因插管费时而增加患者缺氧时间，并适当咽喉喷雾作表面麻醉，减少咽喉反射。

2. 经鼻插管者，必须先检查鼻腔是否有鼻中隔偏曲异常等，选择通气良好的鼻孔。

3. 操作喉镜时，不能以门牙为支点，以防门牙脱落。

4. 插管时，喉头声门要暴露充分，动作要轻柔、准确而迅速，尽量缩短缺氧时间。

5. 插管时间不宜过长，一般保留72h。若超过2周病情仍无好转，则考虑行气管切开术。

6. 应用带气囊的气管导管时，注入气囊内的气量以控制在呼吸时不漏气的最小气量为宜，一般为3～5ml，压力过高可阻断气管黏膜的血流，引起缺血、溃疡等。若需长时间应用时，一般每天4～6h短时间给气囊放气1次。目前，临床普遍应用的低压高容气囊，压力可控在合适范围，无需定时气囊放气减压。

（张　路）

实训八　气管切开技术（配合）

【实训目的】

通过本次实训，使学生日后能够在临床上配合医生及时准确完成气管切开技术，并能处理操作过程中出现的异常情况。

【实训准备】

1. 护士准备　着装符合要求，仪表端庄，洗手，戴口罩。必要时戴护目镜。

2. 用物准备　气管切开模型、一次性经皮导入器械盒，内有扩张钳、穿刺针、套管、空针、带有孔内芯气管套管、刀片、皮肤扩张器、导丝、弹力固定带、注射器、速干手消毒剂、记录卡、笔、表。

3. 环境准备　安静温暖，必要时屏风遮挡。

【操作过程】

以经皮气管切开术为例。

项目	操作要点	备注
操作前准备	（1）插管前先向患者解释插管的意义和注意事项，争取患者的配合 （2）评估患者，酌情吸痰 （3）备吸痰盘，半铺半盖打开。打开负压吸引装置，连接吸痰管备用，备好站灯，调整灯光到合适位置 （4）洗手，戴口罩	
操作步骤	（1）携用物至患者床边，再次核对，协助患者取仰卧位 （2）清除口腔内假牙、血块及分泌物，肩与颈下垫枕，保持头向后仰，头部正中 （3）协助医生气管切开：气管切开成功后，配合吸痰，有气管插管者及时拔除气管插管，配合医生固定气管切开管，松紧以1指为宜 （4）根据病情给予氧气吸入或予呼吸机辅助呼吸 （5）术中密切观察患者神志、生命体征变化，发现异常及时通知医生 （6）协助患者取合适体位，适当约束双手 （7）整理用物，做好终末处理 （8）洗手，记录	
综合评价	（1）急救观念强，反应敏捷、动作迅速 （2）配合操作熟练，全过程稳、准、轻、快，符合操作原则 （3）按照消毒技术规范要求分类整理使用后物品	
总分		

【注意事项】

1. 患者仰卧，肩和颈抬高，头后仰。

2. 正确固定好气管切开管。

3. 每日做好导管护理及口腔护理。

4. 监测通气及血气分析、电解质情况。

5. 注意观察气管切开并发症。

6. 协助进行湿化,翻身,拍背,以利痰液排出。

7. 注意牙齿有无松动。

（张　路）

实训九　海姆立克急救法

【实训目的】

通过本次实训,使学生能独立完成成人、儿童海姆立克急救法的操作过程,并能处理操作过程中出现的异常情况。

【实训准备】

1. 护士准备　着装符合要求,仪表端庄,服装整洁。

2. 用物准备　模拟人,治疗车(上层:置弯盘 2 个、纱布 2 块、手电筒 1 个、速干手消毒剂、记录卡、笔、表,下层:医用垃圾桶、生活垃圾桶。)

3. 环境准备　安静温暖,必要时屏风遮挡。

【操作过程】

项目	操作要求	备注
操作前准备	(1) 仪表端庄,服装整洁 (2) 评估环境安全 (3) 评估患者意识,患者能否说话和咳嗽。观察有无气道异物和特殊表现"V"手法等 (4) 备物齐全	
操作步骤	背部叩击法: (1) 施救者站在患者一边,稍靠近患者身后,脚呈弓步状,前脚置于患者双脚间,以前腿弓、后腿蹬的姿势站稳 (2) 用左手支撑胸部,同时让患者前倾,头部略低,嘴要张开 (3) 用右手的掌根部在两肩胛骨之间进行大力叩击,一组叩击 5 次	
	互救腹部冲击法: (1) 施救者站在患者背后,用两手臂环绕患者的腰部 (2) 一手握空心拳,将拇指侧顶住患者腹部正中线肚脐上方两横指处、剑突下方 (3) 用另一手抓住拳头、快速向内、向上挤压冲击患者的腹部 (4) 约每秒一次,直至异物排出或患者失去反应 (5) 若患者为即将临盆之孕妇或非常肥胖致施救者双手无法环抱腹部做挤压,则在胸骨下半段中央(CPR 按压部位)垂直向内做胸部按压,直到气道阻塞解除 (6) 检查口腔,如异物已经被冲出,迅速用手指从口腔一侧钩出。呼吸道异物取出后应及时检查呼吸心跳,如无,应立即行心肺复苏术	
	自救腹部冲击法:一手握拳头,另一只手抓住该手,快速冲击腹部;或用圆角或椅背快速挤压腹部。在这种情况下,任何钝角物件都可以用来挤压腹部,使阻塞物排出	
	胸部冲击法:平卧,施救者面对患者,骑跨在患者的髋部;一手置于另一手上,将下面一手的掌根放在胸廓下脐上的腹部,用身体重量,快速冲击患者的腹部,直至异物排出。检查口腔,如异物已经被冲出,迅速用手指从口腔一侧钩出。呼吸道异物取出后应及时检查呼吸心跳,如无,应立即行心肺复苏术	

续表

项目	操作要求	备注
操作步骤	儿童腹部冲击法:操作方法与成人相同 婴儿背部叩击法:施救者前臂支撑于自己大腿上,将患儿面朝下骑跨在前臂上,头低于躯干,一手固定其双下颌角,用另一手掌根部用力拍击患儿两肩胛骨之间的背部5次,使异物排出。每次背部叩击后应注意观察气道梗阻是否解除,如解除,不一定要做足5次。如5次叩击后梗阻未解除,则交替采取胸部冲击法 婴儿胸部冲击法:适用于意识清楚,伴有严重气道异物梗阻,5次背部叩击法不能解除气道梗阻的婴儿。两手及前臂将患儿固定,翻转为仰卧位,保持患儿沿着施救者手臂的方向,放于施救者大腿上,托住其背部,头低于躯干,中指和无名指并拢后冲击胸部正中、两乳头连线下方水平。一组冲击5次,如梗阻没有解除,继续交替进行5次背部叩击和5次胸部冲击	
综合评价	(1) 异物排出 (2) 操作熟练,关键部位正确 (3) 知晓海姆立克急救技术并发症,患者未发生不良后果和伤害	
总分		

【注意事项】

　　海姆立克急救法虽然有一定的效果,但也可能带来一定的危害,尤其对老年人,因其胸腹部组织的弹性及顺应性差,故容易导致损伤的发生,如腹部或胸腔内脏的破裂、撕裂及出血、肋骨骨折等,故发生呼吸道堵塞时,应首先采用其他方法排除异物,在其他方法无效且患者情况紧急时才能使用此法。

（张　路）

实训十　大型灾难现场的应急处理

【实训目的】

　　通过本次实训,使学生能体验大型灾难现场救护,并以团队完成相应的应急处理,能够处理救护过程中出现的异常情况。

【实训准备】

　　1. 护士准备　着装符合要求,服装整洁。

　　2. 用物准备　纱布、绷带、三角巾、小夹板、棉垫、手电筒、担架、止血带、碘伏、棉签、胶布、输液器、液体、注射器、听诊器、血压计,便携式心电监护仪、便携式除颤仪、心肺复苏模型人。

　　3. 环境准备　调试电脑及多媒体音响,模拟大型灾难现场。

【操作过程】

　　以大型交通事故现场为例。

项目	操作要点	备注
操作前准备	(1) 准备足够的纱布、绷带、三角巾、止血带用于现场伤员的止血包扎 (2) 准备不同型号的小夹板、棉垫、便携式骨折固定器用于现场伤员的骨折固定 (3) 准备手电筒用于观察瞳孔变化,准备足够的输液器、液体、消毒用品,用于伤员建立静脉通路和消毒 (4) 预备便携式心电监护仪、便携式除颤仪、心肺复苏模型人,以及听诊器、血压计等急救设备,用于伤员的复苏和生命体征监测 (5) 预备担架等转运伤员器械	
操作步骤	(1) 团队到达救援现场,向现场总指挥报到,领取救援任务 (2) 仔细观察周围环境,排除潜在的危险	

续表

项目	操作要点	备注
操作步骤	（3）对现场伤员按病情进行分类处理。即以需要同类医疗救护和医疗转送措施为标准，将伤员分为相应的组别。分类工作一般由记录员、护士、医生等人员组成1个小组，其核心力量是分类医生。同时给予简单的院前急救处理。通过分类处理（红色、黄色、绿色、黑色），可以有计划地在短时间内让伤员得到救治，并可以迅速、及时地疏散大量伤员 （4）可通过"一问、二看、三感觉"三个步骤迅速判断伤员的一般状况，询问病史和体格检查都必须简单、迅速、敏捷，不能因为询问病史或体格检查而耽误抢救 （5）按照头、颈、胸、腹、骨盆、脊柱、四肢顺序迅速对伤员进行查体，刺激、按压，了解有无疼痛、对疼痛的反应以及有无反常运动（是否有骨折）等。结合病员的症状、生命体征，医生可大致判断病员一般情况及病情危重程度。对每个伤员的评估和分类所花的时间一般应少于15s （6）判断伤员有无不明显的致命伤或内出血 （7）救护中再次对周围环境的安全性进行评估。对各伤员进行现场救护，去除压迫在伤员身上的重物、燃烧的火焰等；解除立即致死的情况，如口腔异物、气道梗阻、窒息、浅表活动性大出血等；进行合理的包扎、止血、固定，防止病情进一步发展；避免二次损伤 （8）经过现场救治后，开始搬运病员。按照治疗分类及转运的优先原则顺序，按次序转运伤员。对不明确是否有脊柱损伤者，应按脊柱损伤原则搬运，要顺伤员躯干轴线，滚身移至硬担架或木板上，取平卧位	
综合评价	（1）应急处理秩序有条不紊，分类伤员准确、快速 （2）急救观念强，争分夺秒，全过程稳、准、轻、快，符合救援原则	
总分		

【注意事项】

1. 在重大灾难和涉及大批量病员的灾难性事故中，拟定统筹治疗原则往往比实施具体治疗措施意义更大。负责分类的急救人员应立即对伤员做出分类和分级诊疗的决定。如果分类得当，即使不是专科的治疗措施，却能挽救大批量伤员的生命，所以分类医生总是由具有丰富临床经验，并精通分类规则、创伤病情严重度分级的医生担任。

2. 大型灾难现场指挥处的位置应显而易见，可使用一面旗帜作为标志，也可身着特异、明亮的马甲或夹克，当其他应急救援人员到达事故现场时，能迅速知道。每一个应急救援单位（警察、消防、事故处理、医疗救护等）到达事故现场时，首先要向现场指挥报到，然后领取救援任务。

3. 在发生批量伤时，与平时抢救伤不一样，重伤员不再是无条件地比轻病员优先处理，这完全取决于充分发挥现有的人力和物力，抢救尽可能多的伤员为原则。

4. 在发生批量伤时，不主张使用复杂的创伤评分方法，因为这样做花费时间太多。对每个伤员的评估和分类所花的时间一般应少于15s。

5. 在处理伤口时，要注意锐器刺伤身体任何部位均不可将锐器拔出，将纱布绷带等将锐器四周固定后包扎好后送医院急救，颅脑损伤禁止冲洗和填塞脑脊液流出道。

6. 对有明显骨折需要固定时，要求先止血、包扎伤口，后固定，其目的是制动，不要试图整复，以免加重创伤，固定时要包括骨折部上下两个关节，四肢骨折先固定上端，后下端。没有夹板时可就地取材，用树枝等，也可与健侧肢体固定。要露指（趾），注意末梢循环，做好标记。

7. 颈部伤不能用绷带缠绕颈项。

8. 开放性气胸应将伤口封住使其不再漏气。

9. 肠或大网膜自伤口流出包扎时不可回纳。

10. 离断的肢体部分应收回，用无菌或清洁布包扎包裹，尽可能保存在低温（4～10℃）条件下送至手术室。保存时防止浸湿，更禁用液体浸泡。

（唐春红）

主要参考书目

1. 李延玲. 急救护理[M]. 3 版. 北京: 人民卫生出版社, 2018.

2. 张波, 桂莉. 急危重症护理学[M]. 4 版. 北京: 人民卫生出版社, 2017.

3. 周俊杰, 谢红英. 急危重症护理[M]. 北京: 人民卫生出版社, 2015.

4. 王惠珍. 急危重症护理学[M]. 3 版. 北京: 人民卫生出版社, 2014.

5. AITKEN L, MARSHALL A, CHABOYER W. ACCCN 重症护理[M]. 李庆印, 左选琴, 孙红, 译. 3 版. 北京: 人民卫生出版社, 2019.

6. 桂莉, 金静芬. 急危重症护理学[M]. 5 版. 北京: 人民卫生出版社, 2022.

7. 李小妹, 冯先琼. 护理学导论[M]. 5 版. 北京: 人民卫生出版社, 2021.

8. 郭茂华, 王辉. 急救护理学[M]. 北京: 人民卫生出版社, 2019.

9. 沈洪, 刘中民. 急诊与灾难医学[M]. 3 版. 北京: 人民卫生出版社, 2018.

10. 李乐之, 路潜. 外科护理学[M]. 6 版. 北京: 人民卫生出版社, 2017.

11. 尤黎明, 吴瑛. 内科护理学[M]. 6 版. 北京: 人民卫生出版社, 2017.

12. 王芳. 急救护理学[M]. 3 版. 北京: 人民卫生出版社, 2021.

13. 吕静, 卢根娣. 急救护理学[M]. 4 版. 北京: 中国中医药出版社, 2021.

14. 马可玲. 急危重症护理学[M]. 北京: 科学技术文献出版社, 2016.

15. 陈孝平, 汪建平. 外科学[M]. 8 版. 北京: 人民卫生出版社. 2013.

16. 于学忠, 黄子通. 急诊医学[M]. 北京: 人民卫生出版社. 2015.

17. 狄树亭, 万紫旭. 急危重症护理[M]. 2 版. 北京: 人民卫生出版社, 2020.

18. 刘芳, 杨莘, 高岚. 神经内科重症护理手册[M]. 北京: 人民卫生出版社, 2017.

19. 方芳. 危重症监护[M]. 北京: 人民卫生出版社, 2012.

20. 王辰, 席修明. 危重症医学[M]. 北京: 人民卫生出版社, 2012.

21. 成守珍. ICU 临床护理思维与实践[M]. 北京: 人民卫生出版社, 2012.

22. 王永芳, 张传坤. 重症监护技术实验指导[M]. 北京: 中国协和医科大学出版社, 2014.

23. 陈孝平, 汪建平, 赵继宗. 外科学[M]. 9 版. 北京: 人民卫生出版社, 2018.

复习思考题答案要点

模拟试卷

急危重症护理教学大纲

29